国家卫生健康委员会"十三五"规划教材

全国高等中医药教育教材

供中医养生学等专业用

中医养生学导论

主　编　陈涤平　周时高

副主编　燕　平　滕秀英　叶明花　谢　胜　王　彭

编　委（以姓氏笔画为序）

马　晖（成都中医药大学）　　　周传云（安徽中医药大学）

王　威（辽宁中医药大学）　　　周时高（上海中医药大学）

王　彭（天津中医药大学）　　　郑培永（上海中医药大学）

叶明花（江西中医药大学）　　　谈　博（广州中医药大学）

刘华东（南京中医药大学）　　　章程鹏（湖北中医药大学）

张　聪（北京中医药大学）　　　谢　胜（广西中医药大学）

陈　波（贵州中医药大学）　　　滕秀英（黑龙江中医药大学）

陈涤平（南京中医药大学）　　　燕　平（山西中医药大学）

邰先桃（云南中医药大学）

学术秘书　张浩文（南京中医药大学）
　　　　　王　淼（上海中医药大学）

人民卫生出版社

图书在版编目（CIP）数据

中医养生学导论/陈涤平，周时高主编. —北京：
人民卫生出版社，2019
ISBN 978-7-117-28852-1

Ⅰ.①中…　Ⅱ.①陈…②周…　Ⅲ.①养生（中医）-
中医学院-教材　Ⅳ.①R212

中国版本图书馆 CIP 数据核字（2019）第 193197 号

人卫智网	www.ipmph.com	医学教育、学术、考试、健康， 购书智慧智能综合服务平台
人卫官网	www.pmph.com	人卫官方资讯发布平台

中医养生学导论

主　　编：陈涤平　周时高
出版发行：人民卫生出版社（中继线 010-59780011）
地　　址：北京市朝阳区潘家园南里 19 号
邮　　编：100021
E - mail：pmph @ pmph.com
购书热线：010-59787592　010-59787584　010-65264830
印　　刷：保定市中画美凯印刷有限公司
经　　销：新华书店
开　　本：787×1092　1/16　印张：14
字　　数：323 千字
版　　次：2019 年 9 月第 1 版　2025 年 1 月第 1 版第 5 次印刷
标准书号：ISBN 978-7-117-28852-1
定　　价：45.00 元

打击盗版举报电话：010-59787491　E-mail：WQ @ pmph.com
（凡属印装质量问题请与本社市场营销中心联系退换）

《中医养生学导论》网络增值服务编委会

主　编　陈涤平　周时高

副主编　燕　平　滕秀英　叶明花　谢　胜　王　彭

编　委（以姓氏笔画为序）

马　晖（成都中医药大学）

王　威（辽宁中医药大学）

王　彭（天津中医药大学）

叶明花（江西中医药大学）

刘华东（南京中医药大学）

张　意（上海中医药大学）

张　聪（北京中医药大学）

张志星（辽宁中医药大学）

张浩文（南京中医药大学）

陈　宇（山东中医药大学）

陈　波（贵州中医药大学）

陈涤平（南京中医药大学）

邰先桃（云南中医药大学）

周传云（安徽中医药大学）

周时高（上海中医药大学）

郑培永（上海中医药大学）

谈　博（广州中医药大学）

章程鹏（湖北中医药大学）

谢　伟（天津中医药大学）

谢　胜（广西中医药大学）

滕秀英（黑龙江中医药大学）

燕　平（山西中医药大学）

出 版 说 明

为了深入贯彻党的十九大精神,进一步贯彻落实《国务院办公厅关于推进养老服务发展的意见》《中医药健康服务发展规划(2015—2020年)》《中医药发展战略规划纲要(2016—2030年)》以及《国家中长期教育改革和发展规划纲要(2010—2020年)》《"健康中国2030"规划纲要》等文件精神,充分发挥中医药服务于全民健康的特色和优势,全面推进中医养生学专业教材建设和人才培养服务于大健康时代,2018年4月,人民卫生出版社在教育部、国家卫生健康委员会、国家中医药管理局的领导下,在充分调研论证的基础上,启动了全国高等中医药教育中医养生学专业教材建设工作。

根据中医养生学专业人才培养目标,在第三届全国高等中医药教育教材建设指导委员会的领导指导下,人民卫生出版社成立了全国高等中医药教育首届中医养生学专业教材评审委员会,组织规划、确定了首批中医养生学专业8种主干教材。本套教材初步构建了中医养生学学科体系,坚持了立德树人的原则和人文知识的熏陶,以中医药语言表述为主体,突出了中医养生学传承与创新的融合发展,注重专业课程的导向目标和内容凝练,具有专业性和普适性。

教材具体特色如下:

1. **大师指导,注重传承** 教材建设得到国医大师亲自指导和把关,充分反映了大师的学术思想和养生精华;培养学生中医原创思维,传承经典,创新发挥,体现全套教材"重传承、厚基础、强人文、宽应用"的特点。

2. **定位准确,面向实际** 教材符合高等教育教材的基本属性和特征,以问题为导向,对人才培养体系、课程体系、教材体系进行充分调研和论证,使之更加符合教改实际、适应中医养生人才培养要求和市场需求。

3. **夯实基础,整体优化** 全套教材以培养高素质、复合型、创新型中医养生专业人才为宗旨,以体现中医养生基本理论、基本知识、基本思维、基本技能为指导,对教材体系进行科学设计、整体优化,同时既体现了不同学科自身特点,又注意各学科之间有机衔接;确保切合教学实际。

4. **纸质数字,融合发展** 教材充分体现了与时代融合、与现代科技融合、与现代医学融合的特色和理念,将移动互联、网络增值、慕课、翻转课堂等新的教学理念和教学技术、学习方式融入教材建设之中。

5. **创新形式,提高效用** 采用模块化编写的设计思路,同时图文并茂、版式精美;内容方面注重提高效用,以提高学生的学习兴趣和学习效果。

6. **突出实用,注重技能** 为增强学生综合运用所学知识的能力,全套教材大大增加了中医养生方法、技术的成果与应用,使教师好教、学生好学、方法实用。

7. **立足精品,树立标准** 教材编写人员不忘重托,精心编写;出版社不忘初心,精心审校,全程全员坚持质量控制体系,把打造精品教材作为崇高的历史使命,严把各个环节质量关,力保教材的精品属性,通过教材建设推动和深化高等中医药教育教学改革,力争打造高等中医药教育标准化教材。

8. 三点兼顾,有机结合 全套教材以基本知识点作为主体内容,并与相关部门组织的资格考试有效衔接,使知识点、创新点、执业点三点结合;避免理论与实践脱节、教学与临床脱节。

本轮教材的编写,得到了教育部、国家卫生健康委员会、国家中医药管理局和有关学会领导、专家的指导,得到了全国各院校领导、专家和教师的积极支持和参与,在此,对有关单位和个人表示衷心的感谢! 希望广大院校在教学使用中及时提出宝贵意见或建议,以便不断修订和完善,为下一轮教材的修订工作奠定坚实的基础。

第三届全国高等中医药教育教材建设指导委员会

人民卫生出版社有限公司

2019 年 5 月

全国高等中医药教育本科
国家卫生健康委员会"十三五"规划教材
教材目录

中医学等专业

序号	教材名称	主编
1	中国传统文化（第2版）	臧守虎
2	大学语文（第3版）	李亚军　赵鸿君
3	中国医学史（第2版）	梁永宣
4	中国古代哲学（第2版）	崔瑞兰
5	中医文化学	张其成
6	医古文（第3版）	王兴伊　傅海燕
7	中医学导论（第2版）	石作荣
8	中医各家学说（第2版）	刘桂荣
9	*中医基础理论（第3版）	高思华　王　键
10	中医诊断学（第3版）	陈家旭　邹小娟
11	中药学（第3版）	唐德才　吴庆光
12	方剂学（第3版）	谢　鸣
13	*内经讲义（第3版）	贺　娟　苏　颖
14	*伤寒论讲义（第3版）	李赛美　李宇航
15	金匮要略讲义（第3版）	张　琦　林昌松
16	温病学（第3版）	谷晓红　冯全生
17	*针灸学（第3版）	赵吉平　李　瑛
18	*推拿学（第3版）	刘明军　孙武权
19	中医临床经典概要（第2版）	周春祥　蒋　健
20	*中医内科学（第3版）	薛博瑜　吴　伟
21	*中医外科学（第3版）	何清湖　秦国政
22	*中医妇科学（第3版）	罗颂平　刘燕峰
23	*中医儿科学（第3版）	韩新民　熊　磊
24	*中医眼科学（第2版）	段俊国
25	中医骨伤科学（第2版）	詹红生　何　伟
26	中医耳鼻咽喉科学（第2版）	阮　岩
27	中医急重症学（第2版）	刘清泉
28	中医养生康复学（第2版）	章文春　郭海英
29	中医英语	吴　青
30	医学统计学（第2版）	史周华
31	医学生物学（第2版）	高碧珍
32	生物化学（第3版）	郑晓珂
33	医用化学（第2版）	杨怀霞

34	正常人体解剖学（第2版）	申国明	
35	生理学（第3版）	郭 健	杜 联
36	神经生理学（第2版）	赵铁建	郭 健
37	病理学（第2版）	马跃荣	苏 宁
38	组织学与胚胎学（第3版）	刘黎青	
39	免疫学基础与病原生物学（第2版）	罗 晶	郝 钰
40	药理学（第3版）	廖端芳	周玖瑶
41	医学伦理学（第2版）	刘东梅	
42	医学心理学（第2版）	孔军辉	
43	诊断学基础（第2版）	成战鹰	王肖龙
44	影像学（第2版）	王芳军	
45	循证医学（第2版）	刘建平	
46	西医内科学（第2版）	钟 森	倪 伟
47	西医外科学（第2版）	王 广	
48	医患沟通学（第2版）	余小萍	
49	历代名医医案选读	胡方林	李成文
50	医学文献检索（第2版）	高巧林	章新友
51	科技论文写作（第2版）	李成文	
52	中医药科研思路与方法（第2版）	胡鸿毅	

中药学、中药资源与开发、中药制药等专业

序号	教材名称	主编姓名	
53	高等数学（第2版）	杨 洁	
54	解剖生理学（第2版）	邵水金	朱大诚
55	中医学基础（第2版）	何建成	
56	无机化学（第2版）	刘幸平	吴巧凤
57	分析化学（第2版）	张 梅	
58	仪器分析（第2版）	尹 华	王新宏
59	物理化学（第2版）	张小华	张师愚
60	有机化学（第2版）	赵 骏	康 威
61	医药数理统计（第2版）	李秀昌	
62	中药文献检索（第2版）	章新友	
63	医药拉丁语（第2版）	李 峰	巢建国
64	*药用植物学（第2版）	熊耀康	严铸云
65	中药药理学（第2版）	陆 茵	马越鸣
66	中药化学（第2版）	石任兵	邱 峰
67	中药药剂学（第2版）	李范珠	李永吉
68	中药炮制学（第2版）	吴 皓	李 飞
69	中药鉴定学（第2版）	王喜军	
70	中药分析学（第2版）	贡济宇	张 丽
71	制药工程（第2版）	王 沛	
72	医药国际贸易实务	徐爱军	
73	药事管理与法规（第2版）	谢 明	田 侃
74	中成药学（第2版）	杜守颖	崔 瑛
75	中药商品学（第3版）	张贵君	
76	临床中药学（第2版）	王 建	张 冰
77	临床中药学理论与实践	张 冰	

78	药品市场营销学（第2版）	汤少梁	
79	中西药物配伍与合理应用	王 伟	朱全刚
80	中药资源学	裴 瑾	
81	保健食品研究与开发	张 艺	贡济宇
82	波谱解析（第2版）	冯卫生	

针灸推拿学等专业

序号	教材名称	主编姓名	
83	*针灸医籍选读（第2版）	高希言	
84	经络腧穴学（第2版）	许能贵	胡 玲
85	神经病学（第2版）	孙忠人	杨文明
86	实验针灸学（第2版）	余曙光	徐 斌
87	推拿手法学（第3版）	王之虹	
88	*刺法灸法学（第2版）	方剑乔	吴焕淦
89	推拿功法学（第2版）	吕 明	顾一煌
90	针灸治疗学（第2版）	杜元灏	董 勤
91	*推拿治疗学（第3版）	宋柏林	于天源
92	小儿推拿学（第2版）	廖品东	
93	针刀刀法手法学	郭长青	
94	针刀医学	张天民	

中西医临床医学等专业

序号	教材名称	主编姓名	
95	预防医学（第2版）	王泓午	魏高文
96	急救医学（第2版）	方邦江	
97	中西医结合临床医学导论（第2版）	战丽彬	洪铭范
98	中西医全科医学导论（第2版）	郝微微	郭 栋
99	中西医结合内科学（第2版）	郭 姣	
100	中西医结合外科学（第2版）	谭志健	
101	中西医结合妇产科学（第2版）	连 方	吴效科
102	中西医结合儿科学（第2版）	肖 臻	常 克
103	中西医结合传染病学（第2版）	黄象安	高月求
104	健康管理（第2版）	张晓天	
105	社区康复（第2版）	朱天民	

护理学等专业

序号	教材名称	主编姓名	
106	正常人体学（第2版）	孙红梅	包怡敏
107	医用化学与生物化学（第2版）	柯尊记	
108	疾病学基础（第2版）	王 易	
109	护理学导论（第2版）	杨巧菊	
110	护理学基础（第2版）	马小琴	
111	健康评估（第2版）	张雅丽	
112	护理人文修养与沟通技术（第2版）	张翠娣	
113	护理心理学（第2版）	李丽萍	
114	中医护理学基础	孙秋华	陈莉军

115	中医临床护理学	胡慧	
116	内科护理学（第2版）	沈翠珍	高静
117	外科护理学（第2版）	彭晓玲	
118	妇产科护理学（第2版）	单伟颖	
119	儿科护理学（第2版）	段红梅	
120	*急救护理学（第2版）	许虹	
121	传染病护理学（第2版）	陈璇	
122	精神科护理学（第2版）	余雨枫	
123	护理管理学（第2版）	胡艳宁	
124	社区护理学（第2版）	张先庚	
125	康复护理学（第2版）	陈锦秀	
126	老年护理学	徐桂华	
127	护理综合技能	陈燕	

康复治疗学等专业

序号	教材名称	主编姓名	
128	局部解剖学（第2版）	张跃明	武煜明
129	运动医学（第2版）	王拥军	潘华山
130	神经定位诊断学（第2版）	张云云	
131	中国传统康复技能（第2版）	李丽	章文春
132	康复医学概论（第2版）	陈立典	
133	康复评定学（第2版）	王艳	
134	物理治疗学（第2版）	张宏	姜贵云
135	作业治疗学（第2版）	胡军	
136	言语治疗学（第2版）	万萍	
137	临床康复学（第2版）	张安仁	冯晓东
138	康复疗法学（第2版）	陈红霞	
139	康复工程学（第2版）	刘夕东	

中医养生学等专业

序号	教材名称	主编姓名	
140	中医养生学导论	陈涤平	周时高
141	养生名著选读	田思胜	
142	中医体质养生学	倪诚	
143	中医情志养生学	陈四清	侯江红
144	中医四时养生学	龚婕宁	
145	中医药膳食养学	史丽萍	何富乐
146	中医养生方法学	郑亮	金荣疆
147	中医养生适宜技术	程凯	杨佃会

注：①本套教材均配网络增值服务；②教材名称左上角标有 * 号者为"十二五"普通高等教育本科国家级规划教材。

第三届全国高等中医药教育教材建设指导委员会名单

全国高等中医药教育本科
中医养生学专业教材评审委员会名单

前　言

2017年，经国家教育部正式批准，南京中医药大学、成都中医药大学自高等中医教育创办以来首次招收独立设置的中医养生学本科（五年制、医学学士学位）专业学生，培养中医养生学本科专业人才。随后，全国其他多所高等中医药院校也陆续获批开办中医养生学本科专业。国家批准中医养生学作为独立的专业设置并招生，这是中医养生学发展史上又一里程碑式的举措，为传承、创新和发展中医养生学这一"中国古代科学的瑰宝"提供了有力的人才保障。

中医养生学具有悠久的历史，早在上古时期，中医养生就受到人们的高度重视。经过历代医家和养生家等对中医养生的不断总结、归纳，现已形成了比较完备且独特的中医养生学理论体系，并在人类的生存、繁衍与发展过程中起到了很大作用。近年来，随着对中医养生及治未病理论认识的不断深入，中医养生理念与实践经验越来越得到社会的广泛认可。

中医养生学是以中医学理论为指导，根据人类所认知的生命发生、发展、变化规律及本质特征，研究增强体质、防病延年、促进身心健康以养护生命的方法、规律与原理的一门学科，也是能充分体现中医特色和优势的一门学科。中医养生学的发展，可以从根本上转变"重治疗，轻预防""重疾病，轻人体"的思想，真正实现从以"疾病治疗"为主转变为以"疾病预防"为主的社会医学模式，和以"治病为中心"转变为以"人民健康为中心"的现代健康理念。

中医养生学导论是一门针对中医养生学专业特点及"掌握中医养生的基本理论、知识和实践技能"这一专业人才培养目标要求制定的综合性专业基础课程，是高等中医药院校中医养生学（五年制）专业学生的必修课程，也可作为中医学、针灸推拿学、中医康复学、中西医临床医学、护理学等专业的必修或选修课程。《中医养生学导论》是从全貌上对"中医养生学"的概述，教材涵盖中医养生学所有专业课程的主要知识点，涉及中医养生理论、方法技术与应用等诸多方面，但侧重于中医养生基本理论知识的介绍，同时还包括中医养生学专业（五年制）人才培养目标、要求和教育模式等内容。

本教材是中医养生学专业课程系列教材之一，具体编写分工如下：前言由陈涤平编写；第一章由陈涤平、刘华东、郤先桃编写；第二章由滕秀英编写；第三章由燕平、张聪、王威、马晖编写；第四章由燕平、张聪、马晖编写；第五章由叶明花、陈波编写；第六章由周时高、郑培永、周传云编写；第七章由谢胜、谈博、章程鹏编写；第八章由陈涤平、刘华东编写；第九章及附录由王彭编写。整部教材由陈涤平、周时高完成编写大纲的制定、统稿和定稿工作。

由于编写者的学术及认知水平有限,且编写时间较为仓促,书中难免存在不足之处。我们真诚地希望高等中医药院校广大师生在使用过程中多提宝贵意见和建议,以便教材再版时修订完善。

《中医养生学导论》编委会
2019 年 8 月

目　录

第一章

绪　论

学习目的

通过本章的学习,知晓中医养生的内涵、外延与目的,和中医养生学的研究内容、基本特点、时代意义及与相关学科的关系,以及中医养生学导论的学习要求与方法等,为本教材后面章节的学习提供基础性指导。

学习要点

掌握中医养生的目的、中医养生学基本特点;熟悉中医养生、中医养生学的概念、中医养生学与相关学科的关系;了解中医养生学的时代意义、中医养生学导论的学习要求与方法等。

中医养生学是中华民族灿烂文化的结晶,是中华民族长期领悟生命真谛及与疾病作斗争的经验总结。早在上古时期,中医养生就得到人们高度重视,如在我国现存最早的气功养生著作《行气玉佩铭》中,就记述了以呼吸锻炼的气功要领来预防疾病的方法。经过历代医家和养生家等对中医养生的不断创新发展,较为完备且独特的中医养生理论体系已经形成,各种具体且行之有效的中医养生方法技术被广泛运用。近年来,随着对中医养生及治未病理论认识的不断深入,中医养生理念与实践经验越来越得到社会的充分认可与实施。特别是当前大健康时代的到来,健康中国战略的实施,健康产业的兴起,中医养生所蕴含的有关生命的价值更加显现,中医养生学的发展更具有重要的社会意义和现实意义。

第一节　中医养生与中医养生学基本概念

一、中医养生

中医养生,是指在中医理论范畴内的养生。"养生"一词最早出现于《庄子·内篇》"养生主"一文,"养生主"即养生之主,意指养生的要领、宗旨。《说文解字》曰:"养,供养也,从食羊声""生,进也,象草木生出土上",若单从字面而言,养生原意应为(以食)供养生长。后世对养、生的含义不断地推衍、扩充,多认为"养",还有保养、培养、调养、补养、护养等意;"生",还有生存、生命等意。而养生,又称为摄生、道生、卫生、保生等,意指保养人的生命,这种观点现已成为人们的一种共识。

小贴士

养生主（节选）

吾生也有涯，而知也无涯。以有涯随无涯，殆已；已而为知者，殆而已矣！为善无近名，为恶无近刑。缘督以为经，可以保身，可以全生，可以养亲，可以尽年。

庖丁为文惠君解牛，手之所触，肩之所倚，足之所履，膝之所踦，砉然向然，奏刀騞然，莫不中音，合于桑林之舞，乃中经首之会。

文惠君曰："嘻，善哉！技盖至此乎？"庖丁释刀对曰："臣之所好者道也，进乎技矣。始臣之解牛之时，所见无非全牛者。三年之后，未尝见全牛也。方今之时，臣以神遇而不以目视，官知止而神欲行。依乎天理，批大郤，导大窾，因其固然；技经肯綮之未尝，而况大軱乎！良庖岁更刀，割也；族庖月更刀，折也。今臣之刀十九年矣，所解数千牛矣，而刀刃若新发于硎。彼节者有间，而刀刃者无厚。以无厚入有间，恢恢乎其于游刃必有余地矣，是以十九年而刀刃若新发于硎。虽然，每至于族，吾见其难为，怵然为戒，视为止，行为迟，动刀甚微。謋然已解，如土委地。提刀而立，为之四顾，为之踌躇满志，善刀而藏之。"

文惠君曰："善哉！吾闻庖丁之言，得养生焉。"（《庄子》）

中医学认为，"人之生，由乎气"，亦即人的生命源自"天地合气"。若从精气神学说而言，则精、气、神是构成生命的要素，精是生命的本原，气是生命的维系和联络，神是生命的主宰。而生命活动的本质就是精、气、神及其相互之间的不断运动，三者有序协调，才可维持有规律性的"形与神俱"或身心合一的正常生命状态。单从时间方面来说，生命体有始也有终，并由此产生了人对待生与死的生命活动态度。"是知人之生，须假保养。无犯和气，以资生命。才失将护，便至病生"，又"人之生也，气秉各有偏盛"，故生命的维持与人的体质、健康等状态密切关联，而疾病又是影响健康和体质的重要因素，也不应被忽视。

因此，中医养生是在中医理论范畴内，人类根据对自身生命活动的认识和理解，有意识地运用各种方法技术和措施，所进行的一切尽可能达到人类自然寿限的养护生命行为。这种行为原属于人的本性，其实施贯穿于人的一生，是对于所有人群全方位、全周期的生命养护，但主要着眼于健康和亚健康人群。

二、中医养生学

中医养生学是以中医学理论为指导，根据人类所认知的生命发生发展变化规律及本质特征，研究增强体质、防病延年、促进身心健康以养护生命的方法、规律与原理的一门学科，也是最能体现中医特色和优势的一门学科。

中医养生学具有悠久的历史，在人类的生存、繁衍与发展过程中起到了很大作用。早在先秦时期人类就很注重养生之道，如《道德经》《论语》《山海经》《庄子》《孟子》《尚书》等都有专门关于养生的论述。作为中医学理论体系形成标志的《黄帝内经》的问世，更是中医养生学发展史上最重要的里程碑。《黄帝内经》广泛吸取和总结了秦汉以前的中医养生成就，奠定了中医养生学的理论基础，构建了中医养生学的独特理论体系,对中医养生学的形成和发展具有核心推动作用。《黄帝内经》之后,历代都出现了大量中医养生专论、专著,经过不断循环往复的经验积累、理论升华和实践检验,中医养生学已经成为一门独具自身特色和优势的中医学科,具有相对独立的且较为系统而完整的理论体系与丰富多彩的实用方法技术。

中医养生学是中医学的重要组成部分,其理论体系以中医基本理论为主要根基,如中医学的整体观、恒动观、病因观等基本观念,脏腑、经络腧穴、气血津液、体质、运气、阴阳、五行等理论或学说,都在中医养生学中得到了具体应用。同时,中医养生学还总结提出了独具中医养生特色的理论,如生命观、寿夭观、健康观、未病观、平衡观等养生观念,顺应自然、形神共养、调和脏腑、三因制宜、综合调养、全程养护等养生原则。在这些理论指导下,中医养生方法技术得到了迅速发展,出现了如情志养生、饮食养生、起居养生、药物养生、艾灸养生、针刺养生、推拿养生、功法养生、雅趣养生等诸多养生方法技术。这些养生方法技术不仅天然绿色,几乎无任何污染,而且简便易行,卓有成效,早就在国内外被广泛运用,并逐渐发扬光大,在世界卫生健康事业中发挥着不可或缺的作用。中医养生充分利用了自然和社会环境的诸多因素,全面调动人体自身调节能力,促使人与环境、人与人之间和谐统一,是人类缓衰益寿,防病延年的理想手段。

由于医家和养生家等所处年代、环境的不同,其个人养生实践以及对养生的认识与体会有所差异,对于静神、动形、固精、调气、食养、药饵、顺应等养生方法技术往往各有所长,故中医养生学又逐渐分化出很多学术流派。例如,根据传统文化及诸子百家对养生学的不同影响程度,中医养生可分为医家养生、道家养生、儒家养生、佛家养生、法家养生、兵家养生等。这些不同流派从多角度发扬了中医养生学理论并指导人们养生,不断发展并丰富了中医养生学内容,但各种流派的养生思想绝不是孤立的,而是相互渗透的,这就需要人们在养生实践中各取其所长,综合调养。

随着中医养生学的形成和创新发展,中医养生学的外延不断扩大,现已涉及中医治未病、预防、保健、康复、抗衰老、健康管理等多个知识领域和生理、心理、营养、社会、环境、气象、性科学、行为学、运动医学、体育医学、气功学、健身学等多个学科门类及中医养生文化、中医养生产品研发等多个方面和领域。

综上所述,中医养生学经过历代医家和养生家等的实践总结、阐释,业已成为一门古老而又新兴的学科。随着人们对回归自然、益寿延年、延缓衰老、美容养颜等美好愿景程度的不断加深,中医养生学的理论和方法技术必将得到进一步创新、发展和充实、提高。有理由相信,中医养生学必将为人类的健康和文明进步做出更大的贡献。

第二节 中医养生的目的

中医养生是中华民族历代先辈们在长期的适应自然,适应社会的生产、生活实践和社会斗争中不断总结、验证、发展而形成,是中华民族历代先辈们追求健康长寿和美好生活的智慧结晶,是中华民族文明的重要组成部分,究其目的主要表现在以下四个方面:

一、尽享天年

人的寿命是指其生命从"两精相搏""以母为基,以父为楯",再"变化为形""形神

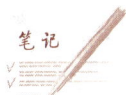

乃成"开始,在先、后天的阴阳气血等充养下,自"幼"不断生长发育,到"壮"而成熟,然后自"壮"逐渐衰"老",一直到死亡前"形与神俱"的"形"体所存在的时间,通常用年(岁)数表示。现在计算人的寿命年数(即年龄)的方法主要有两种:一种是历法年龄,又称年代年龄、时序年龄、生活年龄,是根据历法年份时间计算,人的生命从诞生到死亡的个体生存年龄,通常以虚岁(从生命形成到死亡)或周岁(从生命出生到死亡)表示,"十月怀胎,一朝分娩",故虚岁比周岁约长 1 岁,但就生命体而言,虚岁比周岁更具现实意义。另一种是生物年龄,是根据正常人体生理学和解剖学上发育状态所推算出来的个体年龄,它反映个体脏器组织结构和生理功能发生演变和衰老的程度,可用来预测个体未来的健康状况。一般情况下,历法年龄和生物年龄是相同或相近的,因为受到个体先、后天等多种因素的影响,历法年龄和生物学年龄有时也不尽相同,甚至差异比较大。此外,根据个体的整体心理特征,还可分化出心理年龄,它又被称为社会心理年龄,是对由社会因素和心理因素等所造成的个体主观感受老化程度的一种表述,亦即主观感受年龄,心理年龄与历法年龄、生物年龄并不完全一致。

天年,又称天寿、上寿,即人的自然寿命(指历法年龄),也就是人在出生前、出生后,顺应自然规律,且在不受社会、心理等因素影响的状况下,生命所能达到的最大年数,亦即寿限。《灵枢·天年》云:"人之寿百岁而死……百岁,五脏皆虚,神气皆去,形骸独居而终矣。"《庄子·盗跖》云:"人上寿百岁,中寿八十,下寿六十。"《左传·僖三十二年》孔颖达疏:"上寿百二十岁,中寿百岁,下寿八十。"《养生论》云:"或云上寿百二十,古今所同。"故根据人的生命年数的长短,寿命可分为上寿、中寿、下寿。有道是长命百岁,抑或长命百二十岁,这些都说明天年当指百岁或百二十岁,这与现代研究的结果也颇为相似。虽然人的天年是百岁或百二十岁,但现今世上绝大多数人其实都活不过百岁,更别说百二十岁,那这是什么原因造成的呢?《素问·上古天真论》云:"今时之人不然也,以酒为浆,以妄为常,醉以入房,以欲竭其精,以耗散其真,不知持满,不时御神,务快其心,逆于生乐,起居无节,故半百而衰也。"《养生延命录》云:"人生而命有长短者,非自然也,皆由将身不谨,饮食过差,淫泆无度,忤逆阴阳,魂神不守,精竭命衰,百病萌生,故不终其寿。"又彭祖曰:养寿之道,但莫伤之而已。据此不难发现,逆"常度"而多有所"伤",不知晓或不谨守"自爱""樽节"以"去其害生"的中医养生之道,是人们不能尽享天年的最主要原因。"人命至重,有贵千金","保形延寿",尽享天年理应是中医养生的根本目的。

二、维护健康

"健康不仅是没有疾病,而且包括躯体健康、心理健康、社会适应良好和道德健康",此即现代的"四维健康"(图1-1),是指人们在身体、心理、社会、道德等方面所处的完美或良好状态。《素问·上古天真论》云:"志闲而少欲,心安而不惧,形劳而不倦,气从以顺……美其食,任其服,乐其俗,高下不相慕……嗜欲不能劳其目,淫邪不能惑其心,愚智贤不肖不惧于物",其中实已包含形体、心理、社会、道德的四维健康。四维健康状态,以躯体健康为第一维度,心理健康为第二维度,社会适应良好为第三维度,道德健康为第四维度,但每个维度都代表一个范围,内部存在着不同的水平,且高层维度并不一定以低一层的维度为基础。如同时达到高水平四维健康几近完美,也很难精确的评价,故绝对的健康实际上是不存在的。

躯体健康	心理健康	社会适应良好	道德健康
躯体健康	心理健康	社会适应良好	
躯体健康	心理健康		
躯体健康			

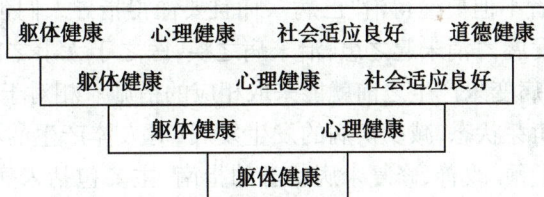

图 1-1 四维健康状态示意图

《灵枢·终始》云:"形肉血气必相称也,是谓平人。""平人",即健康人。在中医养生学中,健康常常通过形、神之间的关系进行表述,也就是说健康是"形与神俱""形神合一"的稳定状态,亦即形神一体的稳定状态。其中,"形"健康的主要表现有:眼睛有神,呼吸微徐,脉象缓匀,形体壮实,须发润泽,面色红润,牙齿坚固,双耳聪敏,声音洪亮,腰腿灵便,食欲正常,二便正常等;"神"健康的主要表现有:精神愉快,记忆良好,心态平和,道德高尚,适应良好等。所以,"形神"健康已经涵括了四维健康的所有要素。

南朝梁代范缜曰:"神即形也,形即神也,是以形存则神存,形谢则神灭也。"明代张介宾曰:"形者神之体,神者形之用。无神则形不可活,无形则神无以生。"很显然,形神的稳定、统一,是健康的象征和标志。此外,人的健康与其自身的体质之间也存在着密不可分的关系,不同的体质可以表现有相同的健康状况,而体质改善则有利于健康的维系。

《素问·上古天真论》云:"上古之人,其知道者,法于阴阳,和于术数,食饮有节,起居有常,不妄作劳,故能形与神俱,而尽终其天年,度百岁乃去。"现代有健康素养一说,健康素养是指个人获取和理解基本健康信息和服务,并运用这些信息和服务做出正确决策,以维护和促进自身健康的能力。目前,我国的健康素养水平普遍比较低,2017 年的数据为 14.18%,预计在 2020 年将提升至 20%,2030 年达到 30%。这说明强化健康意识,运用适宜的养生方法,完全能够保持"形与神俱""形神稳定"的健康状态,而只有健康者,才可"尽终其天年",故维护健康是中医养生的又一重要目的。

三、防御疾病

疾病,现代多认为是人体在一定病因的损害性作用下,因自稳调节紊乱而发生的异常生命活动过程。疾病的危害主要是导致人的生命夭折,即未成年而死亡或未老而亡。《素问·平人气象论》云:"平人者,不病也",即健康人是没有病的,故中医学多认为,疾病是相对于健康而言,以健康作为参照,即没有健康就无所谓疾病,没有疾病也就无所谓健康,疾病与健康存在着对立、共存的关系,认识到这点,也就很容易理解中医"带病延年"的道理。

疾病是影响寿命和健康的重要因素,故中医养生特别注重治未病。中医养生,乃至中医,以治未病为最高战略。《灵枢·逆顺》云:"上工治未病,不治已病。"《备急千金要方·诸论》云:"上医医未病之病,中医医欲病之病,下医医已病之病。"《难经·七十七难》云:"所谓治未病者,见肝之病,则知肝当传之于脾,故先实其脾气,无令得受肝之邪,故曰治未病焉。中工治已病,见肝之病,不晓相传,但一心治肝,故曰治已病也。"所有这些都指出能在"未病"状态下控制疾病发生、发展的医者,被认为是"上工"

或"上医"。故为医者不但要懂得治"已病",而且要懂得指导人们预防疾病发生,还要懂得如何阻断疾病发展,"消未起之患,治未病之疾,医之于无事之前",从而掌握应对疾病时的主动权,在病变未产生之前就能采取相应的措施。相对于"治(已)病",治未病强调解决疾病的萌芽状态,减少疾病的发生发展,对人体产生的不良反应等明显要小很多。治未病是干预、改善、修复未病状态的指南,主要包括未病先防、既病防变和愈后防复等三个方面的内容。

从形神来说,疾病是指形神一体的失调状态,实因正气虚衰感受邪气所致。《素问·上古天真论》云:"夫上古圣人之教下也,皆谓之虚邪贼风,避之有时,恬惔虚无,真气从之,精神内守,病安从来。"还有,疾病的发生、传变与人体体质密切相关,体质决定着疾病的易感性与倾向性,调整、优化人体体质后,可以"未病先防""既病防变",促进"病后痊愈"。因此,经过中医养生治未病调摄正气、增强体质后,人们完全可以达到形神合一,从而避免疾病的发生。所以,防御疾病也是中医养生的目的之一。

四、延缓衰老

衰老,又称老化,属于人体生命过程中的自然规律。衰老意味着机体自我修复能力和抗病能力逐渐减退,健康状态变差,此时更容易患病和死亡。现代常将衰老分为生理性衰老及病理性衰老两类,生理性衰老是指在生理状况下,人体随着年龄增长到成熟期后所出现的,规律性正常生理性退化或丧失的过程;病理性衰老,又称早衰,是指在病理状况下,人体由于环境、遗传、精神心理、劳逸等因素导致衰老现象提前发生的过程。无论生理性衰老,还是病理性衰老,若运用正确的养生方法,都能够延缓或减少这个退行性变化过程,从而延续人的正常生命活动状态。

衰老是人体生、长、壮、老、已整个正常生命过程的一个不可避免的阶段,人们必须要坦然面对衰老,尤其是生理性衰老。《素问·阴阳应象大论》云:"能知七损八益,则二者可调,不知用此,则早衰之节也。年四十,而阴气自半也,起居衰矣。年五十,体重,耳目不聪明矣;年六十,阴痿,气大衰,九窍不利,下虚上实,涕泣俱出矣。故曰:知之则强,不知则老,故同出而名异耳。"故若能"知持满之道,和于阴阳,则精力强健;不知此道,耗其天真,则易衰老。"另外,衰老还与人的体质状况有一定关联,体质差的人更容易发生衰老现象。

从形神来说,衰老是指形神一体的稳定(指生理性衰老者)或不稳定(指病理性衰老者)衰减状态,尤其是神的衰减状态。《文子·符言》云:"神贵于形也,故神制形则从,形胜神则穷。"《经验良方全集·保养》云:"养生之道,养心为主……养心又在凝神,神凝则气聚,气聚则形全。若日逐劳攘忧烦,神不守舍则日见衰老。"显然,养神或养心可以促使衰老的发生推迟,衰老的过程变慢,亦合"人之生也,以调神为要",及"古人谓之却老,却之者去其可老之道也"之意。所以,延缓衰老也是中医养生的目的之一。

总之,延缓衰老可以使生存力增强而远离疾病,防御疾病可以使疾病不发生、不发展而维护健康,维护健康可以使形与神俱、形神合一而尽享天年,保持生命的良好存续状态,尽享其天年则是中医养生的根本目的和最终目标。延缓衰老,健康长寿自古以来就是人类心目中一直追求的美好愿景,而中医养生中就蕴含有实现健康长寿的最佳途径和方法。

第三节　中医养生学的基本特点

中医养生学是在中医学理论指导下研究中医养生有关问题的一门学科。在漫长的发展过程中,它已逐渐形成了能够充分反映自身独特理论的一些基本特点,包括整体调摄、辨体施养、中和平衡、应用广泛等。

一、整体调摄

人是一个有机的整体,是一个开放的复杂的巨系统。从形态结构上看,人体是一个以五脏为中心,通过经络系统联系脏腑肢节、沟通上下内外的有机整体。人体的各脏腑、组织和器官在物质构成上同为一源,生理功能上相互联系,病理变化上相互影响。如心主血脉,开窍于舌,与小肠相为表里,若心经有热循经移于小肠,在临床上可见舌赤糜烂或口舌生疮、心中烦热、小便黄赤、尿道涩痛等症状。肺主气,司呼吸,开窍于鼻,与大肠相为表里;若肺热,肃降失常,往往出现大便秘结;脾主肌肉和四肢,开窍于口,与胃相为表里;若脾病及胃影响运输消化功能,就会出现脘腹胀满、消化不良。肝主筋,开窍于目,与胆相为表里;若肝的疏泄功能失常,会影响胆汁的分泌和排泄。肾主骨生髓,主生长发育与生殖,开窍于耳及二阴,与膀胱相为表里等,若肾阳虚,气化失常,可导致膀胱虚寒而失约,就会出现小便淋沥不禁或遗尿等症。中医养生不能以局部代替整体,应该注意整体调摄,以顾护全身气血阴阳及脏腑功能为基础,扶正祛邪,通过整体调摄,切断病变在脏腑间相互传变的连锁反应,达到防治疾病、延年益寿的目的。

《类经》明确指出:"善养生者,必保其精,精盈则气盛,气盛则神全,神全则体健,体健则病少,神气坚强,老而益壮,皆本乎精也。"由此看出生命存在的物质性决定了生命运动的实质是物质运动,即精、气、神的运动,精气神的互济是生命存在的保证。精是气、神的生化之源,精不仅能化气以推动机体的生命活动,还能生神以维持各脏腑功能的协调有序,因而精足则气充,气充则神旺。气对精、神有多方面的作用,人体的精,包括血、津液等一切正常的液态物质,其生成和输布均离不开气和气的运动变化,人体之精不仅禀源于先天,同时也来源于脾胃转化的水谷精气,而在饮食物向人体精微物质转变的过程中始终都离不开气的运动变化。只有精、气、神三者运动协调互济才能保证生命的物质基础充盛,使生命充满活力。因此精气神三者密不可分,必须作为整体去养护。

在中医养生学中,健康常常通过形、神(或身、心)之间的关系进行表述,也就是说健康是"形与神俱""形神合一"的状态,即形神一体的稳定状态。南朝梁代范缜曰:"神即形也,形即神也,是以形存则神存,形谢则神灭也。"明代张介宾曰:"形者神之体,神者形之用。无神则形不可活,无形则神无以生。"很显然,形神的稳定、统一,是健康的象征。此外,健康与体质之间也存在着密不可分的关系,不同的体质可以表现有相同的健康状况,而体质改善则有利于健康的维系。《素问·上古天真论》云:"上古之人,其知道者,法于阴阳,和于术数,食饮有节,起居有常,不妄作劳,故能形与神俱,而尽终其天年,度百岁乃去。"故运用养生方法,维护"形与神俱"的健康状态是中医养生的又一重要目的,而只有健康者,才可"尽终其天年"。

笔记

中医整体观认为人与自然界具有统一性,是一个有机整体,自然界是人类生存的基础。自然界的各种变化,都可以直接或间接的影响人体的生命活动,使机体产生适应性的反应。当这一变化控制在人体生理反应范围内时,人体可以适应性接受;当外界变化超越了这一范围,就会产生病理反应。《灵枢·岁露》云:"人与天地相参与,与日月相应也";《素问·上古天真论》云:"虚邪贼风,避之有时",均强调了要适应自然变化,避免外邪侵袭。顺应自然是"天人合一"或"天人相应"思想的直接体现和要求。中医养生,若能按"天人相应"的时间节律安排工作和学习,可提高人体适应自然环境的能力,激发人体潜能,彰显人类智慧,达到最佳的工作或学习效率,进而延年益寿。

除了人与自然的和谐统一还需要注意调摄人类生存及活动范围内的物质、精神条件等社会环境的和谐,如生产力、生产关系、社会制度、社会意识和社会文化等。具体而言,需要综合调摄家庭、劳动组织、学习条件、生活方式以及文化教育等人们生活的直接环境。因为,生活在不同社会环境的人,具有不同的生活方式、人际关系、欲望追求和心境状态,这些因素均可影响人体的生理和病理变化,进而影响人类的健康长寿。原始社会,人类过着茹毛饮血的生活,平均寿命不到30岁;火的发现,出现了以熟食为主的生活方式,人的寿命开始逐渐延长;随着社会生产力的发展,物质与文化生活水平不断提高,"人生七十古来稀"的现象已经改变,我国也将与世界上许多国家一样进入"老龄化社会"。但是,面临环境污染、营养过剩、工作和生活节奏加快等问题,"颈椎病""糖尿病""高血压"等一些新的"生活方式病"呈逐年上升的发病趋势。人不仅是自然的一部分,也是社会的一部分,不仅有自然属性,还有社会属性。社会环境一方面提供人们所需要的物质生活条件,满足人们的生理需要,另一方面又形成和制约人们的心理活动,影响人们生理和心理的动态平衡。养生之道必须遵循"法于阴阳,和于术数,食饮有节,起居有常"的整体调摄原则,才能健康长寿。

二、辨体施养

辨体施养是中医辨证论治思想在养生保健学中的具体应用,即养生要有针对性,要根据实际情况,具体问题具体分析,因人的体质不同分别施养。历代中医药学家、养生家在漫长的历史进程中,积累了丰富多彩的独具特色的养生方法和手段,但在具体应用过程中,不同的个体具有不同的体质类型,具有不同的生理和心理需求,对疾病的易感性也不相同。即使同一个人,自妊娠于母体之始,直至老年,每个阶段也存在不同的特点,故需因人而异选择养生方法。即将望、闻、问、切四诊所得来的资料加以分析、综合和判断,根据年龄、性别、体质、职业、生活习惯等不同特点,有针对性地选择相应的摄生保健方法,称辨体施养。

《素问·示从容论》云:"夫年长则求之于腑,年少则求之于经,年壮则求之于脏",说明在不同的年龄阶段养生的重点也是不一样的。养生当从胚胎开始,然后经历婴幼儿、青少年、中年,最后到老年,每个年龄阶段都有各自的特点,因选择不同的养生方法。如婴幼儿生机旺盛,但脏腑未充,《小儿药证直诀》谓婴幼儿"五脏六腑,成而未全……全而未壮",因此脏腑娇嫩,容易感受外邪而发病。因此,婴幼儿养生的要点在于精心养护。再如人到老年,气血亏虚,各方面功能都出现明显的减退。《灵枢·天年》早有"六十岁,心气始衰,苦忧悲,血气懈惰,故好卧。七十岁,脾气虚,皮肤枯。八十岁,肺气衰,魄离,故言善误……"的说法。老年体虚,多患虚证,或虚实夹杂之证,养护时当注意审慎调食,老年人脾胃消化功能减退,故饮食应当符合营养多样,清淡易消化的标准,当多食温熟软烂的食物。同时,还需调摄情志、合理起居、谨避风寒、适度锻炼等维护身心的全面健康。

男女性别不同,各有其生理和病理特点。《普济本事方·妇人诸疾》指出:"男子以精为主,女子以血为主"。男性的生理特点主要是生精、排精,与肾关系密切,男子疾病的发生多与肾精亏损有关,在养生方面应注重保精补肾;女性具有情感丰富、情不自制的心理特点,精血神气颇多耗损,极易患病早衰。《备急千金要方·妇人方》中云:"妇人之别有方者,以其胎妊、生产、崩伤之异故也",又云:"女人嗜欲多于丈夫,感病倍于男子,加以慈恋爱憎,嫉妒忧恚……所以为病根深,疗之难瘥。故养生之家,特须教子女学习此三卷妇人方,令其精晓"。故做好女性的养生,有着特殊重要的意义。她们的健康不仅影响自身寿命,还关系到子孙后代的体质和智力发展。为了预防并减少女性疾病的发生,保证女性的健康长寿,除了注意一般的养生外,尚须注重经期、孕期、产褥期、哺乳期及更年期的养生。

体质的形成受先天禀赋、年龄、性别、精神状态、生活及饮食条件、地理环境、疾病、体育锻炼、社会等众多因素的影响,其中先天禀赋是基础,在后天的生长发育过程中形成结构、功能和代谢上的个体特殊性。个体体质的不同,表现为在生理状态下对外界刺激的反应和适应上的某些差异性以及发病过程中对某些致病因子的易感性和疾病发展的倾向性。中医体质学说起源于《黄帝内经》,《灵枢·通天》根据阴阳盛衰,将人分为太阴之人、少阴之人、太阳之人、少阳之人、阴阳和平之人 5 种类型;《灵枢·阴阳二十五人》根据五行学说,将人分为木形之人、火形之人、土形之人、金形之人、水形之人 5 种常形之人和 25 种变形之人;《灵枢·逆顺肥瘦》根据肥瘦程度,将人分为肥人、瘦人、常人 3 类,这是最早记载的人体体质分类。现代比较常用的体质分类出自《中华中医药学会标准·中医体质分类与判定》,它根据人体的生理和病理性质,将中国人体质分为平和质、气虚质、阳虚质、阴虚质、痰湿质、湿热质、血瘀质、气郁质、特禀质 9 种体质类型,除平和质外,其他 8 种均为偏颇体质。"人之生也,体质各有所偏。"体质是在先天禀赋和后天获得的基础上形成的相对稳定的个体特性,它是动态的、可调控的。通过辨别当时偏颇体质后,就能选择适宜的养生方法进行调养,如分辨出气虚质的人,可以施行多食粳米、山药、芡实等益气食物,适量服用人参、黄芪、西洋参等补气药物,适当做散步、慢跑等舒缓运动,练习太极拳、禅坐等功法等多种养生方法,综合调养来补益正气,调整气虚体质。

三、中和平衡

"中和"指万物位居中间位置,不偏不倚,才能和谐。"平衡"指阴阳平和的健康状态,如《素问·生气通天论》所言:"阴平阳秘,精神乃治"。"中和"也为中庸之道的主要内涵,《礼记·中庸》曰:"喜怒哀乐之未发谓之中,发而皆中节谓之和;中也者,天下之大本也,和也者,天下之达道也。致中和,天地位焉,万物育焉。"即喜怒哀乐没有表现出来,叫做中;喜怒哀乐情绪发自本,叫做和。中医养生无论从理论上,还是方法上都强调中和平衡。从理论上讲,人体五脏六腑之间、人与人之间、人与自然之间、人与社会之间都需要和谐适度,天人合一、形神共养,才能达到阴阳平衡的无病状态。从方法上看,养生保健活动需贯穿我们的衣、食、住、行、坐、卧等日常生活,无论采用哪种方

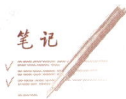

法,都要恰到好处,适可而止,以中和平衡为度,如《素问·至真要大论》所云:"谨察阴阳所在而调之,以平为期",才能做到"阴平阳秘",健康长寿。饮食上,谨和五味,以"均衡的营养才是最好的营养"为原则,不偏食不挑食,以中和平衡为度;生命在于运动,但运动也需适度,过犹不及。《素问·生气通天论》曰:"生之本,本于阴阳",即生命的根本就是阴阳。"阳化气,阴成形",生命运动的过程就是不断地化气和成形的过程,即有机体同外界进行不断的物质和能量交换的过程,化气与成形是生命本质中的矛盾,两者互为消长,不断斗争,又相互统一;任何一方的太过和不及,均可导致另一方受损;它们共存于生命的统一体中,相互依存,互相转化。适度的运动,可使阴精化为阳气,体内阴精充盈,阳气顺平,阴阳始终处于相对的中和平衡状态,则脏腑功能协调,身心健康。

晋代养生家葛洪曾提出"养生以不伤为本"的观点,其"不伤"的关键也在于遵循自然及生命过程的变化规律,节欲保精、睡眠适度、劳逸结合等都是从方法学上体现养生要注意调节,掌握和谐适度,中和平衡的观点。若教条地进行过度"保养",则可能瞻前顾后,不知所措。如,以食养可以益寿,但强食肥鲜,或恐肥甘厚腻,而节食少餐,或只食蔬果,又恐脏腑气血得不到温养,都对健康无益。只有中和平衡,才能健康长寿。

四、应用广泛

《列子》云:"少不勤行,壮不竞时,长而安贫,老而寡欲,闲心劳形,养生之方也。"这充分说明中医养生是人一生中的必修工程,绝不仅仅是老年人,或者健康人的事情,而是与每个人一生相伴。生命自妊娠于母体之始,直至耄耋,每个年龄阶段都存在着养生的内容,全生命周期都需要健康养护。养生也不只适合于无病之时,人在未病之时、患病之中、病愈之后,都有养生的必要。人的每一个想法,每一步动作及每一句话都涉及养生的问题。不同体质、不同性别、不同地区的人也都有各自适宜的养生方法。由此而言,中医养生学具有非常广泛的应用范围。

中医养生学理论大多来源于历代医家和养生家等在日常生活中的不断感悟和积累,因而中医养生特别注重人一生中衣、食、住、行等日常生活的诸多方面,并逐渐产生起居环境养生、作息养生、睡眠养生、饮食养生、沐浴养生、运动养生等丰富多样且简便易行的方法,但这些养生方法对于不同年龄阶段或不同状态的人,在选择应用时应有所区别,如饮食养生,老年人、婴幼儿、病中、病后之人都宜食用熟软、易消化、多补益的食物,而少年人、青年人、中年人、健康人则无须如此等。事实上,一些实用性较强的中医养生方法,早已成为人们生活中不可或缺的组成部分,只是没有引起人们的重视罢了。为此,全面普及中医养生知识,提高人们参与中医养生的自觉性、恒久性,让中医养生融入到每个人的一生生活之中,将成为大健康时代人们的最基本的需求。

第四节 中医养生学与相关学科的关系

中医养生学是最能反映中医学特色和优势的一门学科,是中医学体系中的重要组成部分,具有很强的学科交叉性。随着中医学体系的全面发展,中医养生的特有性将得到进一步发挥,中医养生理念将不断深入人心。在不远的将来,中医养生学必将成为高等中医药院校的骨干学科之一。因此,在学习中医养生学之前,有必要了解本学科与相关学科的关系。

一、中医养生学与中医学

中医养生学隶属于中医学,但独具自身特点。中医养生学主要研究健康、生命的意义和价值,以及对疾病的预防;中医学研究医疗、预防、保健、康复等多个方面,但更注重研究疾病的诊断和治疗。换言之,中医养生学更加关注与健康、生命相关的自然因素及疾病发生前的各种因素,而中医学更加关注的是疾病发生后所产生的人体受损情况。若具体到某一疾病及其病程来说,中医养生学着重于疾病发生之前,中医学涉及疾病发生之前、之后,但更注重疾病发生之后。中医养生学的研究对象主要是人,更加偏重于如何把握人体健康状态,研究如何在无病状态下维护人体健康,欲病状态下如何早期治疗,疾病状态下如何控制病程进展、加速痊愈、防止复发;中医学的研究对象是病证和人,但更强调病证,其着眼点是对疾病、病证病程的了解、把握,侧重于对疾病机制、治疗手段的研究,更加期待提高以中药方剂等多种手段为主的治疗效果,以治愈疾病,恢复健康为目的。

二、中医养生学与针灸推拿学

中医养生学与针灸推拿学都属于中医学,都属于应用性很强的中医学科。两者在针灸、推拿方法技术及应用方面有一定联系,区别在于:一是研究目的不同,中医养生学的主要目的是维护人体健康状态,预防疾病,延缓衰老,益寿延年;针灸推拿学的主要目的是解除或减轻人体疾病状态,治愈疾病,恢复健康。二是服务对象不同,中医养生学是以健康为参照,主要适用于健康、亚健康和疾病发生前等各类人群;针灸推拿学是以疾病为参照,主要适用于疾病发生后的人群。三是研究方法不同,中医养生学重点在养生、治未病,养护调理干预方法多种多样,针灸推拿仅是其中的一种方法;针灸推拿学侧重于"治病",治疗方法比较单一,针灸推拿则是其主要治疗手段。

三、中医养生学与中医康复学

中医养生学和中医康复学都是中医学的重要组成部分,都是通过激发或提升人体固有的潜能来保持或修复人体正常生命状态。从某种意义上说,康复其实也是中医养生学的研究内容之一。20世纪80年代,中医养生学与中医康复学曾经并称为中医养生康复学。但是,随着对中医养生学、中医康复学研究的不断深入,应用的不断扩展,两门学科的独立性逐渐显现,现在若再将养生与康复合称是不恰当的。两者的区别在于:一是研究目的不同:中医养生学着重于维护人体健康状态,以及预防疾病的发生、发展,提升抗病能力;中医康复学着重于改善人体生理功能上的缺陷状态,最大限度地恢复疾病已被控制后或先天缺失的人体生活和劳动能力,提升生活质量。二是服务对象不同:中医养生学主要着眼于健康、亚健康人群,以及疾病发生前或已病传变状态下的人群;中医康复学主要针对疾病恢复期患者、残障人群和先天残疾者。三是研究方法不同:中医养生学主要采用中医传统方法与技术,包括非医疗和医疗手段进行健康维护和疾病防治,侧重于调养、治未病;中医康复学主要采用传统和现代的医疗器械、药物、手法等进行病后或先天残疾恢复,侧重于"锻炼"。

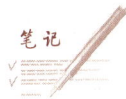

四、中医养生学与中医治未病学

中医养生学与中医治未病学都运用了与中医相关的方法技术和干预措施,以维护人类生命,预防疾病的发生、发展和复发为目的。事实上,治未病当是中医养生的主要内容。两者关系密切,但也有一定的区别:一是两者的目的不同,养生的主要目的是延缓衰老,保养生命,尽享天年;治未病的目的则是预防疾病的发生、传变和复发。二是服务对象不同,养生是以健康为参照,广泛适用于各类人群,但主要着眼于健康人群;治未病是以疾病为参照,主要着眼于亚健康、微病人群。三是运用的时期和方法不同,养生针对各年龄段及人生各个时期,主要是健康状态人群,重点在"养",养护调理方法十分丰富,不局限中医学的方法技术,具有很强的通适性;治未病针对的未病欲病(或亚健康),或微病,或已病将传、将变的阶段,侧重于"治",主要运用中医特色诊疗手段进行干预,具有很强的针对性。

五、中医养生学与老年医学

中医养生学与老年医学都关注老年养生或保健,旨在减缓老年人衰老,提升老年人生命质量,延长老年人寿命(在天年以内),服务老龄化社会。但中医养生学思想源于先秦文化,其理论形成于《黄帝内经》,属于中医学范畴,其服务对象涵盖生命全过程的各个阶段,不限于老年阶段,通过顺应自然和调治未病等方法技术以维护健康,并预防各种疾病的发生、发展,同时还进行人体生命全过程的研究;老年医学源于现代医学理论,服务对象主要限于生命全过程中的老年阶段,着重于防治老年疾病的发生、发展,同时还进行衰老机制、老年流行病学、老年疾病康复等研究。

第五节 中医养生学的时代意义

一、顺应疾病谱和医学模式的变化

随着社会和经济的发展,医疗卫生条件不断改善,人类的疾病谱正在逐步发生变化,急性传染病人数明显减少,而慢性疾病患病人数呈逐年上升趋势。人们也更加重视健康,对健康的需要也更加强烈,健康理念和应用渗透到人们生活的多个方面,社会已进入大健康时代。伴随着疾病谱的改变,现代医学模式也在悄然发生着变化,由传统的生物医学模式逐渐向"生物-心理-社会"医学模式转变,卫生健康服务模式也从以疾病为中心向以健康为中心转变。人们不仅要求没有疾病,还追求生命的高质量,渴望健康长寿。中医养生的根本目的就是健康、益寿、延年,更好地满足大健康时代人们的健康需求。中医养生理论以保持生命活动的阴阳平衡、形神合一为基本准则,提倡"预防为主、未病先防",强调"整体调摄、辨体施养、中和平衡"等基本特点,顺应了疾病谱和医学模式的改变,在人类预防疾病、追寻健康的过程中将发挥日益重要的作用。

二、降低亚健康人群的增长态势

健康是指一个人在身体精神和社会等方面都处于良好的状态,包括身体健康、心理健康、社会适应能力良好和道德健康等四个方面。我们常常把健康称为人体"第一状态",把身患疾病称为人体"第二状态",亚健康是指介于健康与疾病之间的边缘状态,有人又称之为"第三状态"。世界卫生组织的一项全球性调查表明,真正健康的人只占5%,患有疾病的人占20%,而75%的人处于"亚健康"状态。处于"亚健康"状态的人群尽管机体无明显疾病状态,经过临床理化及影像学检查无明显阳性体征发现,但机体活力降低,表现为躯体、心理、社会适应性和道德等方面的适应能力出现不同程度的减退。经济的飞速发展丰富了人类的物质生活,同时也带来了高强度的社会竞争压力。适度的竞争可在一定程度上激发人们的上进心和工作热情,但过于激烈的竞争则会带来持续的紧张及焦虑,长此以往,慢性疲劳、心理问题、亚健康状态日益凸显。"亚健康"状态长期得不到调整,会成为许多疾病的诱因,诱发疾病状态。亚健康状态已经严重威胁到人类健康,降低亚健康人群的增长态势,控制其发展为疾病的防治策略势在必行。中医养生学作为一门预防疾病、益寿延年的实用科学,可指导人们如何在激烈的社会竞争中调摄不良情绪、适度宣泄情感,并对人的身心进行综合调养,最终达到"阴平阳秘"的生命活动状态,使人类远离亚健康,在愉悦的身心状况下,快乐工作,快乐生活。中医养生所倡导的理念和方法正是促使亚健康向健康状态转化的最好选择。故弘扬中医养生学的理论和方法,是降低亚健康人群的增长态势,降低医疗体系负荷,促进健康服务的可持续性发展,提高国民整体健康素质的必然选择。

三、构建并完善高等中医教育体系

中医学是建立在"整体观念、辨证论治"基础上的完整医学,"预防为主"的是中医学防治疾病原则中的最具特色的优势之一。但是,在原有的高等中医教育课程体系中,如果将中医基础理论和中医诊断学为视为基础课程的话,中医内科学、中医外科学、中医妇科学、中医儿科学、中医骨伤科学、中医外科学等临床类课程重点在阐述疾病的治疗措施,对疾病发生之前的"养生保健治未病"的理论和方法阐述不多。在原有的高等中医教育专业体系中,主要是以内、外、妇、儿、针、推等以治疗疾病为主的专业,没有养生保健治未病等以预防疾病为主的本科专业。培养的中医人才基本是治病的人才,中医养生学专业人才很少。随着社会的发展和疾病谱的改变,"亚健康状态和欲病"人群随处可见,若要提高人类的健康水平和平均寿命,提升人们的生活质量,弘扬"无病养生、未病先防和既病防变、病后防复"的"养生保健治未病"思想势在必行。创办中医养生学本科专业,构建中医养生学学科体系,培养中医养生学专业高层次人才是完善高等中医教育体系的重大举措之一,对发挥中医的特色和优势,促进高等中医教育的发展与完善,具有划时代的意义。

四、普及中医养生及治未病思想

随着中医热的兴起,越来越多的人们熟知以下这段话,即《素问·四气调神大论》中提及:"是故圣人不治已病治未病,不治已乱治未乱,此之谓也。夫病已成而后药之,乱已成而后治之,譬犹渴而穿井,斗而铸锥,不亦晚乎!"但是,人们不甚了解如何"治未病",如何"不治已乱治未乱"?于是,出现了某些媒体和机构的夸大宣传现象,进而误导人们的健康养生投资和消费,产生一些负面的社会影响。构建中医养生学学科体系,培养中医养生学专门人才,普及中医养生及治未病思想,在人群中进行正确的健康宣教,正是弘扬中医学精髓,顺应社会需求的举措,对促进人类文明,提高人类的健康水平具有重要的意义。

五、满足民众对健康长寿的高质量需求

健康长寿是人类一直在追寻的最佳生存状态,从古代帝王将相,到现代的平民百姓,无不渴望健康长寿。众所周知,中国正步入老龄化社会,各种慢性病、老年病患者逐年增多,因此,拥有健康的体魄,不仅是人类自身生存发展的需要,也是社会和经济发展的需要。而健康长寿的秘诀不仅仅是饮食有节、起居有常的规律生活,还包括坚持不懈的修身养性,以及在日趋激烈的社会竞争压力中如何保持愉悦的身心。构建中医养生学学科体系,为人们提供养生保健治未病服务,宣传正确的养生观念,指导人们在遵循自然规律的前提下如何调摄身心、规律生活,寻求适合自己的养生保健方法,是满足民众追求健康长寿,提高生活质量的需要。

第六节 《中医养生学导论》的学习要求与方法

《中医养生学导论》是从全貌上对"中医养生学"的概述,教材涵盖中医养生学所有专业课程的主要知识点,侧重于中医养生基本理论知识的介绍,还包括中医养生学专业人才培养目标、要求和教育模式等方面的内容。本教材的第一章"绪论"重点阐释中医养生与中医养生学的涵义,中医养生的目的,以及中医养生学的基本特点、与相关学科的关系与时代意义;第二章阐述了中医养生学的起源与发展,较为清晰地梳理了中医养生理论、方法等从萌芽到成熟各个阶段的发展脉络与趋势;第三章"中医养生学的理论基础",分别从中国古代哲学思想、中医学基本理论及其他相关理论等方面予以阐述,明确其在中医养生中的应用;第四章"与中医养生学相关学科领域基本理论"重点介绍了现代预防医学、心理学、健康管理和系统生物学等学科的基本概念、内容以及它们与中医养生学的关系;第五章从法于阴阳,顺应自然,动静结合,形神共养,保养精气,调和脏腑,三因制宜,综合调养,全程养护,高质生活等方面,较为详细地阐释中医养生所要遵循的"基本原则";第六章"中医养生方法技术",在简单介绍其特点之后,分别从自我主动调摄与外界辅助调摄两个角度对常用中医养生方法技术进行了较详细的阐述;第七章"中医养生的应用",介绍了常见中医养生方法技术在健康、亚健康、疾病、康复不同状态人群中的适用范围和应用方式;第八章从人才培养目标与培养基本要求两个方面介绍了培养中医养生学(五年制)专业人才方案相关内容;第九章从院校教育、毕业后教育、继续教育、师承教育等方面介绍了中医养生学专业人才培养模式;附录则对主要养生名篇名著进行简要介绍。

为了更好地学习《中医养生学导论》,需要知晓以下学习要求与方法:

一、学习要求

第一,根据教学大纲,学习本教材需要掌握或熟悉中医养生与中医养生学的概念,中医养生的目的、基本原则、方法技术及其应用,中医养生学的基本特点、理论基础、发展简史及与其他相关学科的关系,了解中医养生学的时代意义、中医养生学(五年制)专业人才培养目标、基本要求及培养模式、主要养生名篇名著简介等内容。第二,课程

之间都有一定的先后承续关系,存在着相互联系的知识延续,中医养生学导论课程须在中医基础理论课程结束后学习,学习本教材时需要具有较为扎实的中医基础理论知识。还有,中医养生学丰富的理论知识几乎都蕴含在大量的经典医籍之中,故同时还要具有较强的医古文、中医文献学等阅读能力。第三,本教材所涉及的理论知识,源自历代不同文化背景下的医家和养生家等的实践总结,形成了不一样的学术思想,出现了不同的学术流派,而教材的内容毕竟是有限的,这就需要熟悉或了解较为广博的自然科学与人文社会科学等相关知识,以帮助理解中医养生学基础课程,进一步提升对中医养生学的认知水平。第四,任何一门学科都不可能是尽善尽美的,它所包含的知识都有适合的时空范畴,常常是先进性与局限性并存,中医养生学也不例外,因此对于本教材中的内容必须从科学角度正确对待,在认真、主动学习的基础上还能够做到与时俱进,不断接受新观点、新知识,扩充自己的知识面,以适应永远在创新发展的知识特性。第五,现今社会,注重养生似乎已成为一种时尚的标志,于是一些伪养生论由此而产生,所以对于教材外的养生知识,一定要学会甄别真伪,要树立正确的人生观、价值观,要讲正气,践行正确规范的中医养生之道,明辨是非,正本清源,做一个有良知的中医养生人,绝不做见利忘义之事。

二、学习方法

第一,懂得前后联系,举一反三。不论在课上,还是在课下,学习时,一定要以本教材为纲,懂得与之前已经学过的中医学及其他学科理论知识相互联系,尤其是中医基础理论知识,并注意本教材内前后知识点的相互联系,比如中医养生的目的与基本原则、养生的理论基础、方法技术与应用等,通过对比分析,反复回顾,"温故知新",全面理解,再归纳总结,以达融会贯通,构建起清晰的中医养生学知识结构和能力水平,同时牢固树立积极的以健康为中心的中医养生思维理念,努力转变对待生命以治病为中心的思维模式。第二,加强对中医养生古籍的阅读。可以说,最能体现中医养生学理论特质的,还是中医养生古籍。纵观历代名医和养生名家,无一不熟读经典古籍。"读书百遍,其义自见",熟读中医养生古籍,是提高自身中医养生学应用思维能力的一条无法回避的途径和方法。所以,平时要加强对医古文、中医文献学等课程知识的回顾复习,不断提高自身的阅读能力,逐步养成运用中医养生学思维方式去学习与思考,去继承与创新。第三,身体力行,检验中医养生真知。中医养生学是一门理论深邃,而又实践性非常强的应用性学科。中医养生理论是历代医家和养生家等从长期的反复实践中总结、归纳、提炼得来的,反过来中医养生实践又要依靠养生理论进行指导,即通过具体分析确定适宜的养生方法技术。因此,学习《中医养生学导论》,必须在不断获取中医养生理论知识的同时,一定要身体力行,将所学到的理论知识应用于实践中去检验,以获取真知,从而深化理论认知,提升理论水平。若能长期坚持不懈,掌握规律,触类旁通,就能更好地掌握中医养生学理论知识体系。

学习小结

本章的学习内容主要包括:①中医养生是指在中医理论范畴内养护人类生命的行为,它是对于所有人群全方位、全周期的生命养护,但主要着眼于健康和亚健康人群,外延涉及很多领域;其目的是尽享天年、维护健康、防御疾病、延缓衰老,而尽享天年是

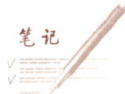

其根本目的。②中医养生学是以中医学理论为指导,研究增强体质、防病延年、促进身心健康以养护生命的方法、规律与原理的一门学科,与中医学、针灸推拿学、中医康复学、中医治未病学、老年医学等学科有联系,也有区别;它具有整体调摄、辨体施养、中和平衡、应用广泛等基本特点,以及顺应疾病谱和医疗模式的变化、降低亚健康人群的增长态势、促进健康服务的可持续性发展、构建并完善高等中医教育体系、普及中医养生及治未病思想、满足民众对健康长寿的高质量需求等时代意义。③《中医养生学导论》教材涵盖中医养生学所有专业课程的主要知识点,侧重于对中医养生基本理论知识的介绍;学习时要分清掌握、熟悉和了解内容,注意加强自身道德修养、多读经典古籍、理论联系实际等学习要求和方法。

(陈涤平 刘华东 邰先桃)

复习思考题

1. 如何正确认识中医养生的定义与目的?
2. 试述中医养生学的内涵、外延及基本特点。
3. 中医养生学与中医治未病学有何异同?
4. 中医养生学与中医康复学有何异同?
5. 试述中医养生学的时代意义。

笔记

第二章

中医养生学的起源与发展

通过本章的学习,知晓中医养生学的起源,发展简史及不同历史时期的养生思想、特征和方法,为本教材后续相关理论知识与技能的学习奠定基础。

学习要点

掌握《黄帝内经》的中医养生思想;熟悉道、儒、佛三家等养生思想;了解中医养生学的起源与发展简史、不同历史时期的著名养生家及代表性著作。

中医养生学的起源与发展经历了一个漫长的时期,在人类与大自然的抗争中积累了丰富的养生经验,历代医家、养生家和人民群众不断进行概括总结,形成了一套成熟完备的中医养生理论体系,并对人类的繁衍生息做出了不可磨灭的贡献,影响深远。纵观中医养生学的起源与发展,可分为以下几个历史阶段。

第一节　远古时期

自从有了人类,就开始有了衣、食、住这些最基本的与保健相关的活动。先人们利用火以御寒、熟食;创作舞蹈以保健身体;筑巢穴以抵御风寒。人们生存繁衍的需求,逐渐催生了中医养生学的萌芽。

一、伏羲的养生实践

伏羲是中医学的鼻祖之一,他的医学思想是其文化思想中最为精深的一部分,对中医养生学理论产生了一定影响。

(一)伏羲的八卦理论

《易经·系辞下》中最早记载了伏羲画卦的故事,相传伏羲仰观俯察,把天地、日月、昼夜等用阴爻和阳爻来区别,而阴爻、阳爻的各种动态组合称为八卦。伏羲从八卦的变爻中发现了人与自然的规律,经后世的不断发展又成为中医养生思维方法的核心。

(二)尝百草与制九针

远古先人以野果、植物根茎、种子花叶为食,伏羲等人总结经验,逐渐积累了辨别植物的方法。这些经验逐渐被人们应用于缓解病痛与日常生活中,这就是药物的起源,也是人类药物养生意识的萌芽。

砭是我国最早的原始医疗工具,相传是伏羲等人所发明的。《帝王世纪》中说:"乃尝味百药而制九针,以拯夭枉焉。"《路史》中也有伏羲制砭的记载。说明在当时,人们使用不同形状的砭石来预防和治疗疾病,可以说是针灸养生的雏形与前身。

二、彭祖的养生术

彭祖是中医养生文化史中的重要人物,被人们称为长寿之祖,他的养生思想在中医养生学上具有重要的地位。

(一)导引行气术

彭祖的导引行气术流传甚广,葛洪的《神仙传》中载录了他的行气方法。彭祖的导引行气术被称为延年益寿之术,它使人体之气与天地之气相调和,从而达到调理身心、强身健体的目的。

(二)调摄养生术

彭祖调摄养生术的重点在于"调心以顺自然"和"形体以适四时",彭祖的长寿之道在于调和其心,从而达到五官百骸的调和。汉简《引书》有言"春产(生)、夏长、秋收、冬臧(藏),此彭祖之道也。"养生要顺应四季的节气变化,养生之法要有所节制、不可过极。

(三)膳食养生术

《彭祖摄生养性论》中认为五味过极会对人体造成损害,五味调和是饮食摄生的主要原则之一。还强调了饮食有节,提出:"不欲甚饥,饥则败气,食诫过多。"彭祖服食水桂、麋鹿角、云母以养生,还将稷米和野鸡同煮制成雉羹保养身体,开启了药食养生的先河。

(四)房中养生术

汉简《十问》中介绍了彭祖房中养生术的方法,认为男女阴阳之气与天地阴阳之气协调相顺,有利于养生长寿,总结了男女的房中卫生与保健方法,是房室养生中的一大突破。

第二节　先秦时期

先秦时期,各家思想流派空前活跃,形成了百家争鸣的局面,出现了先秦时期养生思想的多元性。诸子百家纷纷提出自己的养生理论,其中以周易、道家、儒家、杂家和管子的思想最具代表性。

一、周易养生思想的形成

《周易》将早期的八卦演变成六十四卦,以八种代表自然现象的哲学符号,来阐释宇宙间事物的变化规律,其中所蕴含的养生思想影响深远。

(一)天人合一的整体观

"天人合一"的整体观是《周易》思想的精髓之一。它的思想内涵在于天、地、人是和谐统一的,人类应遵循自然规律,应天时而动。正如《周易·丰卦》所言:"天地盈虚,与时消息,而况于人乎!"主张将人置于自然环境和社会环境之中,来认识生命的运动规律,即做到"天人合一"。

(二)阴阳和调的平衡观

《周易》认为世间万物无时无刻不在变化,这种变化即为"变易",将变化的客观规律称之为"不易"。《周易·系辞上》曰:"一阴一阳之谓道。"认为宇宙间的万物皆由阴阳组成,生命的变化也受阴阳交替变化的影响。在中医养生中应调和阴阳来维持机体平衡,以达到"阴平阳秘,精神乃治"。

(三)居安思危的预防观

《周易》提出了居安思危的预防观。《周易·系辞下》载:"是故君子安而不忘危,存而不忘亡,治而不忘乱。"养生先贤们在这一思想的影响下,在养生保健中继承和发展了未病先防、防微杜渐的原则。正如《素问·四气调神大论》所说:"是故圣人不治已病治未病,不治已乱治未乱。"居安思危的预防观是其养生思想的理论渊源。

二、道家养生思想的形成

老子、庄子是先秦时期道家的代表人物,他们认为要实现"根深固柢,长生久视之道",就要遵循"道"的规律,其学术思想对后世中医养生学的发展影响颇深。

(一)顺应自然

道家强调"人法地,地法天,天法道,道法自然",在中医养生学领域,就是要顺应自然以养生。老子认为,"天地所以能长且久者,以其不自生,故能长生"。庄子继承了老子的养生思想,主张养生要顺乎天理。先秦道家"道法自然"的思想被后世养生家及医家们所重视,为中医养生思想的发展奠定了基础。

(二)形神兼养

先秦道家提倡形神兼养的养生思想。在注重保养形体的同时,更重视精神的调养,提出了"形全者神全"的理论,认为养形有助于保养精神。老子强调养形与养神之间有一定的联系,提出"载营魄抱一"。庄子提出"养神"和"全形"的理论,强调形神兼养的重要性。《庄子·刻意》中记载的古时导引之术,即是形神并修的具体体现。

(三)清静无为

清静无为是道家的养生思想之一。老子认为养生要做到"致虚极,守静笃",让内心摒除杂念以保持高度的清静状态,从而达到以静养生的目的。老子思想中的"无为"即不妄作为,对应到养生思想上则是清静无为、避免妄动。庄子也肯定了清静无为的养生之道,如《庄子·刻意》云:"纯粹而不杂,静一而不变……此养神之道也。"

(四)贵柔

老子在养生中提出了"贵柔"的思想。《老子》说:"人之生也柔弱,其死也刚强。草木之生也柔脆,其死也枯槁。故坚强者死之徒,柔弱者生之徒。"老子认为新生的事物是柔弱而有生机的,在养生上推崇回复到人生最初的状态,即所谓的返璞归真。

三、儒家养生思想的形成

先秦时期，以孔、孟为代表的儒家养生思想影响深远，养生思想涉及了修德养心、精神调摄、身体护养等多个方面，促进了中医养生理论的形成。

（一）提倡修德养心

先秦儒家注重修德养心，认为修德就是调养正气，提出"仁者无忧""大德必寿"，主张养德立德。孔子提出了君子三戒，其内容是"少之时，血气未定……血气既衰，戒之在得"。由此可见，儒家的君子三戒即修德养心，这对于中医养生保健来说尤为重要。

（二）强调精神调摄

先秦儒家养生重视精神调摄，怡养情志，认为情志调则百病不生。孔子强调了精神调摄的重要性，主张"养心莫善于寡欲"。先秦儒家还提倡了养生要遵循中庸之道，要常使自己的情绪保持适中的状态。

（三）注重身体护养

日常起居要做到起居有时，劳逸适度，主张"寝不尸""居不客""寝不语"。在饮食方面提倡"食不厌精，脍不厌细"，强调饮食养生的重要性。《论语·乡党》曰："食饐而餲，鱼馁而肉败……不时不食。"孔子注重饮食卫生，对于后世养生实践具有启迪作用。

四、其他各家养生思想的形成

先秦诸子百家在探讨生命的发展规律中，提出了许多养生思想，除了道家、儒家这些学术流派外，还包含其他各家的养生思想，其中具有代表性的有管子、杂家和韩非子。

（一）管子养生思想的形成

管子提出"精气说"，认为"精也者，气之精者也"，精气是生命的源泉，主张存精以养生。在《管子·内业》中又提出，"心能执静，道将自定"。他还提倡心静养精，去除虚妄以存精。

管子对饮食起居方面的养生也有所涉及。《管子·内业》阐述了暴饮暴食的危害性；《管子·形势》中认为，"起居时，饮食节，寒暑适，则身利而寿命益"，阐释了起居有时、饮食有节、寒暑适宜的养生原则。

（二）先秦杂家养生思想的形成

杂家在养生学方面博采众长，在现存著作中，《吕氏春秋》所蕴含的养生文化最为丰富，最能体现先秦杂家的养生思想。

1. 流水不腐、户枢不蠹　《吕氏春秋》提出了运动养生的观点。杂家认为人体由精气生成，精气血脉依赖于形体的运动才能贯注全身，若精气郁结则百病随之而生，即"病之留，恶之生也，精气郁也"。杂家明确指出活动形体的重要性，强调动形以达郁从而达到养生的目的。

2. 毕数之务，在乎去害　《吕氏春秋》认为养生不是将人的寿数延长，而是使人活到自然寿限。杂家认为"毕数之务，在乎去害"，即对生命中所受的危害采取防范措

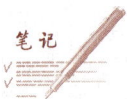

施,则有可能活到自然寿限。指出五味太过、七情太盛、六淫侵害皆会对人体造成损伤,所以,趋利避害是养生的重要准则。

3. 六欲皆得其宜 杂家认为人的各种需求是天性使然,要正视"欲"的正当性。《吕氏春秋·贵生》说:"所谓全生者,六欲皆得其宜也。"杂家的顺欲决不是纵欲,强调了适欲的重要性,认为欲望过多则为迫生,提出"欲"要有节。

(三)韩非子养生思想的形成

韩非子是法家的代表人物,他在《韩非子》中提出了"啬神养生"的观点,认为思虑过多则不利于养生。《韩非子·杨权》说:"夫香美脆味……故去甚去泰,身乃无害",提出不能过度追求享乐,应清心寡欲以保全身体。

第三节 汉唐时期

两汉时期,社会安定,国家统一,是中国古代文化的大发展时期,也是养生文化的兴盛期。汉代的养生思想秉承并积累了春秋战国高水平的社会文化成果及先秦的学术思想,使其在大一统的社会环境中进行传述、融合、整理和发展。魏晋至隋唐时期,中外经济文化交流密切,人们更加注重养生,这一时期的养生文化融道、儒、佛三家的养生思想于一体,中医养生理论日趋成熟。

一、《黄帝内经》等养生理论的形成与发展

《黄帝内经》总结了汉以前包括汉朝时期中医学发展的经验和成果,确立了中医理论的基本体系。养生理论从诸子百家思想中汲取了丰富的营养,是《黄帝内经》理论体系中的重要组成部分。

(一)《黄帝内经》的中医养生思想

1. 四时顺养 《黄帝内经》强调人与自然的关系,独重四时,主张顺应自然规律。《素问·四气调神大论》提出"春夏养阳,秋冬养阴",认为人类健康之本在于阴阳协调,顺应四时,唯有掌握生命规律,遵循正确的养生之道,方能达到养生的目的。

2. 整体调和 《黄帝内经》把人当作是大自然的一部分,故有"人身小天地……宇宙大人身"之说,体现人与自然、人与人、人自身这三方面为一个整体,还主张从调节情志、节制房事等方面综合整体以调养身体。

3. 形神合一 形神合一,即注重身心合一,形与神俱。"形神"富含着深刻的哲学思想,也是《黄帝内经》养生思想的基本范畴,形神共养是养生的最高境界。它提倡通过饮食、药物、运动等调养,淡泊宁静、清心寡欲,从而达到形神统一。

4. 动静相宜 一切事物的"动"和"静"都是相对的,《黄帝内经》中提出养生要动静相宜,在强调精神宁静的同时,还主张通过运动来调节身体,动以养形,静以养神,刚柔相济,体现整体观的养生思想。

(二)中医养生理论的丰富与深化

1. 张仲景的养生思想 张仲景是一位杰出的医家和养生家,他的著作中不仅存在着丰富的养生思想,也记述了大量的养生方法,包括饮食养生、运动养生、精神养生、房事养生、顺时养生、避邪养生等。

2.《神农本草经》的养生思想　《神农本草经》成书于东汉,是我国现存最早的一部药物学专著。它不仅系统总结了秦汉以来许多医家和民间的用药经验,还以长生不老为最高目的,并用阴阳五行学说指导养生,其用药经验和养生观念都对后世养生学的发展产生了重要影响。

二、道家理论和养生术的系统发展

在我国古代传统文化中,历代医家及各家学者都十分重视养生,但养生观点和养生方法有所不同。其中,道家养生思想对中医养生学的影响最为深刻。

(一)道家养生术

道家学派遵循天人合一的养生思想,弘扬重人贵生的养生理念。魏晋时期嵇康崇尚道家学说并深受其影响。他主张形神共养,养神为主,相兼以养形,即对生命的追求需要养生术的辅佐。并在其著作《养生论》中继承老子、庄子的养生理念,丰富了道家养生术的思想内涵。

东晋养生家葛洪是道家养生术的典型代表人物,他将服饵丹石法推向最高峰。并在《抱朴子》中广泛论述了道家的养生方法和理论,提出"养生以不伤为本"的宝贵养生思想,被后世养生家、医家所遵循,对道家养生术的发展影响较大。

(二)道家养生思想的当代价值

道家崇尚自然,提倡"清静无为"。清静,在这里指心神宁静;无为,指不轻举妄动。老子在《道德经》中指出"淡然无为,神气自满,以此将为不死药"。其中的"淡然无为"即清静无为之意,是指人们要保持内心的清静明澈,不要有过多的欲望,这样才能精气内守,益寿延年。此外,道家和谐思想主张"无为""不争",要保持内心的宁静与超脱。老子主张在生命、身体面前要看淡名利等,这些都对人们的养生实践产生了积极的影响。

现代社会压力大,人们对于物质生活的追求过高,也常有浮躁、消极的不良情绪,道家这种宁静淡泊而又积极的精神追求非常值得借鉴和推崇,具有当代价值和现实指导意义。

三、佛家养生思想的传入

早期的佛家思想从印度传入后,与黄老学说作为同一体系被对待,其养生法附在道家养生法中。直至隋唐开始,佛家养生法才作为独立的流派分化出来。

佛家注重"参禅",禅是一种文化思想,也是一种追求人生理想境界的独特方式,蕴含着中国哲学的思维原则,更是中医养生文化的体现。此外,佛家养生方法易筋经以通利血脉、筋骨为主,旨在禅定修心,是唐代至今广为流传的健身术之一。佛家养生以"见性"为主,方法上以"静养"为长。汉唐时期的养生家们将佛家的养生观念纳入中医养生思想中来,丰富和充实了中医养生学的内涵。

四、儒道佛思想的汇通

汉唐时期,社会稳定,随着中外文化交流频繁,儒道佛三家思想相互融合,相互渗透。儒家"以和为贵",强调中庸思想,顺应天道,知足常乐;道家清静无为,顺应自然;

佛家认为生命无常,重视精神养生,强调防病治病。儒道佛三家思想与著名医家们思想的汇通,大大丰富和发展了中医养生学的内容,虽然三家对于养生的侧重点有所不同,但都极大地促进了中医养生学的进步和发展,并对中医传统养生文化做出了一定的贡献。

第四节 宋 元 时 期

宋元时期是中国封建社会的中期,各家学术流派纷起,产生的融道、儒、佛三家于一炉的"理学",对中医养生学产生了一定影响,使其进入到一个新阶段,是中医养生学的完善时期。

一、养生理论方法的丰富发展

宋元时期,众多医家和养生家们将汉以前养生延年的秘方加以总结整理和运用,使养生理论和养生方法进入新的发展阶段。

(一)药物养生及针灸养生

1. 药物养生 《太平圣惠方》中记载诸多药物与食物相结合的养生方法,而《圣济总录》又在其基础上广泛收集民间验方,内容涉及延年益寿、强身健体、美容等,这都反映了宋元时期药物养生的发展状况和成就,极大地充实和完善了中医养生学的内容。

2. 针灸养生 宋元时期出现了许多针灸专著,如《十四经发挥》《针灸资生经》《子午流注针经》等。其中,王惟一重新考订腧穴,确立了354个经穴,撰成《新铸铜人腧穴针灸图经》,并设计了两具针灸铜人模型,针灸教学进入有史以来的鼎盛时期。另外,何若愚创立子午流注针法,主张根据不同的时间选择不同的经穴,以养生保健。这一时期,针灸学的迅速发展,推动了针灸养生的进步,充实了中医养生理论。

(二)理学对中医养生学的影响

理学是以思辨结构为骨架的新儒学,将道、儒、佛三家思想相融合,认为"理"在"气"先,为万物之源。以朱熹为代表的学者们以佛家的思维方式为基础,儒家的道德理论为核心,加上道家的自然发展观构成了理学的整体思想。他认为:"持养之久,则气渐和……取怒之患矣",强调养气对人身心健康的益处,提倡保持积极的生活状态,树立新的养生观念。

二、老年养生的发展和充实

早在两千多年前,我国就出现了养老尊老的一系列法律。早在唐代的孙思邈就提倡重视老年养生保健。到宋元时期,中医养生学的研究重点才真正转向老年养生。养生家和医家们又不断寻找新的养生方法,如元代邹铉的《寿亲养老新书》内容详尽,论述了老年人的生理病理变化情况,并不断丰富治疗方法和原则,注重老年人的心理健康,强调精神摄养对老年养生的重要性;朱震亨等也提出了诸多养生方法,极大地充实了老年养生的内容。

笔记

23

三、饮食养生的发展

与唐代相比较,宋元时期的医家们对饮食养生的研究更为深入,其中,在饮食调养和四时五味养脏法等方面较为突出。元代忽思慧所著的《饮膳正要》是我国现存第一部营养学专著,全面总结了元代以前的药膳和饮食疗法,民族特色浓郁,具有非常高的学术价值和实用价值。他重视对饮食养生的细化和扩充,对不同食物带给人不同的影响作了较为细致的概括和总结,提出了饮食调养要顺应四时寒暑,更补充了饮食禁忌,提倡合理健康饮食。

四、"金元四家"的养生观

金元四家即寒凉派的刘完素、补土派的李杲、攻下派的张从正、滋阴派的朱震亨,他们不仅是医家,同时也是著名的养生家。

(一)刘完素的养生理论及特点

刘完素认为:"人欲抗御早衰……可收防微杜渐之功",即养生要从年少入手,提倡父母应让孩子独自适应外界,提高其自身抵御外邪能力。他强调养生要劳逸结合,应注意饮食、情绪的调节,内养精神。

(二)李杲的养生理论及特点

李杲强调了脾胃在人体中的重要作用,认为"脾胃内伤,百病由生",应重视脾胃调摄,注意饮食及四时养生。他认为"饮食不节"是造成脾胃内伤的常见病因,而调理脾胃有三方面,即调理饮食、调节情志、防病治病。李杲顾护脾胃的理论独具一格,为后世养生理论和实践所肯定。

(三)张从正的养生理论及特点

张从正利用汗、吐、下三法的攻邪疗法,提出"养生当用食补,治病当用药攻"的饮食养生法。他重视调养胃气,认为"人之四季……精化则髓充""水谷入胃,脉道乃行",养生当先固护胃气,以攻为补,先攻后补。

(四)朱震亨的养生理论及特点

朱震亨提倡"相火论",遵循中医基础理论,以《黄帝内经》为其养生的指导思想,从阴阳互根互用的角度入手,提出"阳常有余,阴常不足"的论点。其中,节制饮食是其养生思想中最有特色的一部分。他认为,在饮食养生中,要因人而异,如幼儿、老年、妇女应少食凉食、谨慎饮食等。

第五节 明清时期

明清时期,印刷术和造纸术在宋元时期发展的基础上又有所提高,使传统的养生文献和大量的养生专著得以印刷和普及,出现了以《修龄要旨》《养生四要》等为代表的诸多养生著作,极大地推动了中医养生思想的传播和发展。

一、养生理论方法日臻完备

这一时期的运动养生、精神养生等养生方法各具特色,养生理论日益完善,更加切合实际。如《医学入门·保养说》中提出"精神极欲静,气血极欲动"的观点,详细地阐明了动以养形、静以养神的辩证关系,主张静以养阴,动以养阳,通过调整身心,使精、气、神三者合一,达到阴平阳秘的健康状态。

（一）运动养生

运动养生被历代养生家们所重视,导引、气功等养生术蓬勃发展,成为中医养生的重要内容。其中冷谦在《修龄要旨》中强调导引养生,并以歌诀的形式论述了养生理论和方法,书中还对八段锦法、十六段锦法进行了详细的描述。张介宾提出:"善摄生者,必明调气之故",突出了气功在运动养生中的重要性。

（二）精神养生

《养生四要》说:"心常清净则神安,神安则七神皆安。以此养生则寿,殁世不殆。"说明精神养生的重要性。在《闲情偶寄》中,李渔特别强调养生要怡情养性,保持愉悦的心境,这一理论对精神养生做出了一定的贡献。

这一时期,许多医家和养生家们还提出四时调摄、饮食调养、药物扶持等养生方法,并强调了补益脾肾在养生中的重要性。与此同时,老年养生也被重视,如曹庭栋在《老老恒言》中结合自身养生经验,强调老年养生要从生活琐事入手,养静、养心、调脾胃,方可长寿。此时的养生著作颇多,如胡文焕的《养生集览》、李中梓的《颐生微论》等,养生著作的兴盛使得中医养生学理论和方法日臻完备。

二、养生注重"命门"学说

随着命门学说的发展,在明代,产生了以张介宾和赵献可为典型代表的温补派,他们主张用温补的药物温养命门,反对用寒凉之品。

（一）张介宾的重"命门"思想

张介宾认为命门内藏水火,养生重在命门,其实质为养真阴真阳。他提出:"若命门亏损,则五脏六腑皆失所恃,而阴阳病变无所不至。"故将命门看作人体生命的根本,强调了命门在人体生命活动中的重要作用,提出多用甘温补益之法来温养命门。

（二）赵献可的重"命门"思想

赵献可指出"命门乃十二官真君真主",说明了十二官的功能活动均与命门的生理功能有关,还将命门的功能比作走马灯的灯火,提出了"火旺则动速,火微则动缓,火熄则寂然不动"的观点,强调了命门真火的重要性,所以养生要养命门,保真火。

除此之外,薛已也重视护养命门,认为脏腑阴阳的根本是肾阴肾阳,用六味丸滋肾阴,八味丸温肾阳。在治疗虚损疾病时,提倡养肾命,并以此法来养生。

三、养生注重综合调摄

明清时期,养生思想多样化,诸多养生家和医家注重综合调摄。综合调摄丰富了中医养生思想,完善了中医养生方法。

（一）药物饮食养生

李时珍的《本草纲目》对药物、饮食养生进行了详细的论述。在药物养生方面,主张补肝肾,调脾胃,其中有关补肝肾的方药约90多条,调脾胃的方药约70余种。而在饮食养生中提倡辨证施膳,注重食用药粥与药酒以养生。曹庭栋在《老老恒言》中,依据老年人脾胃虚弱的特点,编制粥谱,无病自养,病时调理。此时,这一养生思想得到了发展和延伸,为后世运用药物饮食来养生提供了参考和便利。

(二)调养五脏

高濂在《遵生八笺》提出养心坐功法、养肝坐功法、养脾坐功法、养肺坐功法、养肾坐功法,又详细论述了四时、起居、饮食、心理等诸多方面的养生内容。尤乘在《寿世青编》中主张调养五脏,强调了调神、保精等养生方法。汪绮石的《理虚元鉴》中有言:"治虚有三本,肺脾肾是也。"认为肺脾肾在虚劳的治疗中起到了关键作用。

(三)治形保精说

张介宾认为养生重在治形保精,辩证地阐述了形与神,形与生命的关系,明确提出:"善养生者,可不先养此形以为神明之宅?"又提出:"善养生者,必宝其精。"说明形依赖精血所养,养生要以养精血为主,强调了养生之要在于治形保精。

第六节　近代与现代

鸦片战争后,中医养生学的发展遭受重创。当时的养生著作屈指可数,其中代表性的著作有蒋维乔的《因是子静坐法》和席裕康的《内外功图说辑要》。新中国成立后,中医药事业发展重获新生,与此同时,也带动了中医养生学的发展。

一、近代养生的中西医汇通

西方医学的传入,对中医学产生了很大的冲击,但有些进步的医家和养生家,认为中西医各有所长,试图将两种学术思想加以融合,开辟一条中西医汇通的养生发展道路。

张锡纯在《医学衷中参西录》中讲到中医的生理,认为"生理既明,而养生之理寓其中矣"。生理一词本源于西医,而张锡纯的"生理"与中医养生理论关系密切,即要洞悉人体精、气、神、血、津、液的生成和运化,扶助正气,以达到养生的目的。同时,他还对养神、养元气、养宗气、调脾胃的养生理论加以详细论述。

新中国成立以后,随着中医养生教学、研究、服务机构的逐步建立,养生保健活动及研究工作的开展,中医养生学焕发了新的生机。

二、现代中医养生体系初步构建

近几十年来,我国相继成立了一些中医养生研究所(室)、老年病防治研究所(室),开设了多种类型的疗养院、健康养生中心等养生机构,在开展中医养生学学术研究的同时,有效地指导人们开展健康养生活动,为人们提供养生保健服务。2012年,国家中医药管理局在南京中医药大学、成都中医药大学、广州中医药大学、江西中医学院(现为江西中医药大学)、广东省中医院、河南省中医院等全国部分高等中医药院校和医院设立了十余个"中医养生学"重点学科建设单位,有力地推动了中医养生学学科建设和事业发展。

在学术研究方面,发掘整理校注了多种古代中医养生文献和著作书籍,总结了前人的许多养生思想和经验及方法技术。出版发表了很多现代养生著作和论文。同时，运用现代科研手段，对传统的中医养生理论和方法技术及抗衰老进行了多方面的研究，取得了很多成果，对中医养生学理论发展起到了较大的推动作用。

在人才培养方面，从 1987 年开始部分高等中医院校曾开设中医养生康复专业方向，并编写了相关教材，后因高校专业目录调整中医养生康复专业方向停办。但《中医养生学》和《中医养生康复学概论》等中医养生课程一直是中医高校的课程之一。近年来，随着社会和经济的快速发展和大健康时代的到来，人们对健康日益重视，对中医养生人才的需求旺盛，国家教育部 2017 年正式批准南京中医药大学、成都中医药大学自高等中医药教育创办以来首次开办独立设置的中医养生学本科专业（五年制、医学士学位），并于当年招生，培养中医养生学专业人才。随后，全国其他多所高等中医药院校也陆续获批开办中医养生学本科专业。国家批准中医养生学作为独立的专业设置并招生，这是中医养生学发展史上又一里程碑式举措，为中医养生事业发展和队伍建设提供了有力的人才保障。高等中医药院校和相关出版社也陆续开始了中医养生学本科专业系列创新教材、规划教材的编写出版工作，中医养生学专业人才培养从此进入了一个历史新阶段。目前，部分高校近年来还开办了中医养生学专业研究生培养工作。各地有关学校、企事业单位还开办了多种中医养生培训班，多层次、多渠道、多种方式培养中医养生人才。

在中医养生知识社会普及和服务方面，近年来，养生界的专家、学者和医务人员积极开展中医养生学学术交流和中医养生知识宣讲活动，中医养生相关的科普图书大量出版，报纸、广播电台、电视台、互联网、微信等各种媒体广泛宣传中医养生知识，中医养生知识逐步为人们所了解和接受，并运用到日常工作生活之中。社会上各类养老机构也为老年人群开展多种多样中医养生服务。众多养生保健机构和企业陆续开办，各类养生产品、用品层出不穷，为人们提供多样的中医养生保健服务，促进了全民健康水平的提升。中医养生已成为当前社会的热点和亮点。现代中医养生体系已初步形成。

学习小结

本章的学习内容主要包括：①中医养生学的起源与发展，可分远古、先秦、汉唐、宋元、明清和近现代六个时期。在漫长的发展历程中，产生了诸多养生著作和养生理论。其中，《黄帝内经》最具代表性，其次道、儒、佛三家等养生思想也为中医养生学的发展做出重要贡献。②《黄帝内经》总结了汉以前包括汉朝时期中医学发展的经验和成果，其主要养生思想包括四时顺养、整体调和、形神合一、动静相宜等，确立了中医养生理论的基本体系，对后世中医养生学的发展影响深远。③道家遵循天人合一，儒家强调中庸思想，佛家重视精神养生。汉唐时期，中医养生文化集道儒佛三家思想之大成，相互融合、相互渗透，使得中医养生学理论不断丰富与深化。④金元四家等养生流派的兴起，针灸养生、老年养生的发展，各种养生著作的流传，使得中医养生学进入新的发展阶段；至明清，提出了动静结合养生、药饵饮食养生等方法，以张介宾为代表的养生家继承和发展了命门学说，提出了治形保精说，这一时期出现了大量的养生专著，为后世之人养生提供理论指导，使得中医养生在防病治病中的作用愈发重要；进入 21 世纪，中医养生的思想和观念已不断深入人心，健康和生活质量越来越被人们所重视，伴随着中医养生学学科的建设、五年制本科专业的设立,中医养生学的快速发展之路将愈加宽广。

(滕秀英)

复习思考题

1. 周易的养生思想主要体现在哪几方面?
2.《黄帝内经》的养生理论对中医养生学的发展有何重要影响?
3. 试述金元时期张从正的养生思想及特点。

第三章

中医养生学的理论基础

📖 **学习目的**

　　通过本章的学习,知晓中医养生学的理论基础包括中国古代哲学思想和中医学基本理论,从而为以后学习中医养生方法技术和应用等奠定理论基础。

学习要点

　　掌握阴阳、五行学说与藏象、精气血津液神、经络腧穴、病因病机理论在中医养生中的应用,熟悉体质学说、运气学说的基本概念、内容和在中医养生中的应用;了解阴阳、五行学说与藏象、精气血津液神、经络腧穴、病因病机理论的基本概念、内容等。

　　中医养生学是在中医理论指导下,汇集历代养生经验,结合现代养生成果,形成的中医学的分支学科。它根植于中国传统文化,孕育于中医基本理论,融汇了史地文哲,汲取了前沿成果。其理论基础主要包括中国古代哲学思想和中医基本理论。

第一节　中国古代哲学思想

　　中国古代哲学思想主要是用于解释世界,即解释人类如何在自然世界和社会生活中活动,属于中国古代唯物论和辩证法范畴,涉及内容较多,如道、儒、佛等。

　　阴阳和五行是我国哲学史上很古老的两个哲学范畴,古人认为,物质世界是在阴阳二气的对抗运动中不断地资生和发展着,阴阳既代表自然界两种对立的物质,同时,也代表着矛盾对立的两个方面,并进而发展成为人们探讨和阐释事物运动变化规律的阴阳矛盾学说;同时,古人亦认为木、火、土、金、水是构成物质世界的不可缺少的最基本物质,而且这五者之间有着相互资生、相互制约的关系,并处于不停地运动变化之中,从而构成了物质世界,逐渐发展成为探索万物构成及其相互关系的五行系统结构学说。

　　阴阳和五行这两种学说本身都是在探索物质世界事物的构成及其运动变化的根源和规律,因此作为认识论和方法论,在历史上对于我国古代自然科学的各个门类,诸如天文学、气象学、历法、农学、生物学、化学,以及医学等的发展,均有重大影响,对我国古代的自然科学有着深远的影响。

　　我国古代医学家将阴阳和五行学说运用于医学领域,借以说明人体的解剖结构、生理功能和病理变化,并用以指导临床的诊断、治疗及日常养生活动,成为中医理论体

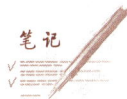

笔记

系中的重要组成部分,也是中医养生学的理论基础。

一、阴阳学说

（一）基本概念

阴阳是古代哲学的一对范畴,最初的涵义很朴素,是指日光的向背,即向日为阳,背日为阴。在此基础上,人们发现自然界许多事物和现象都存在着相互对立的两个方面,如天与地、黑与白、寒与热、动与静等,于是就用阴和阳这两个有相对意义的概念来加以说明和解释。

随着知识的积累,古人经过思考和分析发现自然界一切事物包括人,都是由阴阳二气构成,于是得出"一阴一阳谓之道",并上升为哲学概念。因此从哲学的角度看,阴阳是对自然界相互关联的事物和现象对立双方的概括,阴和阳既可代表两个相互对立的事物和现象,也可代表同一事物内部相互对立的两个方面。

古人还发现凡是相互对立的两个方面,都处于不断的运动变化之中,其运动的形式有对立、消长、依存、转化,并从理论的高度进行总结,这便形成了中国古代独特的哲学理论——阴阳学说。

（二）基本内容

阴阳学说认为世界上一切事物的发生、发展和变化,都是阴阳两个方面相互作用的结果。其基本内容有以下三个方面:

1. 阴阳的交感和互藏

（1）阴阳交感:交感即交互感应。阴阳交感,是指阴阳二气在运动中始终处于相互感应、相互影响、相互作用的过程。中国古代哲学认为:(阴阳)"二气交感,化生万物""天地氤氲,万物化醇;男女构精,万物化生",指出阴阳交感是万物化生和变化的根本条件。在自然界,天之阳气下降,地之阴气上升,阴阳二气交感,化生万物,如形成云雾、雷电、雨露等;在人亦不例外,阴阳相合,男女媾精,新的生命个体得以诞生,代代相传,人类得以繁衍。同时阴阳和谐是发生交感作用的前提条件,只有阴阳二气在运动中达到和谐状态时,才会发生交感作用,从而产生万物。阴阳交感变化的理论指出,阴阳二气是永恒运动的,当其在运动过程中相遇而又处于和谐状态时,便会发生交感作用。而天地阴阳的升降交感,于是便产生了自然界万物,包括人类,同时维系着宇宙万物的有序产生与发展变化,而人体内阴阳二气的升降运动协调,则维持着生命过程的正常进行。

（2）阴阳互藏:是指相互对立的阴阳双方中的任何一方都蕴含着另一方,即阴中藏阳,阳中藏阴。阴阳交感理论认为,宇宙自然界中的万物皆由天地阴阳二气氤氲聚合而化生,故宇宙自然界中的任何事物或现象都含有阴与阳两种不同属性的成分。也就是说,此事物或现象虽然属阴,但也含有阳性成分;彼事物或现象虽然属阳,但亦含有阴性成分。宇宙自然界的万物,因其性质不同,其形态、色泽、动静和发展趋势、运动形式等表现亦会有所不同,此取决于万物所禀受和互合的阴阳之气的多少和差异。

在自然界万事万物中,阴阳交感和阴阳互藏同时存在,两者共同维持事物的整体性。阴阳互藏是阴阳交感的根源,而阴阳交感是阴阳运动发展的必然趋势,两者有着紧密的内在联系。正因为有了阴阳的互藏和交感两种运动,才能使自然界万事万物既保持各自的特点特性,又按一定的规律发展变化,生化不绝。

2. 阴阳的对立与依存

（1）阴阳的对立：阴阳所代表的事物和现象的双方或两个方面是相互矛盾、相互斗争的，这种对立普遍存在于各种事物和现象中。如自然界的天与地、昼与夜、动与静，人体的物质与功能、兴奋与抑制等。在阴阳相互对立的基础上，事物发生一系列的运动变化，最终取得动态平衡，即"阴平阳秘"状态。

（2）阴阳的依存：依存即相互依赖。阴阳所代表的事物或现象的对立双方又是相互依赖的，每一方都以其相对的另一方为自己存在的前提。如自然界的上与下、寒与热、亮与暗等，人体的气与血、功能与物质等。它们相互联系，相互依存，互相渗透，互相孕育，阳中有阴，阴中有阳。正如《医贯·阴阳论》所说："阳根于阴，阴根于阳。无阳则阴无以生，无阴则阳无以化"。

由上可知，阴阳代表着相互关联事物或同一事物内部的两个方面，这两个方面既对立斗争又相互联系、相互依存，从而维持事物的有序发展。正所谓"动极者镇之以静，阴亢者胜之以阳"（《类经附翼·医易》），"阴在内，阳之守也；阳在外，阴之使也。"（《素问·阴阳应象大论》）。

3. 阴阳的消长与转化

（1）阴阳的消长：消即消减，长为增长，两者均指数量上的变化。阴阳的对立依存关系决定了阴阳双方是处于不停地运动变化之中，即阴阳之间不断地出现此消彼长、此长彼消的现象。具体来说，或阴消阳长、阳消阴长，或阴长阳消、阳长阴消。

一般情况下，阴阳消长在一定限度内保持着相对平衡状态，维持着事物在正常范围内的发展变化。如春夏之时，自然界阴气逐渐消减，阳气逐渐增长，则气候逐渐变为温热；秋冬之时，自然界阳气逐渐消减，阴气逐渐增长，则气候逐渐变为凉寒。再如人体的生理功能，白天阳气隆盛，故机体的生理功能也以兴奋为主；夜晚阴气充盛，故机体的生理功能也以抑制为主。子夜一阳生，日中阳气隆，从子夜至清晨，阳气渐盛，阴气渐衰，机体的生理功能由抑制逐渐转向兴奋，即是"阴消阳长"的过程；日中至黄昏，阳气渐衰，阴气渐盛，机体的生理功能也从兴奋逐渐转向抑制，即是"阳消阴长"的过程。

（2）阴阳的转化：转化，即转换变化，是指阴阳质的变化。在阴阳消长基础上，发展到一定阶段就会出现向对方转化的现象，一般来说，阴阳转化是有条件的，需要达到"极点"，如冬至日和夏至日的寒极生热，热极生寒，即阴和阳可以在一定条件下向着各自的对立面转化。

阴阳对立依存既是阴阳相互转化的内在根据，也是事物发展变化的必要条件，在事物的运动变化过程中，阴阳消长是量变过程，阴阳转化则是质变过程。由于有了阴阳的对立与依存、消长与转化，从而维持自然界的平衡和协调。

（三）阴阳学说在中医养生中的应用

1. 说明人体健康的生理状态 阴阳学说认为，人体是一个极为复杂的阴阳对立的统一体，人体从内到外充满着阴阳对立统一的现象。人体正常的生命活动就是阴阳两方面保持对立统一的协调关系的结果。人体复杂的生命活动，总体上看是在有物质的基础上产生的功能活动，即"体阴而用阳"。人体的阴阳，即物质与功能之间是相互依存的，没有物质的运动就难以产生生理功能活动，没有生理功能活动就不可能产生新的物质，在相互依存的过程中产生了彼此的消长转化，即物质与功能之间的相互转

笔记

化,以维持人体生长、发育、成熟的正常生命过程。人体生理功能的这种阴阳的相对平衡性是人体健康的基础,也是养生活动的指导思想。中医养生便是以阴阳的协调平衡为基础的,也是中医养生最终要达到的目标。换言之,人体只有阴阳平衡,才能健康无病,只有健康无病,才有望延年益寿。

2. 说明人体疾病的病理变化　既然阴阳平衡协调是生理功能正常有序、人体健康无病的标志,那么各种疾病发生、发展与变化的根本原因便是由于各种内外因素导致体内各种阴阳关系的失调。中医学认为,阴阳失调是疾病发生及发展的根本原因。阴阳失调的具体表现不外乎阴阳偏盛和阴阳偏衰。阴阳偏胜是指邪气盛,中医认为"邪气盛则实",故阴阳偏盛为病的性质多为实证;阴阳偏衰是指正气虚弱不足,中医认为"精气夺则虚",故阴阳偏衰为病的性质多为虚证。此外,从阴阳互根的理论出发,机体的阴阳任何一方虚损到一定程度,常可导致另一方的不足,即所谓"阳损及阴""阴损及阳",以致最后"阴阳两虚"。如表现在某些慢性病在发展过程中,由于阳气虚弱而累及阴精的化生不足,或由于阴精亏损而累及阳气的生化无源,则都是临床常见的病理变化,也是在慢病养生中需要注意的。

3. 指导疾病的诊断　中医学认为,疾病的临床表现虽然错综复杂,但都可以用阴阳加以概括。古人强调"善诊者,察色按脉,先别阴阳"(《素问·阴阳应象大论》)。从诊法来看,通过望、闻、问、切收集的临床资料都可用阴阳来归属,如色泽鲜明、语声高亢、脉浮数大洪者属阳;色泽晦暗、语声低微、脉沉迟小细者属阴。从辨证来看,中医把阴阳作为八纲辨证的总纲,凡里、虚、寒属阴,表、热、实属阳。可见在临床四诊和辨证中,分清了阴阳,便抓住了疾病的本质,从而起到执简驭繁、纲举目张的作用。在中医养生中,结合舌脉等四诊情况,确定身体阴阳属性,可以在日常生活中,选取恰当的养生手段,从而达到养生的目的。

4. 指导疾病的治疗　既然疾病产生的根本机制是阴阳失调,因此治疗疾病的基本原则就是调整阴阳,即用各种方法恢复人体阴阳的平衡状态是临床治疗疾病的基本指导思想。若是阴阳偏盛的实证,则泻其有余,如阳热偏胜引起的粉刺、牙龈肿痛等,就应泻其阳热之邪,所谓"热者寒之";而阴邪偏胜引起的冻疮、胃痛等,就应用温散阴寒之邪,所谓"寒者热之"。若是阴阳偏衰的虚证,则又当根据人体阴阳亏虚的不同而补其不足,如面色萎黄属阴血不足者当滋补阴血,目胞浮肿属阳虚水湿不化者当温阳化湿等。若是阴虚不能制阳而致阳亢的虚热证,则不可用寒凉药直折其热,须滋阴壮水,以抑制阳亢火盛之势,即所谓"壮水之主,以制阳光";而阳虚不能制阴的虚寒证,也不能用辛温发散以散其寒,而应用扶阳益火之法,以消退阴盛,即所谓"益火之源,以消阴翳"。总之,治疗的基本原则,是泻其有余,补其不足。阳盛者泻热,阴盛者祛寒;阳虚者扶阳,阴虚者补阴,以使阴阳偏胜偏衰的病理表现复归于平衡协调的正常状态。正如《素问·至真要大论》所说:"谨察阴阳所在而调之,以平为期"。

5. 指导日常养生活动　中医养生学从阴阳对立统一、相互依存的观点出发,认为脏腑、经络、气血津液等,必须保持相对稳定和协调,才能维持"阴平阳秘"的正常生理状态,从而保证机体的正常功能。正如恩格斯所说:"物体相对静止的可能性,暂时平衡的可能性,是物质分化的根本条件,因而也是生命的根本条件。"为了求得这种"暂时平衡状态"的"生命的根本条件",保持人体阴阳的协调平衡就成为一条重要的养生法则。无论精神、饮食、起居的调摄,还是自我养生或药物的使用,都离不开保持阴阳协调平衡、"以平为期"的宗旨。具体主要体现在以下两个方面：

（1）顺应自然，法于阴阳：世界上的一切事物都在不断地运动和变化。事物之所以能够运动、发展和变化，根源在于事物本身存在着相互对立统一的阴阳双方。《素问·阴阳应象大论》说："阴阳者，天地之道也，万物之纲纪，变化之父母，生杀之本始，神明之府也。"清楚地表明，无论是自然界，还是我们人类本身，都必须以阴阳为根本，人类的生存和健康，必须顺应自然界阴阳消长的规律，因为自然界阴阳的运动变化，影响着人体阴阳之气的盛衰。故善摄生者，应"提挈天地，把握阴阳"，能如此，才可"寿敝天地，无有终时"。如一年四季的寒热温凉，是阴阳消长变化的结果，人类活动必须顺应其变化，正如《素问·四气调神大论》："春三月，此谓发陈……夜卧早起，广步于庭，被发缓形……夏三月，此谓蕃秀……夜卧早起……。秋三月，此谓容平……早卧早起，与鸡俱兴……。冬三月此谓闭藏，水冰地坼，无扰乎阳……早卧晚起，必待日光……"，这是对起居顺应四时阴阳的具体描述。再如春季属木，内应肝脏，春季养生，饮食当以柔顺、生发之绿色食物为主，诸如荠菜、韭菜、椿芽之类，这是饮食养生的具体应用。

（2）调整脏腑，协调阴阳：人体的容貌、形体欲得老而不衰，除了顺应自然界的阴阳变化外，还必须在日常生活中时时注意维护体内脏腑阴阳的平衡。因为人体的生命活动，是以体内脏腑阴阳气血为依据的，脏腑阴阳气血平衡，人体才会健康无病，不易衰老。《圣济总录》指出："若食味不调，则为损形。阴胜阳病，阳胜阴病；阴阳和调，人乃安康。故曰：安身之本，必资于食。"这是说饮食的阴阳之性应平衡，才不会损伤人体的阴阳，如在日常饮食中，首先要根据食物的阴阳属性，合理搭配，不可偏废；其次，也可根据身体自身情况，适当调整饮食，如偏于肺热之人，经常口渴、咽干、牙龈肿痛，可适当进食偏寒凉的食物，如梨子、绿豆、荸荠，也可饮用绿茶、苦丁茶等。此外，如情志、起居等只要遵循阴阳平衡的原则，就能有利于健康长寿，容颜难衰。

二、五行学说

（一）基本概念

"五"是指木、火、土、金、水五种物质，"行"即运动变化。五行是日常生活和生产活动中不可缺少的最基本物质。如《尚书·大传》中说"水火者，百姓之所饮食也；金木者，百姓之所兴作也；土者，万物之所资生，是为入用。"进一步引申运用，认为世界上一切事物，都是由木、火、土、金、水这五种物质及之间的运动变化而产生的。再进一步根据取象比类、推演归纳的方法，将自然界的一切事物和现象分为五类，用五行相生相克的理论阐释自然界万事万物的发生、发展、变化的内在规律，这就形成了中国古代又一独特的哲学理论——五行学说。

（二）基本内容

1. 用五行的特性对事物属性进行分类

（1）五行的特性：古人在长期的生产和生活实践中，在对木、火、土、金、水五类物质特性的朴素认识的基础上，逐步形成五行特性的基本概念。如木的特点是伸展、易动，凡具有生长、升发、条达、舒畅等性质和作用的事物，都归类于木，所谓"木曰曲直"；火的特性是炎热、上炎，凡具有温热、明亮、升腾性质的事物，都归属于火，所谓"火曰炎上"；土的特性是滋养、承载，凡具有生化、营养、受纳性质和作用的事物，都归属于土,所谓"土爰稼穑";金的特性是清肃、收敛,凡具有清洁、肃杀、内敛、沉降等性质和作用的事物,都归属于金,所谓"金曰从革";水的特性是寒润、下行,凡具有闭藏、寒凉、滋润和向下运行等性质和作用的事物,都归属于水,所谓"水曰润下"。从以上对五行特性的归纳中可以看出,五行的特性是基于五行而高于五行的。

（2）事物的五行属性:根据五行的抽象特性,对世界上其他事物进行五行分类,从而得知不同事物的五行属性。方法有两种:一是直接归类法,将事物的特性分别与五行的抽象特性相比较,与五行中哪一行的特性相类似的,就归类在哪一行。如五方与五行,南方属火,因南方气候炎热与火相似;北方属水,因北方寒冷与水相似,以此类推。二是间接推演法,根据已知的某些事物的五行属性,进一步推演至相关事物,以得知这些事物的五行属性。如肝属木,则与肝相关的事物如目、胆、筋等亦属木。如此便把自然界的一切事物,把人体的各个组织器官都归结到木、火、土、金、水五行系统中。所以五行学说不仅强调客观世界的物质性,而且还揭示了事物与事物之间的联系。

2. 五行的生克乘侮　五行学说并不是静止地、孤立地将事物归属于五行,而是以五行之间的相生、相克规律来说明事物之间的相互联系和相互协调,用相乘、相侮规律来说明事物之间的协调关系被破坏之后的相互影响。

（1）五行的相生:相生是指事物之间具有相互资生、助长和促进的关系。五行相生的次序是木生火、火生土、土生金、金生水、水生木,依次孳生,循环无端。在相生的关系中,任何一行都有"生我"和"我生"两方面的关系,生者为母,我生者为子,故又称为母子关系。以火为例:生我者为木,故木为火之母;我生者为土,故土为火之子。

（2）五行的相克:相克是指事物之间具有相互制约、克制和抑制之意。五行相克的次序是:木克土、土克水、水克火、火克金、金克木。在相克关系中,五行中任何一行都有"克我"和"我克"两方面的关系。克我者为所不胜,我克者为所胜。以火为例:克我者为水,水为火之所不胜;我克者为金,金为火之所胜。

在相生相克的关系中,相生与相克是不可分割的两个方面。没有生,就没有事物的发生和成长;没有克,就不能维持其正常协调关系下的变化和发展。只有依次相生,依次相克,如环无端,才能生化不息,并维持着事物之间的动态平衡。因此,五行的相生和相克是维持一切事物正常发展必不可少的条件,生中有制,制中有生,即所谓生克制化。

（3）五行的相乘:乘,即乘虚侵入,也就是相克太过,超过了正常的制约程度,引起一系列异常的相克现象,从而使事物之间失去正常平衡的协调关系。引起相乘的原因,不外乎两个方面:

一是五行中的某"一行"本身过于强盛,因而造成对被克制"一行"的克伐太过,导致被克的"一行"虚弱,从而引起异常。例如:木过于强盛,则克土太过,造成土的不足,即称为"木亢乘土"。

二是本身虚弱,因而导致"克我""一行"的相克就显得相对的增强,从而使其本身就更衰弱。例如:木本不过于强盛,其克制土的力量也仍在正常范围,但由于土本身的不足,因而形成了木克土的力量相对增强,使土更加不足,即称为"土虚木乘"。

（4）五行的相侮:侮,即恃强凌弱,属于反方向的克制,所以也叫"反克""反侮",也是事物之间失去正常平衡协调关系的表现。如金克木是正常的现象,若金气不足或木气偏亢,木就会反过来侮金。

相乘、相侮既有联系又有区别,相乘是按五行的相克次序发生了过强的克制而形成的五行间的生克制化异常;相侮是与五行相克次序发生相反方向的克制现象而形成的五行间的生克制化异常。一般而言,在发生相乘的同时也会发生相侮,在发生相侮的同时也可能发生相乘。如木气过强时,既可以乘土,又可以侮金;若木气过弱时,既可以受到土的反侮,又可以受到金的乘袭,因而相乘与相侮有着密切的联系(图3-1)。

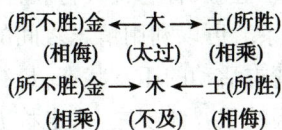

除五行相克关系破坏可出现相乘与相侮的病理现象外,五行相生关系出现异常情况时,也可出现母病及子与子病及母的异常表现。

(所不胜)金 ← 木 → 土(所胜)
　　(相侮)　(太过)　(相乘)

(所不胜)金 → 木 ← 土(所胜)
　　(相乘)　(不及)　(相侮)

图 3-1　相乘与相侮关系示意图

(三) 五行学说在中医养生中的应用

1. 说明五脏生理功能　五行学说根据五脏的功能特点,将其分别归属于五行,如肝属于木,心属于火,脾属于土,肺属于金,肾属于水,并以五行的相生相克来说明脏腑组织之间生理上的互相联系和互相影响,如"金水相生""水火既济"等。同时以五行的关系及五脏的功能特点来说明人体健康的生理状态。如肝喜条达而恶抑郁,有疏泄的功能,属木,心之阳气有温煦的功能,属火,肝的疏泄功能正常,则气机调畅,气血和调,心情易于开朗,气和悦色,此为肝资生心(木生火);脾主运化,肝的功能正常,可以疏泄脾土的壅郁,则饮食调和,二便正常,此为肝克脾(木克土)。五脏之间相互资生、相互制约的关系是人体健康的基础。

2. 说明人体疾病的病理变化　从五行学说可知,五脏之间在生理上存在着相生相克的联系,故病理上便存在着相乘相侮的相互影响。如肝失疏泄,横克脾土,则脾运不健,出现食纳不振、脘痞、泄泻等症状,则为木乘土的病理状态,即所谓"肝木乘脾";而肝火上炎,反侮肺金,则可出现干咳少痰,咳血等症状,则是木侮金的病理症状,即所谓"木火刑金"。

3. 指导疾病的诊断　人体疾病多表现为其皮肤、毛发、形体、神态、声音等外在的、局部的、可感的变化,这些外在的局部的可感的变化,从中医学来认识,均与内在脏腑的功能失调,尤其是五脏的功能失调有关。临证时通过观察人体皮肤、形体及毛发等外在和局部的症状,便可推断内脏病变的情况,即所谓"有诸内者,必形诸外"。这其中主要包括两个方面:一是从与本脏有关的色、味、脉来诊断本脏病,如面见黑色多为肾虚,口中甜味多为脾虚,弦脉多为肝病等;二是从他脏所主的色和脉来分析五脏疾病的传变。如脾主运化,可制止肾水泛滥,以保证肾主水功能的正常进行,若脾病面色黄黑,色斑沉着,可知脾病及肾(即土不制水),脾肾同病等。

4. 指导疾病的治疗　人体各种疾病均是脏腑功能失调的外在反映。从五行学说看,脏腑之间的功能之所以失调,是由于相互资生、相互制约的关系遭到破坏,而出现相乘相侮的结果。因此,调整脏腑之间的功能,恢复脏腑之间正常的生克制化关系,便可治疗疾病,并可达到控制疾病传变的目的。如肾藏精以滋养肝之阴血,临床上见到肝阴不足为主的视物模糊,可通过补肾阴以使其目光明亮,这便是在"虚则补其母,实则泻其子"原则指导下,根据肝肾之间母子相生的关系制定的"滋水涵木"治疗大法。再如因肝气郁结、肝失疏泄,以致食欲不振、面色萎黄、神疲乏力、胸闷喜叹息,可通过疏肝解郁、健脾益气的方法来治疗,以使患者食欲振奋,面色改善,精神状态得到改善,此即在"抑强扶弱"原则指导下,根据肝脾之间相克关系而制定的"抑木扶土"治疗大法。

5. 指导日常养生活动 五行学说认为，人体复杂的生命活动是以五脏为主体的脏腑功能活动的综合反映。因此，必须随时调整好五脏的生理功能，才能维护其协调平衡的状态，从而达到身体健康，得享天年的目的。而五脏的生理平衡最主要的在于它们之间存在着相生和相克的"生克制化"，因此任何养生活动都不能破坏五脏之间这种正常的生克制化关系。以情志为例，中医认为情志生于五脏，各有其五行属性，五脏之间有着生克关系，因而情志之间也具有相互制约的关系。可以利用情志之间的五行相胜关系，通过以情胜情，来调理心神、和畅气机、恢复情志活动的正常状态，最终达到协调五脏、平衡阴阳的目的，这是五行学说指导养生防病的重要体现之一，也称五志相胜法。如忧思日久，抑郁不舒，可以通过使其发怒来纠正，所谓以木克土；而悲切日久，郁闷不适，又可通过使其欢喜来纠正，所谓以火克金。

第二节 中医学基本理论

中医养生学是中医学的分支学科，萌生于上古时期，奠基于《黄帝内经》时代，并结合古今中医研究成果而形成的，其理论体系主要源于中医基本理论，包括藏象、精气血津液神、经络腧穴、病因病机等理论和运气、体质等学说。

一、藏象理论

藏象理论是在历代医家在医疗实践的基础上，在阴阳五行学说的指导下，概括总结而成的，是中医学理论体系中极其重要的组成部分。

藏象理论中所涉及的心、肺、脾、肝、肾等脏腑虽与现代人体解剖学的脏器名称相同，但并不单纯是一个解剖学的概念，更重要的则是概括了人体某一系统的生理和病理学概念。一般来讲，中医藏象学说中一个脏腑的生理功能，可能包含着现代解剖生理学中的几个脏器的生理功能；而现代解剖生理学中的一个脏器的生理功能，亦可能分散在藏象学说的某几个脏腑的生理功能之中。

（一）基本概念

藏，是指隐藏于人体内的内脏。象，其义有二：一指脏腑器官的形态结构，二指脏腑的生理功能活动和病理变化表现于外的现象。藏象是指包括各个内脏实体及其生理活动和病理变化表现于外的各种征象。如《灵枢·本脏》曰："视其外应，以知其内脏，则知所病矣。""脏"是"象"的内在本质，"象"是"脏"的外在反映。

藏象学说是研究人体各个脏腑的生理功能、病理变化及其相互关系的学说。藏象理论以脏腑为基础。脏腑是内脏的总称，按照生理功能特点，分为五脏、六腑和奇恒之腑。人体是以五脏为中心，以六腑相配合，以精气血津液为物质基础，通过经络内使脏腑关联，外连五官九窍以及四肢百骸，进而构成一个统一的有机整体。脏腑是人体功能正常运行的基础，藏象理论在中医学基本理论中占有重要地位，在中医养生中发挥重要作用。

五脏是心、肝、脾、肺、肾五个内脏的总称，五脏的共同生理功能是化生和贮藏精、气、血、津液等精微物质，共同完成维持机体正常生理功能的作用。五脏以精气充盈为佳，但不储藏水谷和浊气，其产生的浊气等通过气化作用，不断传导，输注到腑，由腑进一步传导排泄出体外。因此五脏共同的生理功能特点是"藏而不泻""满而不能实"。

六腑是胆、胃、小肠、大肠、膀胱、三焦的总称。六腑是水谷贮藏之所,六腑的共同生理功能是主"传化物",即受纳和腐熟水谷,传化和排泄糟粕。六腑主传导,水谷充盈则实,水谷排空则虚。六腑不贮藏精气,其产生的精气则随时输注于五脏藏之,所以六腑的共同生理功能特点是"泻而不藏""实而不能满"。

奇恒之腑是脑、髓、骨、脉、胆、女子胞的总称。它们的解剖结构多为中空,与腑相似;但其功能多主藏精气,与五脏功能类似,似脏非脏,似腑非腑,因此称为奇恒之腑。

(二)基本内容

藏象理论围绕五脏、六腑、奇恒之腑展开,其中最重要的是五脏的内容。通过五脏,在内联络六腑和其他组织器官,在外适应自然界四时阴阳,五脏是人体生命活动的中心。

1. 心 居于胸腔偏左,横膈膜之上,外有心包卫护,内有孔窍相通。心的五行属性属火,其阴阳属性为"阳中之阳",为"君主之官"。心又为思维器官,人的精神意识思维活动都归属于心。心与小肠互为表里,在体合脉,其华在面,心开窍于舌,故与小肠、脉、面、舌等共同构成心系统。与四时之夏气相应。心的主要生理功能为心主血脉,心藏神。

(1)心主血脉:包括行血和生血两个方面。一方面,全身的血液都在脉中运行,依赖于心脏的搏动而输送到全身,发挥其濡养周身的作用。另一方面,心具有生血功能,饮食物通过脾胃运化功能,化为水谷精微物质,通过脾的升清,上行输布于心肺,而后灌注心脉,变化而赤,化为血液。心行血和生血主要依赖于心气。心气旺盛,才能维持血液在脉内正常地运行,周流不息,营养全身,使肌肉丰厚,脏腑得养,安神定志,肌肤颜色润泽。

(2)心藏神:广义的神指整个人体生命活动的外在表现;狭义的神是指人的神明、神志,即人的思维意识和情志活动。心藏神是指心主宰人体生命活动和进行精神意识思维活动的功能。人的精神、意识、思维活动均与心密切相关,由心主宰。《素问·灵兰秘典论》说:"心者,君主之官,神明出焉",《灵枢·邪客》说:"心者,五脏六腑之大主也,精神之所舍也"。心主神明的生理功能正常,则神志清晰,思维敏捷,精神充沛。心又为人体生命活动的主宰,脏腑均在心的统御之下,来完成协调统一的正常生命活动。在养生过程中,养心十分重要。

2. 肺 位于胸腔,横膈膜之上,上连气道,与喉部相通。在诸脏腑中,肺的位置最高,故称"华盖"。肺叶娇嫩,不耐寒热,易被邪侵,故又称"娇脏"。肺与大肠、皮毛、鼻等构成肺系统,其中与大肠相为表里,开窍于鼻,在体合皮,其华在毛。其五行属金,其阴阳属性属阳中之阴,因其朝百脉而助心行血,故称为"相傅之官",与四时之秋相应。肺为"娇脏",喜润恶燥。肺的主要生理功能有主气、司呼吸、主治节、主宣发和肃降、通调水道。

(1)肺主气,司呼吸:包括主呼吸之气和主一身之气。肺主呼吸之气,是体内外气体交换的主要场所,人体通过肺,从自然界吸入清气,呼出体内的浊气,进行气体交换功能,而体内血液的运行,津液的输布和排泄均有赖于肺呼吸运动的均匀协调,从而保证人体新陈代谢的正常进行。肺主一身之气,是指肺有主持并调节全身各脏腑组织器官之气的作用。肺主一身之气体现两方面:其一,参与宗气的生成,宗气主要依靠肺吸入的清气与脾胃运化的水谷精气相结合而成;其二,调节全身气机,气对全身之气的升降出入运动具有重要调节作用。肺主气的功能正常,则各个脏腑之气旺盛。

(2) 肺主治节:是指肺通过调控气、血、津液而治理调节全身生理活动的功能。主要体现在肺主呼吸、调节气机、助心行血、调节水液方面。

(3) 肺主宣发和肃降:宣发与肃降是肺气升降出入运动的具体表现形式。肺主宣发,是指肺气具有向上、向外、升宣、发散的生理功能。通过肺的宣发,排出体内的浊气,并将卫气、津液、水谷精微、血液布散周身,外达于皮毛,以濡养五脏六腑、四肢百骸、肌腠皮毛。肃降,即清肃、洁净和下降之意。肺主肃降的功能包括吸入自然界的清气、输布津液和水谷精微,以及肃清肺和呼吸道内的异物,以保持呼吸道的洁净。

(4) 肺主通调水道:是指肺的宣发和肃降对于体内的水液代谢起着疏通和调节的作用。通过肺的宣发,可以调控腠理开合而调节汗液的排泄。肺气肃降,可将体内的水液不断地下输膀胱,生成尿液而排出体外,因此有"肺为水之上源"一说。

3. 肝　位于上腹部,横膈之下。肝在五行属木,主升、主动,与胆、筋、爪、目等构成肝系统。肝与胆相表里,开窍于目,在体合筋,其华在爪。与四时之春相应。其主要生理功能是主疏泄和藏血。

(1) 肝主疏泄:是指肝能维持全身气机疏通畅达的功能。肝的疏泄功能对全身脏腑组织的气机升降出入的平衡协调起到重要的调节作用。肝的疏泄功能正常,则气机调畅,气血和调,经络通利,脏腑组织功能活动正常协调。肝主疏泄的功能主要表现在调节精神情志,促进消化吸收,以及维持气血、津液的运行三方面。

1) 调节精神情志:情志是思想、情感、志趣、理想的统称。中医认为,人的精神活动除由心主宰外,还与肝的疏泄功能密切相关。中医学中,情志包括喜、怒、忧、思、悲、恐、惊七情。肝的疏泄功能正常,肝气升发,舒畅条达,人体就能较好地协调自身的精神、情志活动,表现为精神愉快、心情舒畅、理智灵敏。

2) 促进消化吸收:肝的疏泄功能对于脾胃的气机升降和胆汁的分泌有促进作用,肝的疏泄功能可以促进脾之运化,使清阳升发,浊阴下降,以保持消化、吸收功能的正常。同时肝的疏泄功能正常,则胆汁能够正常地分泌和排泄,有助于脾胃的消化吸收。

3) 维持气血、津液的运行:肝的疏泄功能直接影响着气机的调畅。只有气机调畅,才能充分发挥心主血脉、肺助心行血、脾统血的作用。肝气条达,三焦气机通畅,促进上中下三焦以及肺、脾、肾三脏水液代谢,气顺则一身津液随之而顺。

(2) 肝主藏血:肝有贮藏血液和调节血量的功能。当人体在休息或情绪稳定时,机体的需血量减少,大量血液贮藏于肝;当劳动或情绪激动时,机体的需血量增加,肝就排出其所储藏的血液,以供应机体活动的需要。肝脏内储存的血液能够濡养肝脏自身,制约肝的阳气升发太过,从而维持肝的疏泄功能,又可以防止出血。

4. 脾　位于中焦,在横膈之下,腹腔上部。人出生后,脏腑组织器官均有赖于脾运化的水谷精微物质之滋养,因此脾为"气血生化之源""后天之本"。脾与胃、肉、唇、口等构成脾系统,与胃相表里,开窍于口,其华在唇,在体合肉。脾五行属土,阴阳属性为阴中之至阴。与四时之长夏相应。脾喜燥恶湿。其主要生理功能是主运化、主升清、主统血。

(1) 脾主运化:包括运化水谷精微和运化水液两个方面。

①运化水谷精微:是指脾通过对饮食物的消化和吸收,转输其精微物质。饮食物

经脾胃消化吸收后,经脾的运化功能,将水谷转化为精微物质,并依赖于脾的转输和散精作用,将水谷精微上输于肺,由肺注入心脉而化为气血,再通过经脉输送全身,发挥作用。脾的运化功能旺盛,则饮食水谷方能化为精微,生成精、气、血、津液,以充养人体,保证机体正常生理活动。只有脾气健运,机体的消化吸收功能才能健全。

②运化水液:在水液代谢过程中,脾在运化水谷精微物质的时候,同时也把人体必需的水液吸收后向上输布心肺,再由肺气的宣发和肃降,将水液输送给全身各个脏腑组织器官,起到滋润和濡养的作用。脾的运化水液是对水液代谢的调节作用。

(2)脾主升清:脾主升清是指脾气将精微物质向上输布于心肺,从而化生气血,以及通过脾之升提作用维持脏腑位置相对恒定的功能。脾的升清功能正常,则水谷精微等营养物质才能正常吸收和输布,气血生化有源,气血充盛,人体的功能保持良好状态。同时,脾气升发,又可以保持内脏不下垂,有助于保持内脏的功能稳定。

(3)脾主统血:是指脾能统摄、控制血液,使之正常地循行于脉内,而不溢出于脉外。如脾气虚弱失去统血的功能,则血不循经而溢于脉外,可出现各种出血证。

5. 肾　位于腰部脊柱两侧,《素问·脉要精微论》有"腰者肾之府"之谓。肾是人体脏腑阴阳的根本,藏有"先天之精",是生命之源,故称肾为"先天之本"。肾在五行属水,阴阳属性为阴中之阴,与膀胱、脑髓、骨、发、耳、前后二阴构成肾系统。肾与膀胱相表里,开窍于耳及二阴,在体为骨,其华在发。肾的主要生理功能包括肾藏精,主生长发育和生殖、主水液、主纳气。

(1)肾藏精,主生长发育和生殖:精指气、血、津液、水谷精微等人体一切有形的精微物质和肾精。肾内所藏之精包括"先天之精"和"后天之精"。"先天之精"禀受于父母,与生俱来,是构成胚胎发育的原始物质,又称肾本脏之精,所以称"肾为先天之本";"后天之精"来源于水谷精微,由脾胃化生,转输于五脏六腑而成为脏腑之精,其中一部分藏于肾。先天之精有赖于后天之精的不断充实壮大,后天之精也必须借助于先天之精的资助,才能不断地化生。肾精的盛衰,对各脏腑的功能都有影响。肾所藏之精化生为肾气,肾气的充盈与否与人体的生、长、壮、老、已的生命过程密切相关,特别是生长、发育和繁殖。例如,人在七、八岁时,由于肾气的逐渐充盛,所以有"齿更发长"的变化;发育到青春期,肾气充盛,产生了"天癸",于是男子出现排精,女子开始排卵,出现月经,性功能也逐渐成熟而有生殖能力;待到老年,肾气渐衰,性功能和生殖能力随之逐渐减退而消失。

(2)肾主水液:是指肾为水脏,具有主持全身水液代谢、维持体内水液平衡的作用。人体的水液代谢包括水液的吸收、分布和排泄。而水液代谢过程的实现,主要依赖肾的"气化"功能,该功能是调节水液代谢的中心环节。同时,肾有司开阖的作用,即负责水液的排泄和潴留。肾的气化正常,则开阖有度,尿液排泄也就正常。

(3)肾主纳气:肾主纳气是指肾有摄纳肺所吸入的清气,从而保证正常呼吸功能的作用。正常的呼吸是肺肾协调作用的结果。肾气充沛,摄纳正常,才能使肺的呼吸均匀,气道通畅。

(三)藏象理论在中医养生中的应用

人体的健康离不开五脏的正常运行,五脏与养生保健密切相关。

1. 现代生活对五脏的影响　21世纪,高科技的发展,物质生活的丰富,使人们的寿命延长,同时也给人类健康带来了很大的挑战。随着医学的进步,传染性疾病、感染性疾病、营养不良所致的疾病渐渐减少,但身心疾病、生活方式病却逐渐增多,如高血压、肥胖、脂肪肝、肿瘤等,极大地影响了人们的健康,更影响了生命质量。

(1) 自然环境的变化:目前,我们所生存的环境随着人类进步已经发生了很大的变化,给我们带来高效益现代化工作和方便舒适生活的同时,也给脏腑带来很大的影响。

1) 空气污染:工业化进程的快速发展,造成严重的空气污染。人类每时都要吸入自然界的空气,长期吸入污染空气,一方面影响呼吸系统,出现喷嚏、咽干、干咳等,另一方面影响皮肤,出现皮肤晦暗无泽、斑点丛生。

2) 人工环境:空调等调温设备的使用,人们处于夏天不热、冬天不冷的小环境。夏天,本应"使气得泄",但由于使用了空调以及进食大量的冷饮,人体反而处于毛窍闭塞,气不得泄的状况;冬天,本应闭藏,但由于过分使用取暖设备,或过度进行室内健身,反而使阳气外浮,汗液外泄。这与自然界的四时变化背道而驰,这也使得人们出现痛经、肥胖、高血压、高脂血症、糖尿病等不良情况。

(2) 社会环境的变化:随着工作生活压力的不断增加,人们的思维方式发生了变化,七情失调的人越来越多,心理问题日趋严重。不仅出现抑郁、焦虑等情志异常,也会带来高血压、糖尿病、失眠、神经衰弱的身心疾病。

(3) 生活方式的变化:随着城市化,人们打破了日出而作、日落而息的传统的生活习惯。过量的进食尤其是晚餐,甚至于夜餐,加之体力活动减少,摄入和消耗严重不匹配,造成了热量过剩,出现了痤疮和肥胖、高血压、高血脂、高血糖、高尿酸血症等代谢障碍的情况;昼夜颠倒影响了人的生物节律,人与自然不相适应,也会出现失眠、焦虑、抑郁、月经不调,激素分泌紊乱等;终日依赖电脑、手机、电视,造成人们久坐少动、长期保持单一体位,又会影响人的肌肉、骨骼,出现颈椎病、鼠标手、腰肌劳损等。

这些现代生活使五脏备受困扰,百病由此而生,因此,在中医养生中,尤其要重视五脏的养生。

2. 五脏养生　五脏分属于五行,与四时相应,我们可以通过饮食、经穴、药物,结合四时进行养生。

(1) 肝脏养生:肝属木,木性生发,与春季相应。肝脏养生就是要顺应这种属性。在起居方面,宜"夜卧早起,广步于庭,被发缓行";在饮食方面,宜减酸增甘,多食绿色食物和芽类蔬果,如荠菜、椿芽、春笋之类;在药物方面,肝气升发太过出现而见目赤牙痛时,可用菊花、夏枯草等平肝降火,肝气升发不及出现春困时,可用黄芪、山药、白术等健脾化湿;在经穴方面,肝气升发太过可刺激太冲、行间、风池,肝气升发不及则可刺激百会、足三里等。

(2) 心脏养生:心属火,火性炎上,与夏季相应。在起居方面,宜"夜卧早起,无厌于日",同时要有午睡;在饮食方面,宜清淡利口,多喝汤水,避免贪凉饮冷,可适当食用苦味或红色食物和蔬果,如苦瓜、西瓜、绿茶之类;在药物方面,如心火旺盛,口舌生疮、小便短少,可用白茅根、导赤散,如暑湿困脾,食欲不振、腹胀吐泻,可用藿香正气水等;在经穴方面,中暑可刮痧拔罐等。

(3) 肺脏养生:肺属金,金性清肃,与秋季相应。在起居方面,宜"早卧早起,与鸡俱兴";在饮食方面,宜防燥润肺,适当补益,适当控制饮食,多食白色食物和蔬果,如百合、莲藕之类;在药物方面,可适当服食麦冬、川贝、西洋参、白果等;在经穴方面,可以灸足三里等。

（4）肾脏养生：肾属水，水性润下，与冬季相应。在起居方面，宜"早卧晚起，必待阳光"；在饮食方面，可适当进补，多食血肉有情之品、豆类；在药物方面，适当服食膏滋类，如参芪膏、秋梨膏等；在经穴方面，可常灸关元、气海、神阙、足三里等。

（5）脾脏养生：脾属土，木主受纳，与四季相应，所谓"土旺四季"。起居方面，宜避寒保温，日常工作切勿久坐不动，切忌多疑过忧；在饮食方面，宜定时定量进食，切忌暴饮暴食，口味宜清淡，最好多用粥类、汤水，也可多吃山药、薏米等健脾之食；在药物方面，参苓白术散、四君子汤、陈夏六君丸均可选用；在经穴方面，可刺激中脘、足三里等。

二、精气血津液神理论

精、气、血、津、液是构成人体和维持人体生命活动的基本物质，神是以气血精津液为物质基础而产生的，既是人体综合的外在表现，又包含机体思维意识、精神、情志等活动。精气血津液神理论是中医学重要的理论基础之一，也是养生保健的重要理论基础。

（一）基本概念

精，是构成人体和维持人体生命活动的最基本物质。根据精的属性范围不同，人体之精可分为广义之精和狭义之精。广义之精泛指体内的一切精微，包括先天之精、后天水谷之精、生殖之精及脏腑之精。狭义之精特指生殖之精，生殖之精来源于肾精，是由先天之精在后天之精的资助下产生，具有繁衍后代的作用，生殖之精是精的原始含义。根据精的来源，可分为先天之精和后天之精。先天之精是来源于父母的生殖之精，是构成胚胎的原始物质，也是促进机体生长发育及生殖的物质基础之一。后天之精是来源于水谷的水谷之精，是人自出生以后赖以维持生命活动的精微物质。先天之精资助后天之精，后天之精同时培育先天之精，两者相互为用，相辅相成。此外，按其所藏部位的不同，还有分布于人体各个脏腑的脏腑之精，其中以肾精最为重要，因为肾藏先天之精，是人体生长发育、繁衍生命及脏腑功能活动的原动力。

气，是构成人体和维持人体生命活动的最基本物质，也是机体生命活动的动力。人体之气可以分为元气、宗气、营气、卫气等。人体之气源于先天之精气、后天摄取的水谷精气以及自然界的清气，在肺、脾胃和肾等脏腑共同生理活动作用下生成。肾为生气之根、脾胃为生气之源、肺为生气之主。气具有活力很强的不断运动着的特性，机体任何一项生命活动都离不开气的运动。气通过气化作用参与气、血、精、津、液等基本物质的合成。气的运动称作气机，其基本形式包括气的升、降、出、入。气的升降出入运动是人体生命活动的根本，人体整个生命活动都离不开气的升降出入运动。

血，是循行于脉中、富有营养的红色液态物质，是构成人体和维持人体生命活动的基本物质之一。水谷精微、营气、津液、精髓均为生成血液的物质基础，其中水谷精微和精髓则是血液生成的主要物质基础。五脏均参与血液的生成，其中又以脾肾二脏关系最为密切。脾胃为后天之本，气血生化之源，脾胃运化功能的强健，饮食营养的充足，则血液充盈。肾气具有推动和调控各脏腑生理功能的作用，在肾气作用下，推动脾胃的运化功能，并促进心肺的气化功能，从而有助于血液的化生。五脏不仅参与血液的生成，同时参与调节血液循环。其中，心为血液循环的基本动力，肺助心行血，肝藏血,脾统血,肾精化而为血。

津液,是机体一切正常水液的总称,也是构成和维持机体正常功能活动的基本物质之一。其中,津性质清稀,流动性大,主要布散于体表皮肤、肌肉和孔窍等部位,并渗入血脉,对机体起滋润作用;液的性质较为稠厚,流动性较小,灌注于骨节、脏腑、脑、髓等组织器官,起濡养作用。除血液之外,体内其他所有正常的水液均属于津液范畴。津液主要由水分和大量的营养物质构成,津液也是构成血液的重要物质。中医有五脏化液之说,其中汗为心液,涕为肺液,泪为肝液,涎为脾液,唾为肾液。五液分布于五脏所属官窍之中,起着濡养、滋润以及调节津液代谢的作用。

神,中医学的神是关于人体生命规律的认识,有广义和狭义之分。广义的神是人体生命活动的外在综合表现,是构成机体的物质与所产生的精神活动的集中体现和概括,包括人体的面色、表情、形体姿态、言语应答、意识思维等。狭义的神指人体的精神活动,包括思维和情志活动。中医学中将喜、怒、忧、思、悲、恐、惊七情,以及神、魂、魄、意、志五神均划为狭义之神的范畴。

（二）基本内容

1. 精气血津液神的基本功能

（1）精的功能

1）生殖及促生长发育:藏于肾中的先天之精是参与生殖的原始物质,男女交媾,阴阳和合,男女先天之精融合,共同孕育胚胎,繁衍后代,维持人类代际更替。而来源于先天之精的"天癸"是由肾中精气充盈到一定程度所化生的具有促进人体生长发育和生殖的物质。人体正常的生长发育需要先后天之精共同的作用,其中藏于肾中的先天之精是关键。

2）化生神气:精、气、神被称作"人体三宝",三者互相为用,互相转化。精能化神、精能养神,而神气则在精的化生作用下,使人体在外在表象上生机勃勃。

3）生髓化血:肾中所藏之精能够化生脑髓、脊髓、骨髓,进而滋养脑和骨骼。精血同源,肾精是化生血液的基本物质和重要来源,同时其他脏腑之精对于血液的生成也起到重要的推动作用,如脾的运化功能是推动血液生成的重要因素。

4）滋养五脏:肾为先天之本,藏于肾中的先天之精是滋养五脏的基础物质;脾胃为后天之本,由脾胃运化而来的水谷精微不断为五脏之精提供能源物质。五脏受到先天之精和后天之精共同滋养,进而维持机体正常的生理功能。

（2）气的功能

1）气化作用:气化是指气的运动变化,有两种含义:一指自然界六气的变化,二泛指机体内部气的运行变化。人体的生命活动全赖气化,气化是生命活动的本质所在。在气化作用下,物质与物质之间、物质与功能之间、物质与能量之间不断转化,保证机体新陈代谢正常进行。

2）温煦作用:气具有温暖人体的作用,主要通过阳气的作用实现的。人体的体温,需要气的温煦作用来维持;各脏腑、经络的生理活动,需要在气的温煦作用下进行;血得温则行,体内血和津液等液态物质,都需要在气的温煦作用下,才能正常循行。

3）防御作用:中医学用"正气"代表人体的抗病能力,用"邪气"代表致病因素。人体功能总称正气。气对人体的防御作用体现在护卫肌肤,防止外邪入侵,以及抗御邪气、驱邪外出等。气是维持人体生命活动的物质基础,气盛则人体脏腑经络的功能旺盛,正气强盛则抗病能力强。

4）固摄作用:气的固摄作用体现在保持脏腑器官位置的相对稳定;统摄血液防止其溢于脉外;控制和调节汗液、尿液、唾液的分泌和排泄,防止体液流失;固藏精液以防遗精滑泄。

5）营养作用:指气为机体脏腑功能活动提供营养物质的作用。气血均是由脾胃运化的水谷精微所化生,为机体提供营养,是维持全身脏腑经络、组织器官功能的基本物质;而经络之气通过遍布周身的经络组织,输送营养,濡养周身。

6）推动作用:气是活力很强的精微物质,能激发和促进人体的生长发育,推动各脏腑、经络、组织器官的生理功能,并能推动血液的生成、运行,以及津液的生成、输布和排泄等。

（3）血的功能

1）濡养功能:血来源于脾胃运化的水谷精微,循行于脉道之内,在气的推动和固摄作用下,通过遍布周身的脉道循行于全身,为全身各脏腑组织的功能活动提供营养物质,全身各部脏腑经络、组织器官等均是在血的濡养作用下而发挥功能。血对于机体的濡养可以从面色、肌肉、皮肤、毛发等方面反映出来。血的濡养作用正常,则面色红润,肌肉丰满壮实,肌肤和毛发光滑等。

2）化神功能:血液是神志活动的物质基础。《灵枢·营卫生会》有"血者神气也"。气血旺盛,相应的神志和精神活动正常,人头脑清醒,神志、思维保持正常。

（4）津液的功能

1）滋润濡养:津液主要成分是水,富含多种营养物质,因此津液具有很强的滋润和营养的作用。分布于体表的津液能滋润皮肤,润泽毛发光泽,使肌肉丰润,美容养颜离不开津液充沛;体内的津液能滋养脏腑,维持各脏腑的正常生理功能;注入孔窍和关节的津液,使九窍和关节润滑;渗入骨髓的津液,能充养骨髓和脑髓。

2）化生血液:津液又是化生血液的物质基础之一,与血液的生成和运行也有密切关系。津液经孙络渗入血脉之中,成为化生血液的基本成分之一,使血液充盈,并濡养和滑利血脉。

3）排泄废物:津液以汗、尿、粪便、呼气等方式不断代谢,代谢过程中能把机体的代谢产物随之排出体外,清理内环境,保持内环境的稳定,维持机体功能活动正常。

（5）神的功能

1）调节人体的生命活动:神主宰整个生命活动,又是生命活动的外在综合体现,是机体生命存在的根本标志,《素问·移精变气论》有:"得神者昌,失神者亡",突出了神在整个生命活动中的主宰地位,人体脏腑功能的正常运行与彼此之间的协调作用、物质与能量的转化与代谢平衡、精神心理活动的正常,以及精、气、血、津、液的有序运行,均有赖于神的统率和调节。

2）调节脏腑的生理功能:脏腑之精气产生神,神通过对脏腑精气的主宰来调节脏腑的生理功能。如五脏产生的精神、情志活动对于五脏的正常功能运行起到调控作用,体现在五脏主五志、五脏藏神,反映了中医的形神一体观。

3）调节气血精津液的代谢:神的产生依赖精、气、血、津、液等物质基础,又可以反作用于这些物质,从而起到调控这些物质在体内进行正常代谢的作用。

2. 相互关系　　气、形、神是人体生命三个要素,生命过程是一个形气不断互化的

笔记

气化过程,形不仅指人体脏腑经络组织器官,还包括存在于体内的血、精、津液。有形的物质不断通过气化,发挥其功能作用,物质与精神之间相反相成,协调统一。人体的各种物质在气化作用下,气可以化为精、血、津、液,也通过气化作用,发挥神的功能。生命就是在精、气、血、津、液这些物质基础的共同作用下,衍生并发挥神对于人体的整体调控作用。精、气、血、津液、神之间互相关联,相互为用,共同推动人体维持正常生理功能。

（1）气与血的关系:气与血的关系可以概括为"气为血之帅,血为气之母"。

1）气为血之帅,气对血的作用体现在气能生血、气能行血、气能摄血几个方面:①气能生血是指气通过气化功能作用于人体脏腑,使脏腑发挥正常生理功能,特别是促进脾之运化产生的水谷精微转化为血液;而营气又可以化血,与津液共同进入脉络而化生血液。②气能行血体现在气既能推动血液运行,又能通过促进脏腑功能活动来推动血液的运行,如在心气推动作用下,血液在脉道中运行。③气能摄血是指气对于血液的统摄作用,能够使血液正常在脉中循行而不至于溢出脉外。气的正常运动是保证血液在脉中正常循行的重要因素。

2）血为气之母,是指血能载气、血能化气等作用:①血能载气:是指血是气的载体,无形之气存于血中,有赖于血的运载而到达全身,不至于散失。②血能化气:是指气的充盛及其功能发挥离不开血液的濡养。血在其循行过程中,不断为气的生成和功能活动提供营养物质。机体失去血的濡养,往往同时也伴随着气虚的表现。

（2）气与津液的关系:气与津液的关系体现在气能生津、气能行津、气能摄津:①气能生津:气是津液生成的动力,津液生成有赖于气的推动和气化作用,其中尤以脾胃之气的作用较为突出。②气能行津:气的运行是津液输布和排泄的动力,津液的正常输布和排泄有赖于肺、脾、肾、三焦、膀胱等脏腑的气机运动。③气能摄津:气的固摄作用也制约着津液的排泄,是维持体内正常津液代谢不可缺少的条件。

津液对气的作用体现在津能载气、津能化气:①津液是气的载体之一,无形之气依附于有形之津液存在于体内,并借助津液运动达到全身。②津能化气体现在津液维持体内脏腑功能活动正常,进而推动气的功能活动正常;同时,来源于脾胃运化的水谷精微在输布的过程中,受到脏腑阳气的蒸腾作用,可以化为气。

（3）气与精的关系:精气之间互相依存,相互为用,主要表现在气能生精、气能摄精、精能化气:①精来源于先天之精和后天水谷之精,气能生精,一方面体现在先天之精与肾气的推动密切相关,另一方面,先天之精需要后天水谷之精的滋养,而水谷精微的化生又有赖于以脾气为代表的脏腑之气的推动。②气对于精具有固摄作用,使精不至于无故耗损外泄。③精有形,气无形,五脏之精能够化生为五脏之气,完成五脏的正常生理功能。其中以肾精化生元气为代表,通过元气的运行,达到促进人体生长发育和生殖的作用,并维持其他脏腑的正常生理功能。

（4）血与津液的关系:血与津液均来源于脾胃运化的水谷精微,两者可以互相渗透,相互转化,表现为"津血同源"和"津血互生"。

行于脉中的血液渗透到脉外就转化为津液,发挥滋养脏腑、组织器官、孔窍、关节的作用,津液还可以通过汗液的形式排出体外,使血液与汗液相互关联,故有"血汗同源"之说。而如果脉中血少,津液又可以渗透到脉中,从而转化为血液,补充血液之不足。因此,在夏季养生的过程中,强调避暑,在运动的过程中,强调不要运动太过,过度耗散津液都是这个道理。

(5) 血与精的关系："精血同源"是血与精关系的充分体现,精与血均来源于水谷精微,化源相同。肾藏精,肝藏血,肾精可以转化为肝血,肝血又能转化为肾精,两者同源,可以互化,共同维持着精血之间的动态平衡,又有"肝肾同源"之说。

(6) 精气神三者关系:中医学认为,精、气、神三者之间存在着相互依存、相互为用的关系。精可化气,是精华物质代谢为能量的过程;气可化精,是能量的消耗导致精华物质化生的过程。精气互化是物质与能量的相互转化的代谢过程。精是神化生的物质基础,精气能够生神、养神,精气充盈则神明,精气亏则神疲。精足气充则形全,形全则神明。精能化神,神能统精,气由精生,又能化神养神。精足则气充,气充则神明。神的产生有赖于精气的功能,同时神又能驭气统精。神能调控精与气,神安则精固,神弛则精失。故精、气、神三者不可分割。

(三) 精气血津液神理论在中医养生中的应用

精、气、血、津、液、神是人体生命活动的基础,其运动变化规律也是人体生命活动的规律。精、气、血、津液的生成和代谢,有赖于脏腑经络、组织器官的正常生理活动,而脏腑经络及组织器官的生理活动,又必须依靠精的化生,气的推动、温煦,血、津液的滋润等作用,这些活动都是在神的统御之下进行的。因此,精、气、血、津液、神与脏腑经络及组织器官的生理和病理有着密切关系,与养生保健也密切相关。

1. 精的养生　古代哲学和中医学都认为,精是生命之源,故中医养生首先要养精。养精可以从生精和保精两方面考虑。

(1) 生精:先天之精秉承于父母,生而有之,即"人始生,先成精",不可能有补充;后天之精源于水谷,赖脾胃所化生,可得到不断的补充。因此,可以通过药膳、气功等健脾益胃,以助生精。

(2) 保精:脏腑之精对脏腑的生理功能至关重要,尤其是肾精,关系到人身生、长、壮、老的生命全程,肾精亏衰是人体衰老的主要原因,所以中医养生尤要保精。节欲是保精的主要方法。

2. 气的养生　气对中医而言有着特别的意义,对中医养生亦是如此。从某种意义讲,养生就是养气,《难经·八难》曰"气者,人之根本也"。养气可以从补气和调气入手。

(1) 补气:和气的生成有关的脏腑主要是肺、脾、肾三脏,所谓肾为气之根,脾为气之源,肺为气之主。所以养气就是要养护肾气、顾护脾气、调养肺气。

(2) 调气:与气的运行有关的脏腑主要是肝和心,调气重点是要疏肝气、畅心气。

3. 血的养生　血是新陈代谢的物质基础,于中医养生也是重点内容。一方面血要充足,另一方面,血的运行要正常。故养血需从补血和活血着手。

(1) 补血:血主要源于饮食水谷,所以补血首先要饮食调养,还要注意不可过劳,所谓久视伤血,思虑过度,耗伤心血。

(2) 活血:人幼年时,新陈代谢旺盛,血运正常;人至年老,血瘀渐生,影响健康。因而活血是益寿延年的条件。活血的方法主要有体育锻炼、健身气功、药膳、经络调养等。

4. 津液的养生　津液有滋养、濡润作用,还能化生气血,对中医养生也有一定的作用。养津液主要是防止津液亏少,常用的方法有饮食调养和气功等。

5. 神的养生 中医学认为,养神可益寿延年。神安,则人的精神活动正常,各脏腑生理功能旺盛,能有效抵御外邪,正如《素问·移精变气论》所言"得神者昌,失神者亡"。养神的方法主要有调情志、慎劳神、少贪欲、不患失,有寄托、有理想、有信心、有爱好,做一个乐观开朗,与人为善的人等。

三、经络腧穴理论

经络腧穴理论,是古人在长期的医疗实践中逐步总结形成,并作为中医基础理论的重要组成部分,是中医学整体观的结构基础,贯穿于中医学的生理、病理、诊断和治疗等各个方面,几千年来一直指导着中医各科的临床实践与养生。经络理论主要是以腧穴的临床应用为依据,阐述人体各部位之间的联系通路;腧穴理论又是以经络理论为依据,阐明其与脏腑经络的关系,两者是一个不可分割的整体。

(一)经络

经络是经脉和络脉的总称,是运行气血,协调阴阳,联络脏腑肢节,沟通上下内外的通路。经即经脉,有路径之意,是经络系统中纵行的主干,大多循行于人体的深部,且有一定的循行径路。络即络脉,有网络之意,是经脉别出的分支,较经脉细小,循行于人体较浅的部位,有的还显现于体表,纵横交错,网络全身,无处不至。经脉有一定的循行径路,而络脉则纵横交错,网络全身,通过经络,可以把人体所有的脏腑、器官、孔窍以及皮肉筋骨等组织联结成一个统一的有机整体。

经络系统是由经脉和络脉组成的。经脉包括十二经脉、奇经八脉以及十二经别、十二经筋、十二皮部;络脉有十五络、孙络、浮络。

经络系统将人体的脏腑组织器官、四肢百骸联络成一个有机的整体,并通过经气的活动,调节全身各部位功能,运行气血、协调阴阳,从而使整个机体保持协调和相对平衡。经络学说是阐述人体经络系统的循行分布、生理功能、病理变化及其与脏腑相互关系的理论。

1. 十二经脉 十二经脉是经络系统的主体,又称为正经,是手三阴经、手三阳经、足三阳经和足三阴经的总称。十二经脉是结合脏腑、手足、阴阳而命名的。

(1)体表分布规律:十二经脉左右对称地分布于人体的头面躯干和四肢,纵贯全身。阴经分布于四肢的内侧和胸腹,阳经分布于四肢的外侧和头面躯干;手六经分布于上肢,足六经分布于下肢;在四肢的外侧,从前向后依次分布阳明、少阳和太阳,在四肢的内侧,在内踝上 8 寸以下,从前向后依次分布厥阴、太阴和少阴,至内踝上 8 寸以上,则从前向后依次分布太阴、厥阴和少阴;在躯干部,足三阳经依身前阳明、身侧少阳、身后太阳规律分布,足三阴经均分布与胸腹部,由内而外分别为少阴、太阴和厥阴;在头面部,分布有手足六阳经,故又有"头为诸阳之会"之说,头面部以阳明经分布为主,头侧部以少阳经分布为主,头枕部以太阳经分布为主。

(2)循行走向和交接规律:十二经脉的走向和交接是有一定规律的。

《灵枢·逆顺肥瘦》说:"手之三阴,从脏走手;手之三阳,从手走头;足之三阳,从头走足:足之三阴,从足走腹"。即手三阴经从胸部内脏起,循上肢内侧至手指末端,交手三阳经;手三阳经从手指末端走向头面部,交足三阳经;足三阳从头面部走向足趾末端,交足三阴经;足三阴经从足趾末端走向腹腔、胸腔,交手三阴经。这样,十二经脉就构成"阴阳相贯,如环无端"。

十二经脉的交接规律大致为:阴经与阳经(表里经)在四肢部交接,阴经与阴经在胸腹部交接,阳经与阳经(同名经)在头面部交接。

(3)表里关系:手足三阴、三阳通过经别、别络相互沟通,组成六对"表里相合"关系,即"足太阳与少阴为表里,少阳与厥阴为表里,阳明与太阴为表里,是为足阴阳也。手太阳与少阴为表里,少阳与心主(手厥阴心包经)为表里,阳明与太阴为表里,是为手之阴阳也。"(《素问·血气形志》)。相为表里的两条经脉,都在四肢末端相交,都分别循行于四肢内外两个侧面的相对部位(足厥阴肝经和足太阴脾经在下肢内踝8寸处交叉后,变换前后位置;足太阴在前缘,足厥阴在中线),分别络属于相为表里的脏腑。

十二经脉的表里关系,不仅由于相互表里的两经的衔接而加强了联系,而且由于相互络属于同一脏腑,因而使互为表里的一脏一腑在生理功能上互相配合,在病理上相互影响。

(4)流注次序:流注,是人身气血流动不息,向各处灌注之意。经络是人体气血运行的通道,而十二经脉则为气血运行的主要通道。气血在十二经脉内流动不息,循环灌注,分布于全身内外上下,构成了十二经脉的气血流注。其流注次序为:手太阴肺经→手阳明大肠经→足阳明胃经→足太阴脾经→手少阴心经→手太阳小肠经→足太阳膀胱经→足少阴肾经→手厥阴心包经→手少阳三焦经→足少阳胆经→足厥阴肝经→手太阴肺经,从而构成了一个"阴阳相贯,如环无端"的十二经脉整体循行系统。

2. 奇经八脉 奇经八脉是督脉、任脉、冲脉、带脉、阴跷脉、阳跷脉、阴维脉、阳维脉的总称,由于它们的分布不像十二经脉那样有规律,同脏腑没有直接的相互络属,相互之间也没有表里关系,与十二正经不同,故称为"奇经"。

奇经八脉纵横交错地循行于十二经脉之间,具有如下三方面作用:①进一步加强十二经脉之间的联系。如督脉能总督一身之阳经;任脉能总任一身之阴经;冲脉为十二经之海;带脉约束纵行诸经;阴跷脉和阳跷脉主宰一身左右之阴阳;阴维脉和阳维脉维络身表里之阴阳。②调节十二经脉的气血。十二经脉气血有余时,则流注于奇经八脉,蓄以备用;十二经脉气血不足时,则由奇经"溢出"及时给予补充,对十二经脉的气血有着蓄积和渗灌的调节作用。③与肝、肾等脏及女子胞、脑、髓等奇恒之腑的关系较为密切,相互之间在生理、病理上均有一定的联系。

3. 十二经别 十二经别是十二经脉别出的、深入躯体深部、分布于胸腹和头部的重要支脉,属十二经脉范畴,故称其为"别行的正经"。

十二经别都是从十二经脉循行于四肢的部分(多肘膝以上)别出(称为"离"),走入体腔脏腑深部(称为"入"),然后浅出体表(称为"出")而上头面,阴经的经别合入相为表里的阳经的经别而分别注入六阳经脉(称为"合")。所以,十二经别的循行特点,可用"离合出入"来概括。每一对相为表里的经别组成一"合",手足三阴、三阳共组成六对,称"六合"。由于十二经别的循行部位有些是十二经脉循行所不及之处,因而在生理病理和治疗等方面都有它一定的作用,具有加强了十二经脉中相为表里的两条经在体内的联系,加强了体表与体内、四肢与躯干的向心性联系,加强了十二经脉对头面的联系,扩大了十二经脉的主治范围,也加强了十二经脉中足经与心脏的联系。因此,十二经别对于分析腹腔内脏腑与心的生理、病理联系,有重要意义,也为"心为五脏六腑之大主"的理论提供了一定的理论依据。

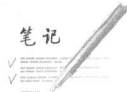

4. 十五络脉　十二经脉各有别出一络,加上任脉、督脉的络脉和脾之大络,合称为十五络脉。从别络分出的更细小的络脉称"孙络"。分布在皮肤表面的络脉叫作"浮络"。十五络脉是络脉中的主要部分,对全身无数细小的络脉起着主导作用。络脉从大到小,分成无数细支遍布全身,将气血渗灌到人体各部位及组织中去。

十五络脉加强了十二经脉中相为表里的两条经脉之间的联系,对其他络脉有统率作用,也加强了人体前、后、侧面的统一联系,灌渗气血以濡养全身。从十五络脉分出的孙络、浮络,从小到大,遍布全身,呈网状扩散,使在经络中运行的气血,由线状流行扩展为状弥散,对整体起营养作用。

5. 十二经筋　十二经筋是十二经的经气濡养筋肉骨节的体系,是附属于十二经脉的筋膜系统,是经脉经气在人体四肢百骸、骨骼筋肉之间运行的另一径路。因其运行于体表筋肉,故称经筋。经筋也分手足三阴、三阳,其数目与经脉相同,其循行道路也多与经脉相通。

经筋的主要生理功能是连缀四肢百骸,维络周身,约束骨骼,主司关节运动,如《素问·痿论》曰:"宗筋主束骨而利机关也。"

6. 十二皮部　十二皮部是十二经脉功能活动反映于体表的部位,是经络之气散布的区域,即全身体表皮肤按十二经脉分布划分的十二个部位。

皮部是人体暴露于外面的最浅表部位,依赖于十二经脉气血的濡养,尤其是卫气的温煦与固密,皮部具有保卫机体、抗御外邪和反映病理变化的作用。当外邪侵犯时,位于人体浅表的皮部和布散流行于皮部的卫气即发挥其抗御作用,《素问·皮部论》说:"欲知皮部以经脉为纪。"

（二）腧穴

腧穴是人体脏腑经络气血输注于体表的特殊部位。"腧"与"俞""输"义通,有转输的含义;"穴"具孔隙的含义。腧穴与经络密切相关,腧穴不是孤立于体表的点,而是通过经络系统与人体脏腑组织器官有一定的联系。经络腧穴与脏腑相关,内外相应,这样就使腧穴-经络-脏腑间形成通内达外的关系,脏腑病证可以通过经络反映到体表腧穴,针刺体表腧穴也能通过经络作用于脏腑。

1. 腧穴的分类　根据腧穴的不同特点,通常可将其分为经穴、奇穴、阿是穴三大类。

（1）十四经穴:是指具有固定的名称和位置,且归属于十二经和任脉、督脉的腧穴。这类腧穴具有主治本经病证的共同作用,归纳于十四经脉系统中,简称"经穴"。十四经穴是腧穴的主要部分。

（2）奇穴:是指既有一定的名称,又有明确的位置,但尚未归入或不便归入十四经系统的腧穴。这类腧穴的主治范围比较单纯,多数对某些病证的特殊疗效,因而未归入十四经系统,故又称"经外奇穴"。经外奇穴的主治作用大多比较简单,但疗效奇特,如四缝穴治疗小儿疳积、外劳宫穴治疗落枕等,往往能收到理想的治疗效果。

（3）阿是穴:是指既无固定名称,亦无固定位置,而是以压痛点或病变部位或其他反应点等作为针灸施术部位的一类腧穴,又称"天应穴""不定穴""压痛点"等。

2. 腧穴的主治作用　腧穴的主治作用主要表现在三个方面,即近治作用、远治作用和特殊作用。

（1）近治作用:是指所有腧穴都具有的治疗作用,即各腧穴均可以治疗所在部位及邻近组织、器官的病证,所谓"腧穴所在,主治所在"。头面部和躯干部的腧穴以近治作用为主,如位于眼睛周围的睛明、攒竹、丝竹空等穴,均可治疗眼病。

(2)远治作用:十四经穴尤其是十二经脉位于肘膝关节以下的腧穴,不仅可以治疗所在局部组织、器官的病证,而且还可以治疗经脉循行所联系的远端部位的脏腑、组织、器官的病变,这些腧穴甚至具有影响全身的治疗作用。今人将这一作用特点归纳为"经脉所过,主治所及"。如足三里穴,其位置在小腿部,既可治疗下肢疾患,还可以治疗所属经脉络属的胃、脾之脏腑病证,如胃痛、腹胀、腹泻等,并作为强壮要穴,具有补益正气、提高机体抗病能力的全身性调整等远治作用。

(3)特殊作用:指双向调整作用和相对特异作用。

1)双向调整作用:又称良性双向调整作用,即针刺同一腧穴可以对不同的机体功能状态起到调整作用。当机体功能亢进时,针刺其穴能泻其盛实的邪气,使亢进的功能趋于正常,因而具有抑制作用;而当机体功能低下时,针刺其穴能补其虚衰的正气,使低下的功能恢复正常,因而具有兴奋作用。如心动过速者,针刺内关穴可减缓心率;心动过缓者,针刺内关穴可使心率加快等。

2)相对特异作用:有些腧穴对某些病证具有独特的治疗作用,如大椎退热,至阴纠正胎位等。

(三)经络腧穴理论在中医养生中的应用

经络腧穴理论是古人在长期的医疗实践中逐渐总结形成,作为中医基本理论的重要组成部分,几千年来一直指导着中医各科的临床实践与养生。

1. 经络养生 经络具有沟通内外、运行气血、抗御外邪的作用,正常情况下,经络是处于畅通无阻的状态,一旦发生经络涩滞甚至经络不通,人体就会出现局部肿胀、麻木或疼痛、肢体活动不利等,正如《黄帝内经》载:"经脉者,人之所以生,病之所以成,人之所以治,病之所以起,学之所始,工之所止也",并有"决死生,处百病,调虚实,不可不通"的特点。因此,经络养生就是疏通经络,可以通过主动和被动的养生方法和技术而实现。

(1)主动疏通经络:人们通过修炼太极拳、五禽戏、易筋经、八段锦、健身气功等传统导引术,疏通经络,调和气血。传统导引术是在中医养生理论指导下,通过自我调控意念、呼吸和身躯、来调整内脏活动,加强自身稳定机制,使人体"阴平阳秘,精神乃治",达到祛病益寿,锻炼身心的目的。

(2)被动疏通经络:通过施加在经络上的艾灸、拔罐、推拿、刮痧等养生方法,以激发经气,达到调和气血、旺盛代谢、通利活络、增进人体健康的目的。艾灸法是借助艾火的热力,灸灼、熏熨穴位,以达到温通经络、调养脏腑的效果;推拿是用手对人体经络穴位进行按、拿、点、推、揉、拍等手法,起到运行气血、健身祛病的作用;拔罐、刮痧则是使经络局部皮下少量出血,促进人体新陈代谢,保持旺盛生机。

经络养生具有适应范围广泛、有效、操作简便、安全、无毒副作用等优点。在中医养生中占有十分重要的地位,是养生的一种重要手段。

2. 腧穴养生 腧穴既是人体生理功能的表现点,也是机体病理变化的反应点,同时,还是治疗疾病的刺激点。全身腧穴根据其所在部位和所属经络的不同,其功能作用也不尽相同,常用的养生腧穴主要分为三大类。

(1)具有补益作用的腧穴:如关元、气海、足三里、肾俞、膏肓、神阙、百会等穴。

这类腧穴可通过养阴益阳、补气养血达到强壮身体的目的。

（2）特定穴：如背俞穴、原穴。这类腧穴可通过对五脏六腑的调整，达到五脏平和，相互之间功能协调，却病延年的效果。

（3）具有疏通经络作用的腧穴：如足三里、内庭、曲池、合谷、委中、承山、太冲、昆仑、环跳、阳陵泉、通里、列缺、后溪、内关、三阴交等。这类腧穴疏通经络的作用较强，只有经络畅通，气血调和，脏腑功能才能正常进行，才能形泰而神安。

腧穴养生的手段主要有针刺、艾灸、拔罐、推拿、贴敷、刮痧等。其中针刺法是以毫针刺激人体经络穴位，通过提、插、捻、转等不同手法，起到调整脏腑、疏通经络的作用，突出地体现了中医学疏通经络、调和气血、协调脏腑、平衡阴阳等理论特色和实践优势。

需要注意的是，经络养生和腧穴养生可单独使用，也可配合使用，如配合使用得当，可收到事半功倍的效果。

四、病因病机理论

中医病因病机理论是研究和阐释人类疾病的起因及其发生、发展和转归规律。它是古代医学界在长期的与疾病做斗争的基础上总结和发展起来的，反映了古代朴素的唯物论思想。疾病的产生，经过从无到有，从微到著的过程。《素问·四气调神大论》中"圣人不治已病治未病，不治已乱治未乱……夫病已成而后药之，乱已成而后治之，譬犹渴而穿井，斗而铸锥，不亦晚乎"的论述，提出了中医治未病的思想。中医治未病学说包括未病先防、既病防变和病后防复三个方面。"未病"不仅是指机体处于尚未发生疾病时段的状态，而且包括疾病在动态变化中可能出现的趋势，以及未来时段可能表现出的状态。从某种意义上讲，亦属于中医养生的范畴。

（一）病因学说

导致人体发生疾病的原因，称之为病因。"凡人之所苦，谓之病；所以致此病者，谓之因"（《医学源流论·病同因别论》）。它包括六淫、疠气、七情、饮食、劳逸、外伤以及痰饮、瘀血、结石等。病因学说就是研究致病因素的性质、致病特点及其临床表现的系统理论。

1. 外感病因　即源于自然界，多从肌表和口鼻侵入机体，是引起外感疾病的致病因素。外感病一般发病较急，病初多见寒热、咽痛、骨节酸楚等。外感病因大致分为六淫和疠气两类。

（1）六淫：即风、寒、暑、湿、燥、火六种外感病邪的统称。

风、寒、暑、湿、燥、火本是六种正常的自然界气候，也称六气，是万物生长的条件，对于人体是无害的。但当气候变化异常，六气发生太过或不及，或非其时而有其气，以及气候变化过于急骤，超过了一定的限度，使机体不能与之相适应就会导致疾病的发生。这种情况下的六气，便称为"六淫"。淫，有太过、浸淫之意，泛指反常，因此也可以说六淫是反常的六气。

六淫致病具有季节性、地域性、相兼性和转化性的特点。

（2）疠气：是一类具有强烈传染性的外邪。

疠气与六淫不同。《瘟疫论·原序》说："夫瘟疫之为病，非风非寒非暑非湿，乃天地间别有一种异气所感"。可见疠气是有别于六淫，具有强烈传染性的外邪。

疠气具有传染性强、易于流行、发病急骤、病情危笃、特异性强和症状相似的致病特点。疠气形成主要和气候反常、环境污染和饮食不洁有关。

2. 内伤病因　是与外感病因相对而言,因其致病由内而生,故称内伤。内伤病因泛指人的情感或行为不循常度,超过人体自身调节范围,直接伤及脏腑的致病因素,主要内容有七情内伤、饮食失宜、劳逸失度等。

（1）七情内伤:七情指喜、怒、忧、思、悲、恐、惊七种正常的情志活动,是人的精神意识对体内外环境刺激的不同反应,包括精神、意志及情绪活动。七情以怒、喜、思、悲、恐为代表,分属于五脏,称为五志。七情致病不同于外感病因之由肌表、口鼻而入,而是直接伤及内脏,是造成内伤病的主要致病因素之一,故称"七情内伤"。七情内伤具有因精神刺激而引起、直接伤及内脏、影响脏腑气机、影响病情变化的致病特点。

（2）饮食失宜:正常合理的饮食,是人体维持生命活动之气血阴阳的主要来源,是保证生命生存和健康的基本条件。饮食物从口而入,主要依靠脾胃的消化吸收,饮食失宜,首先损伤脾胃,影响脾胃的运化腐熟功能,从而引起消化功能障碍;其次,还能生热、生痰、生湿,导致种种病变,成为疾病发生的一个重要病因。

饮食失宜包括饮食不节、不洁、偏嗜等,是内伤病的主要致病因素之一。

（3）劳逸失度:劳指劳作、工作,逸指安逸、休息。

正常的劳动有助于气血流通,强壮体质,增进健康;适当的休息,能消除疲劳,恢复体力。劳逸结合,有利于身体健康,一般不会致病。只有在劳逸失度时,才会损伤机体而引发疾病。

过劳,指过度劳累,包括劳力过度、劳神过度和房劳过度三个方面;过逸,指过度安逸,包括体力过逸和脑力过逸两个方面。过劳可损伤脏腑,耗伤气血,引发疾病;过逸则气机失畅,代谢失司,甚至脏腑功能减退。

3. 病理产物性病因　是继发于其他病理过程而产生的致病因素,又称继发性病因。常见的病理产物性病因主要有痰饮和瘀血两大类。

（1）痰饮:是由人体水液代谢发生障碍所形成的病理产物。一般以较稠浊者为痰,较清稀者为饮。痰饮的产生与肺脾肾及三焦、膀胱的功能失常有关。痰饮具有阻碍气血运行、影响脏腑功能、致病广泛、变化多端、病势缠绵难愈等特点,故有"百病皆由痰作祟""久病多痰"之说。

（2）瘀血:是指由气血运行不畅,血液凝聚停滞而形成的病理产物,也属于病理产物性病因。瘀血可由气滞、气虚、寒邪、外伤等原因而形成。瘀血形成后,具有阻滞气机、瘀阻经脉的病机特点,和病位固定、病症繁多的病证特点,还有疼痛、肿块、出血、紫绀的症状特点,同时,也会表现为舌脉的异常。

（二）病机学说

所谓病机,即疾病发生、发展与变化的机制。疾病的发生、发展和变化,与患病机体的正气强弱和邪气性质、轻重、所中部位等密切相关。中医病机学说的内容广泛,涉及四诊、辨证和临床各科。

病机包括基本病机和具体病机两部分。基本病机主要涉及邪正盛衰、阴阳失调、气血津液失常;具体病机涉及脏腑病机、经络病机、临床病证的病机等。

（三）病因病机理论在中医养生中的应用

1. 病因理论在中医养生中的应用　在日常生活中,病因随处可见,因此,如何规避致病因素,是中医养生的首要任务。

（1）六淫:四时不正之气对人体的危害颇大,即使是身体强壮者,有时也难幸免,所以对于外感的六淫邪气尤其要注意"避之有时"。《素问·上古天真论》云:"虚邪贼风,避之有时。"《灵枢·九宫八风》云:"谨候虚风而避之,故圣人曰避虚邪之道,如避矢石然,邪弗能害"这都说明了避邪的重要性。规避六淫邪气,使之不能影响人体的生理功能,保护人体对外邪的抵抗能力,从而达到强身防病,健康长寿的目的。

（2）戾气:虽然戾气和六淫都属外因,但是戾气致病的传染性和严重性对人类的危害更大。因此,强调"未病先防"在戾气致病时至关重要。规避戾气主要通过躲避病邪(包括患者、疫地等)、对抗戾气(如佩戴香囊、预防接种、药物熏蒸、艾蒿烟熏等)、培扶正气(如养生导引、健身气功等)来实现。

（3）七情:情志不调是导致疾病的重要内因之一,情志异常往往会妨碍脏腑气机,影响人体气血的正常运行,破坏人体阴阳平衡,从而影响人体生理功能,出现引发疾病的潜在因素。从中医治未病的角度出发,情志养生的意义尤为重要。

情志养生是在中医理论指导下,根据个体的气质类型和心理状况,综合运用各种调神方法,主要从自我调摄的角度塑造和维持一个积极向上、健康稳定的精神状态,以完善人格,适应环境,保持良好的心身状态。我国传统理想的健康心理状态可以归结为一个"和"字。如《灵枢·本神》云:"故智者之养生也,必顺四时而适寒暑,和喜怒而安居处,节阴阳而调刚柔。"又如《灵枢·本脏》云:"志意和则精神专直,魂魄不散,悔怒不起,五脏不受邪也。"人们要保持身体的健康,就需要调和情志,也只有情志调和畅达才不至于引起气血运行失常。中医学历来主张将调摄精神情志、保持形神和谐统一作为养生防病之首务,养生必先治神。

情志养生可以通过精神内守、怡情养性、以情制情、节制情志和适度宣泄来完成。

（4）饮食:饮食养生,又称食养、饮食调养,是按照养生理论合理地摄取食物,以达到增进健康、益寿延年目的的养生方法。饮食是供给机体营养物质的源泉,是维持人体生长、发育,完成各种生理功能,保证生命活动不可缺少的条件。《汉书·郦食其传》有"民以食为天"之说,指出了饮食对人体的重要性。可见,饮食调养是中医养生不可忽视的重要内容。

我国食养的运用源远流长,如《素问·脏气法时论》指出:"五谷为养,五果为助,五畜为益,五菜为充,气味合而服之,以补精益气。"率先提出了饮食平衡理论,为后世食养学术奠定了理论基础。

随着人们物质生活的不断提高,快节奏、高强度、高频率的现代生活,使人们对自身的健康日益重视;化学合成药物的不良反应,使人们越来越追求返璞归真的生活状态。加上现代文明引起的食物营养过剩或失调所导致的疾病谱的变化,人们更加希望通过利用食物资源以满足强身健体、养生保健的迫切愿望。

饮食养生主要有均衡饮食、定时定量、寒温适度、避免偏食过量等。

（5）劳逸:中医学认为,合理调节劳逸,是保证人体健康的必要条件。劳逸养生基本遵循劳逸适度的原则,既不可过劳,也不可过逸,既要慎体劳、防心劳、戒房劳,又要适度活动形体,勤于动脑,勿久坐久卧。

（6）痰饮与瘀血:两者皆是脏腑功能失调所致的病理产物,一旦产生,又会引起机体更为复杂的病理变化。在日常养生中,既要尽可能防止痰饮和瘀血的产生,又要注意调节痰饮和瘀血带来的不适。

痰饮可以通过药食、运动、艾灸、推拿等方法化痰蠲饮;瘀血可以通过刺络、拔罐、刮痧、气功等方法活血化瘀。

2. 病机理论在中医养生中的应用　中医学认为,机体受致病因素影响会使脏腑、经络、组织产生不良反应,这些不良反应的基本机制不外邪正盛衰、阴阳失调、气血津液失常。中医养生就是通过各种方法和技术进行调节。

(1) 补虚泻实以扶正祛邪:邪气亢盛的实证和正气不足的虚证是正邪斗争的阶段结果,疾病如此,养生亦如此。扶正可祛邪,祛邪亦可扶正。只有人体正气旺盛,才能避免邪气的侵袭,使机体处于健康状态,正如《素问·刺法论》所言"正气存内,邪不可干";反之当人体正气不足,则易发生各种不适,甚至导致疾病,正如《素问·评热病论》所言"邪之所凑,其气必虚"。所以,中医养生就是要通过药食、针灸等方法达到补虚泻实的目的。如出现面色苍白、身倦懒动、动则气短的气不足之证时,可适当服用人参、大枣、黄芪等补气之品,也可灸足三里、气海等穴,以达到补气的效果。

(2) 调和阴阳以纠正阴阳偏盛偏衰:阴阳学说认为,当机体阴阳失去相对平衡时,就会形成偏盛偏衰的病机变化。这种变化可影响人体生理功能,出现不同的临床症状。中医治疗疾病的原则就是调和阴阳,中医养生亦如此。如人体阳偏盛时,就会出现面红多动、口渴咽干、呼吸气粗、大便干结等,可通过食用苦瓜、梨子、金银花露等,或以毫针泻法、放血等方法清热泻火;而当人体阴偏虚时,则会出现形体消瘦、夜寐不宁、盗汗遗精等,此时可食用麦冬、石斛、银耳等,或以毫针补法滋养阴液。

(3) 调整脏腑以纠正气血津液失常:气血津液是构成人体和维持人体生命活动的基本物质,它们既是脏腑、组织、器官生理活动的产物,又是脏腑、组织、器官生理活动的物质基础。当机体生理功能失常时,就会引起气血津液失常,常见的有气虚、血虚、气滞、血瘀、津亏等,均可通过养生的方法技术进行调养。

五、运气学说

运气学说,主要研究自然气候变化,与人体五脏六腑之气的对应关系及运行规律,继而演绎人体五脏六腑之气的生理、病理。中医整体观念也认为,人与自然相适应,自然界是人类赖以生存的基础,《灵枢·岁露》说:"人与天地相参也,与日月相应也"。因此,遵循自然规律,谨防异常变化,是中医养生学需要研究的内容。

(一) 基本概念

运气,即五运六气的简称。运气学说是中国古代研究天时气候变化规律,以及天时气候变化对生物(包括人体)影响的一门学说。中医运气理论主要由"五运"和"六气"两部分组成,是中医学的重要组成部分。它以"天人相应"的整体思想和唯物辩证法思想为指导,把自然界的气候和生物的生命现象对立统一起来,将自然气候变化和人体发病规律、用药规律以及养生防病原则相联系,从宇宙节律方面探讨气候变化对人体健康和发病的影响。

运气学说涉及我国古代天文气象学、历法、阴阳五行、物候学、医学等多个学科,体现了古人对宇宙自然界和生命的独特认识和经验,是中医学的精髓之一,对中医养生学的发展有很大影响。

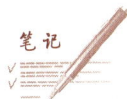

（二）基本内容

"天人相应"观作为《黄帝内经》运气理论立论的基础，是《黄帝内经》医学思想和理论的核心。运气学说贯穿了"天人相应"的整体观，将天文、气象、地理等视为一体，集中探讨自然气象运动规律及其对人体的影响，认为自然界的阴阳五行之气和人体的阴阳五脏之气相互通应，形成了"四时五脏阴阳"的理论体系。古人观察到人体在长期的进化过程中，为适应自然界的变化，形成了诸多周期性的节律，比如人体的日节律、月节律、年或"超年"的与五运六气相关的节律。

1. 干支甲子　干即天干，包括甲、乙、丙、丁、戊、己、庚、辛、壬、癸等古人用于记录太阳日节律的十个序号。其蕴含了万物发生到少壮，到繁盛而至衰老、死亡，再更始的生命周期规律。支即地支，是古人纪月的序号，包括子、丑、寅、卯、辰、巳、午、未、申、酉、戌、亥。十二地支表示事物发展由生而盛，由盛而衰的发展变化进程。《素问·六微旨大论》曰："天气始于甲，地气始于子，子甲相合，命曰岁立"，故称为甲子。十天干与十二地支相配合，六十年为甲子一周，称为"六十甲子"。中国古代主要运用干支甲子相合纪年、纪月。

2. 五运六气　五运六气理论是中医学理论体系的重要组成部分，是古人长期观察自然气候积累起来的认识总结，对预测气候变化与防病治疗等的关系有着重要的作用。

（1）五运：是木运、火运、土运、金运、水运的简称，是指木、火、土、金、水五行之气在天地阴阳中的运行变化规律。五运包括岁运、主运和客运。

1）岁运：是以年干为单位统管全年的五运之气，反映全年的气候特征、物化特点和发病规律等情况。岁运是五运的基础，能反映年与年之间气候、物候及疾病的差异。

2）主运：是指分别主治一年五时的五运之气，概括了正常的五时气候变化，年年固定不变。按五行相生顺序，依次为初运属木主风，二运属火主热，三运属土主湿，四运属金主燥，五运属水主寒。每运主一时，始于木运，终于水运。

3）客运：指主一年异常气候变化的五运之气，反映每年五时气候的异常变化规律。天干化五运规律，是古人通过观察天象发现的五运与天干之时空关系，也是推算岁运的依据。主要探讨月地关系，研究月亮变动对地球及生物的影响及规律。

（2）六气：是指风、热、火、湿、燥、寒六种气候变化。六气包括主气、客气和主客加临。

1）主气：即主时之气，能反映一年六个时段的正常气候变化规律，包括风木、君火、相火、湿土、燥金、寒水。与主运一样，主气亦是年年按此顺序恒居不变，静守其位。六气的相互制约与承制体现出气候的正常自稳调控规律。

2）客气：亦是主时之气，但反映的是一年六个时段异常气候变化规律。由于其随年支的不同而变化，如客之往来，故称客气。客气的变化，按三阴三阳计算，六年为一周期；按年支计算，以十二年为一个周期。

3）主客加临：把随年支而变的客气与固定不变的主气两者综合一起，分析该年可能出现的气候特征，称"主客加临"。

中医运气学说认为，气候变化是五运、六气两大系统相互影响的结果。将运气相合分析后，就能推测各年的物候变化情况和疾病大致规律。历代医家将运气理论反复运用于临床实践，使之与医理结合，从而指导临床医疗和养生保健。

（三）运气学说在中医养生中的应用

中医运气学说通过研究气候变化规律及其对人体生理病理影响,推求各年份气候和疾病流行情况的最终目的是指导临床预防与治疗。强调遵循五运六气的规律,防邪避疫,调摄其身。如《素问·四气调神大论》云:"所以圣人春夏养阳,秋冬养阴,以从其根……故阴阳四时者,万物之终始也,死生之本也,逆之则灾害生,从之则苛疾不起。"即养生要根据五运六气的节律,采用相应措施来养护生命,从而尽天年,"度百岁乃去"。

1. 天人相应　中医养生学吸收了运气学说的基本思想,主张养生要顺从自然,通过人的主动调节,维系和协调与自然界的关系,以达到养生的目的。正如《素问·生气通天论》说:"苍天之气,清净则志意治,顺之则阳气固,虽有贼邪,弗能害也,此因时之序……清净则肉腠闭拒,虽有大风苛毒,弗之能害,此因时之序也。"因自然时序有年与年的差异,一年中有四季气候、月廓和昼夜的变化,故养生也要顺应天时,采用不同的措施适时调养,使精神调和、形体坚实,防止外邪侵犯,以达延年益寿的目的。

2. 按运调摄　一年中五季的当令时序提前或错后,会造成"非其位则邪"而累及脏腑致病。五运盛衰不同,六气的异常气化均可成为致病原因。五运六气理论中"三年化疫"的观点也指出,运气失常,约三年后会酿成疫病。运气学说可预测气候的变化规律,推测疾病的发生和流行,顺应养生。

3. 顺时养生　养生首先要遵循五运六气的规律。《素问·宝命全形论》曰:"人以天地之气生,四时之法成"。运气学说认为日月运行、四季变化、昼夜晨昏都会影响人体,人类在漫长的进化过程中,也适应了自然环境的变化。顺时养生就是在人们为适应时令气候变化以求生存的本能反应中产生的,包括顺应四时、旬月和昼夜规律的多种调摄方式。

（1）四时调摄:根据一年四季中气候的变化,结合人自身生理特点,调整起居、饮食、运动、情志等生命活动方式,达到与自然和谐统一的健康状态。气候是天地相互作用而产生的阶段性天气征象,一年气候有春温、夏热、秋凉、冬寒的规律,万物因四时变化而有春生、夏长、秋收、冬藏的不同,人体生理功能、情志也随之出现适应性变化。人若能顺应天地,合于四时阴阳,"春夏养阳,秋冬养阴",则健康无病。正如《灵枢·本神》云:"智者之养生也,必顺四时而适寒暑,和喜怒而安居处,节阴阳而调刚柔,如是则僻邪不至,长生久视"。

（2）旬月调摄:中医学认为,人体每月的阴阳消长变化都不尽相同。《素问·八正神明论》说:"月始生,则血气始精,卫气始行;月郭满,则血气实,肌肉坚;月郭空,则肌肉减,经络虚,卫气去,形独居。"指出人体气血的运行及盛衰与月相的盈亏有关。《素问·六节藏象论》曰:"五日谓之候,三候谓之气,六气谓之时,四时谓之岁。"把一年分立四时,四时分节气,节气再分候,逐步推移,总共二十四节气、七十二候。中医养生之"顺应天时",也体现在遵循农历月份规律逐月施养,从生活起居、饮食、精神、导引等方面进行调摄,以却病延年。

（3）昼夜调摄:一日之中昼夜阴阳更替会使导致人体相应的阳气周期变化,对人体的生理和病理会产生一定影响。如《素问·生气通天论》说:"故阳气者,一日而主外,平旦人气生,日中而阳气隆,日西而阳气已虚,气门乃闭。"说明人体本身阳气的昼夜消长变化与自然界阴阳的昼夜消长变化是一致的。白天人体阳气多趋于表,夜晚多潜藏于里。早上人体阳气生发;中午人体的阳气最旺而阴气初生;夜晚人体阳气渐虚,阴气渐盛。人们可以利用阳气的日节律,合理安排生活和工作,提高人体适应自然环境的能力。昼夜阴阳变化对疾病病理变化也有直接影响。中医养生重视一日昼夜晨昏的调养,在早晨、中午、傍晚和夜晚几个特殊时间段采用不同的养生方法,可达到预防疾病、延年益寿的效果。

六、体质学说

体质主要是指人体个体素质的差异性。人类的体质禀受于先天,调养于后天,具有较为稳定的个性特征。中医养生学不仅要在中医理论指导下遵循养生的普遍规律,还应根据具体不同的身体素质和精神性格,采用相应的养生方法,有针对性地调养身体,称为辨体质养生。

(一)基本概念

体质是人体在生命过程中,在先天禀赋和后天获得的基础上表现在形态结构、生理功能和心理状态方面相对稳定的固有特性。它是在人类生长发育过程中所形成的与自然、社会相适应的个体特征,这种特征往往决定人体功能、代谢和对外界刺激反应的差异性,影响着其对某些外界致病因素的易感性和病变传变转归过程中的倾向性。

中医学的体质概念充分体现出"天人合一"的整体观和"形神合一"的生命观,包括了形、神两方面的内容。形指形体,神指生命功能,神生于形,神明则形安,两者相互依附、不可分割。因此,评价个体的体质状况,应由形态结构、生理功能及心理特征三方面进行综合考虑。一定的形态结构会产生相应的生理功能和心理特征,良好的生理功能和心理特征则是正常形态结构的反映,三者共同构成体质的固有特征。

(二)基本内容

中医体质学说渊源于《黄帝内经》,其明确指出体质与脏腑形态结构、气血盈亏的密切关系,奠定了体质学说的基础。张仲景《伤寒杂病论》中也有"平人""酒客""尊荣人"等不同体质含义的称谓,并以体质学说理论指导临床辨证,开始了体质理论的运用。其后,历代医家结合临床实践,又不断加以充实和完善。如宋代《小儿药证直诀》概括小儿体质特点"脏腑柔弱,易虚易实,易寒易热";朱震亨《格致余论》说:"肥人多湿,瘦人多火……"。不同体质对某些疾病的易感性不同,所以可通过体质特点进行因人摄生,从而预防疾病的发生发展。

1. 体质的特点 体质在形成和发展过程中,受先后天因素的影响,具有个体差异性、群体趋同性、相对稳定性和动态可变性等特点,是个体身心特征的充分体现。

2. 影响体质的因素 体质的形成与先天禀赋、后天内外环境等诸多因素有关。

(1) 先天因素:中医学所说的先天因素,既包括父母双方生殖之精的盛衰状态,又包括妊娠期母体的营养状态。父母双方的体质特征,将使后代具有类似的体质倾向性。先天之精充盈,则子代体质强寿命长,出生之后各项生命功能旺盛而少阴阳偏颇;先天禀赋不足则小儿生长发育迟缓,影响身体素质和心理素质的健康发育。

(2) 性别因素:男性与女性体质在解剖结构、生理特性上具有不同特点。一般而言,男子性多刚悍,体魄健壮魁梧,性格多外向、粗犷,以气为重;女子性多柔弱,体型小巧苗条,性格多内向、喜静、细腻、多愁善感,以血为先。

(3) 年龄因素:不同年龄段的人体结构、功能与代谢的变化各异,因而年龄不同对体质有一定影响。小儿为"稚阴稚阳""纯阳之体",具有生机旺盛,但精气阴阳又未充分成熟的特点;成年人精气血津液充盛,脏腑功能旺盛,体质类型基本定型;老年人脏腑功能生理性减退,表现出精气神渐衰、代谢减慢,气血瘀滞的体质特点。

(4) 后天因素:包括情志、饮食、劳逸和环境因素。

1) 情志:人的精神状态能影响脏腑气血的功能活动,从而可以改变体质。情志和调,则气血调畅,脏腑功能协调,体质强壮;长期或过度的情志刺激,超过了人体调节能力,可伤及内在脏腑精气,影响不同体质的形成。

2) 饮食:不同的饮食,具有不同的寒热温凉及辛甘酸苦咸的性味。长期的饮食习惯和固定的膳食结构,可影响精微的化生,从而引起脏腑气血阴阳的变化,并形成个体一定的体质特征。

3) 劳逸:劳逸结合,有利于人体的身心健康,保持良好的体质。过度劳作易于损伤筋骨,消耗气血,致脏腑精气不足,功能减弱,形成虚性体质;过度安逸,长期养尊处优,四体不勤,易使气血不畅,筋肉松弛,脾胃功能减退,形成痰瘀体质。

4) 环境:不同的居处环境,具有气候、物产、饮食、生活习俗等方面的差异。人体形态结构、功能活动在适应客观环境的过程中逐渐发生变化,形成了与生存条件相协调的体质特征。一般而言,北方人形体多壮实,腠理致密;东南之人多体型瘦弱,腠理疏松;滨海临湖之人,多湿多痰;居住环境寒冷潮湿,易形成阴盛体质或湿盛体质。

先天禀赋是体质形成的基础,决定着体质的相对稳定性。先天禀赋受父母生殖之精的盛衰和体质特征影响,还与父母的血缘关系、婚育年龄以及母体孕期状况有关。后天因素是体质形成的条件,常使体质出现更多的个体特异性。

3. 体质的分类　中医学对体质的认识是在整体观念的指导下,贯穿了阴阳五行的思想,并以藏象理论和精气血津液神理论为基础的。体质的差异是先天禀赋和后天多种因素共同作用的结果,体现出群体差异、个体差异、自身不同生命阶段的差异等。古今医家从形态结构、生理功能和心理特征等角度出发对人体体质做了不同的分类。

(1)《黄帝内经》体质分类法:《黄帝内经》以阴阳五行、脏腑气血形志为依据,主要提出以下几种分类法:

1) 阴阳五行分类法:《灵枢·阴阳二十五人》根据人的体型、肤色、生理功能、心理特点以及其对自然环境的适应能力等方面的差异,总结出木、火、土、金、水五类体质。在此基础上,再根据角、徵、宫、商、羽五音的阴阳属性和上、下、左、右等的不同,将每一类又分为五类,即为二十五型,统称为"阴阳二十五人"。这种分类法包括了形态特点、心理特征和对外界环境的适应能力。

2) 阴阳太少分类法:《灵枢·通天》根据人体阴阳之气的多少,把人分为太阴之人、少阴之人、太阳之人、少阳之人和阴阳和平之人。它强调个体的阴阳盛衰,可引起人的形态、功能、心理和对外界适应能力等体质方面的差异。

3) 体型分类法:《灵枢·逆顺肥瘦》把人分为肥人、瘦人和常人;《灵枢·卫气失常》进一步把肥人分为膏型、脂型和肉型,并指出三类人在气血多少、体态结构和寒温等方面的生理差别。

4) 心理特征分类法:《灵枢·论勇》根据心理特征在勇怯方面的不同,结合体形和生理特点把体质分为"勇士"和"怯士"两种,并指出勇士心、胆、肝功能旺盛,形体健壮;怯士心、胆、肝功能衰弱,体质羸弱。另外还有形态苦乐分类法,也是以心理特征为

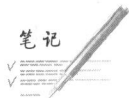

主要分类依据。

（2）后世体质分类法：后世医家在《黄帝内经》基础上，结合临床实践，丰富和发展了中医体质类型。如张仲景论及"强人""羸人""盛人""虚弱家""素盛今瘦"等体质差异；张介宾等采用藏象阴阳分类法，总结出"阴脏型""阳脏型""平脏型"三类；叶桂等以阴阳属性分类；章楠则以阴阳虚实分类等。

（3）现代体质分类法：在古代体质分类法基础上，结合临床辨证用药实践，形成了四分法、五分法、六分法、七分法、九分法、十二分法等。目前比较常用的体质分类出自2009年4月9日《中华中医药学会标准·中医体质分类与判定》，它根据人体阴阳气血津液的盛衰虚实，将人体分为平和质、气虚质、阴虚质、阳虚质、痰湿质、湿热质、气郁质、血瘀质、特禀质九种体质类型。

1）阴阳平和质总体特征：阴阳气血调和，体态适中、面色红润、精力充沛。

2）痰湿质总体特征：痰湿凝聚，以形体肥胖、腹部肥满、口黏苔腻等痰湿表现为主要特征。

3）湿热质总体特征：湿热内蕴，以面垢油光、口苦、苔黄腻等湿热表现为主要特征。

4）气郁质总体特征：气机郁滞，以神情抑郁、忧虑脆弱等气郁表现为主要特征。

5）血瘀质总体特征：血行不畅，以肤色晦暗、舌质紫黯等血瘀表现为主要特征。

6）气虚质总体特征：元气不足，疲乏、气短、自汗等气虚表现。

7）阳虚质总体特征：阳气不足，以畏寒怕冷、手足不温等虚寒表现为主要特征。

8）阴虚质总体特征：阴液亏少，以口燥咽干、手足心热等虚热表现为主要特征。

9）特禀质总体特征：先天失常，以生理缺陷、过敏反应等为主要特征。

（三）体质学说在中医养生中的应用

体质秉承于先天，得养于后天，有强弱之分，阴阳之别和偏寒偏热之异。在生命过程中，后天各种环境因素、饮食习惯、精神因素、生活条件的影响，都可使体质发生改变。在中医理论指导下，运用中医学"天人合一"的整体观念，顺应四时、形神共养、饮食调理、锻炼身体，对体质进行调养，可达到理想的健康状态。

其中，现代九分法中的阴阳平和质宜遵循养生的基本原则进行调摄；对于具有阴阳气血偏颇的体质（包括痰湿、湿热、气郁、血瘀、气虚、阴虚、阳虚、特禀等体质类型），尤应兼顾体质特点，选择适宜的措施和方法有针对性地调摄，从而达到防病延年之目的。

1. 痰湿体质调养原则 健脾利湿，化痰降浊。

痰湿体质者，气机易被痰湿所阻，常见痰浊凝聚，气机失畅的临床表现，故尤其要重视精神情志和饮食调养，以舒畅气机，健脾化痰。还有，痰湿产生与肺脾肾三脏功能障碍关系最为密切，故药物调养宜区分脏腑而采用宣肺化痰、健脾化痰、补肾化痰等法。此外，痰湿体质者多形体肥胖，身重易倦，故应长期坚持体育锻炼和气功练习。

2. 湿热体质调养原则 清热化湿，分消走泄。

湿热体质者，性格多外向，情绪易激动，多怒，故也要重视精神情志和饮食调养，以宁神平肝，清热化湿。此外，经常进行大运动量的锻炼，可令身体适当出汗，促使湿热邪气外泄；平时也可选用清利湿热的方药进行调理。

3. 气郁体质调养原则　疏肝理气,调畅气机。

气郁体质者,性格多内向,神情常处于抑郁状态,故养生重在调神。根据《黄帝内经》"喜胜忧"的原则,应主动寻求快乐,培养乐观、豁达、宽容的生活态度。还可多食一些行气的食物,如佛手、萝卜等;多沐浴阳光,参加体育锻炼及旅游、气功等活动,以调节情绪,开导郁滞;平时也可选用疏肝理气解郁的方药进行调理。

4. 血瘀体质调养原则　活血化瘀,通络止痛。

血瘀体质者,肤色晦暗,内心孤独感强烈,身体某处经常疼痛。可通过情志调摄,使精神愉快,气血和畅,或少量饮用低度酒等以活血祛瘀,以改善血瘀表现;还可通过体育锻炼,促进气血流通,达到活血化瘀,通络止痛之效果;也可酌情选用活血化瘀方药进行调理。

5. 气虚体质调养原则　补益脾肺,升阳举陷。

气虚体质者,多性格内向胆小,身心疲乏。故在日常生活中,应避免过度思虑;饮食以选择性质平和而偏温补的食物为佳;可以选择较为柔缓的体育锻炼和气功练习,应防止过度运动耗散正气;也可选用味甘性温的补气方药进行调理。

6. 阴虚体质调养原则　滋阴降火,镇静安神。

阴虚体质者,心烦易怒,手足心热。精神调养应注意节制欲念,以保精养神;饮食调理宜食用清淡凉润的食物以保阴潜阳;锻炼方式宜平缓柔和为主,可长炼静气功;还可酌情选用滋阴清热、滋养肝肾方药进行调理。此外,还可利用秋冬日自然界阴气旺盛之时补阴,以收"秋冬养阴"之功。

7. 阳虚体质调养原则　温补脾肾,温阳化湿。

阳虚体质者,性格多沉静、内向,常表现出精神不振,情绪低落,注意力,畏寒怕冷,手足不温等。养生要振奋阳气,因势利导。宜多食具有温补脾肾作用的味甘辛、性温热之品;加强体育锻炼和气功练习,以振奋阳气;也可以经常艾灸关元、神阙等穴,或适当选用补阳祛寒、温养肝肾之方药。此外,还可利用春夏日自然界阳气旺盛之时补阳,以收"春夏养阳"之功。

8. 特禀体质调养原则　益气固表,养血消风。

特禀体质者,以过敏为特征,多由先天因素而致。养生调摄,特别要注意避开过敏原。要正确认识,充分了解,乐观对待,应避免接触致敏物质,同时选择适合自身的体育锻炼和气功练习,也可进行"冬病夏治",逐渐改善体质状况。

学习小结

本章的学习内容主要包括:①中国古代哲学思想和中医学基本理论是中医养生学的理论基础;②阴阳学说在中医养生中的应用主要体现在顺应自然、法于阴阳和调整脏腑、协调阴阳两个方面;③五行学说在中医养生学的应用主要是利用五行相胜调整脏腑功能;④藏象学说在中医养生的应用主要是通过饮食、经穴、药物,再结合四时进行五脏养生;⑤精、气、血、津液是人体重要的物质基础,神是人体正常的精神活动,中医养生就是要通过生精、保精、补气、调气、补血、活血、补津液、安神等法达到延年益寿、强身健体的目的;⑥经络腧穴是脏腑功能反映于人体体表的部位,利用针灸、推拿等外治手段对经络腧穴进行调治,可以起到调整脏腑、疏通经络的养生作用;⑦病因病机理论是研究和阐释人类疾病的起因及其发生、发展和转归规律的,中医养生强调治未病,即通过如何规避致病因素实现未病先防、既病防变和病后防复;⑧运气学说主要研究自然气候变化与人体五脏六腑之气的对应关系及运行规律,中医养生可以根据五运六气的节律,采用相应措施来养护生命,以尽天年;⑨由于禀赋不同,人类的体质具有不同的个性特征,中医养生应根据不同的身体素质和精神性格,采用相应的养生方法,有针对性地调养身心。

(燕平 张聪 王威 马晖)

复习思考题

1. 如何运用中医阴阳五行学说指导人们日常养生?
2. 中医理论中"肝"有何功能特点?如何将其运用在中医养生之中?
3. 脾胃作为后天之本在中医养生当中有何重要意义?
4. 简述精、气、神三者在中医养生中的作用与关系。
5. 经络有何功能?如何利用经络理论进行中医养生?
6. 中医常用的体质分类方法有哪些?如何运用体质学说指导人们日常养生?

第 四 章

与中医养生学相关学科领域基本理论

随着社会的发展和科学技术的进步,人类对健康的追求越来越强烈,不断运用人类认识自然和社会的新成果来探讨人类自身,并随之衍生出许多新的学科。这些学科对中医养生学的发展提供了新的思路和方法。

第一节　现代预防医学基本理论

预防为主的观念是当今医学发展和医疗卫生体制改革的一个必然趋势。预防医学已经成为临床医学等专业学生的一门重要基础课程,也是中医养生学专业学生应当了解和学习的一门课程。

一、基本概念

预防医学创立于 19 世纪自然科学三大发现之后的欧洲,20 世纪才逐步完善和发展起来。

预防医学是以人群为研究对象,应用宏观与微观的技术手段,研究健康影响因素及其作用规律,阐明外界环境因素与人群健康的相互关系,制定公共卫生策略与措施,以达到预防疾病、增进健康、延长寿命、提高生命质量为目标的一门医学学科,它是现代医学的一个重要组成部分,与基础医学、临床医学并列为三大医学。

预防医学的主要研究对象是人群,涉及生物医学、环境医学和社会医学等理论,以宏观与微观相结合的方法,分析健康与疾病在人群中的分布,研究不同的环境因素对人群健康的影响,以及疾病发生、发展和流行的规律,探讨通过改变不良行为及生活方式、减少危险因素、改善和利用环境因素、合理利用卫生资源、制定疾病防治策略和防治措施,以达到预防疾病、增进人群身心健康、提高人群生命质量和劳动生产能力的目的。

公共卫生是国家为保障全体国民健康所提供的服务及相应的服务体系。预防医学与公共卫生两者既有联系又有区别。公共卫生所包含的范畴更为广泛,其中预防医学是公共卫生的重要部分,是公共卫生措施的理论和实践基础,而通过公共卫生工作的实际开展,在实践中不断发现新的内容,又为预防医学做了持续性地补充。开展公共卫生服务时,不仅需要预防医学的知识和技能,还需要结合其他学科的理论、方法和技能,如社会学、心理学、环境科学、工程学、教育学、法学等。此外,公共卫生还涉及卫生法以及相关行政管理部门对公共卫生措施的贯彻执行,在公共卫生服务具体实施时,需要借助社会各界力量,做到全民动员,体现了"大卫生观念"。

二、基本内容

预防医学是以环境-人群-健康为研究模式的独立学科,其主要研究对象为人群,重点为健康和无症状的患者;在研究方法上更侧重于人群健康、疾病与环境(自然环境、人文环境、社会环境)的关系。

(一)影响健康的因素

对于健康而言,危险因素的预防十分重要。影响健康的主要因素包括环境因素、行为与生活方式、卫生服务和生物遗传四大类。

1. 环境因素

(1)自然环境因素:即来源于自然界的各种物质。①物理因素:包括自然的温度、湿度、气压等,另外噪声、电磁辐射和电离辐射等也属于此;②化学因素:主要是指生活和职业环境中各种有机物和无机化学物,如有毒化学物质、铅、汞、食品添加剂等;③生物因素:主要是指外环境中的细菌、真菌、病毒、寄生虫、支原体等各种病原微生物等,其所导致的疾病主要是急慢性传染病。这些物质,可以空气、水、土壤和食物等作为载体,经过呼吸道、消化道、皮肤和伤口等途径对人体产生影响。

(2)社会经济环境因素:人们的信仰、价值观、行为规范、风俗习惯、生活方式和人际关系等对于人们健康的影响是巨大的,这些作为文化背景和社会支持网络,在构建健康生活的过程中,经常发挥重要的作用。而教育和文化程度也与健康状况密切关系,其中文化程度增加了就业和收入,能够使人们主动地去控制生活条件,加强自我保健的能力。个人收入和社会地位直接影响健康的进程。在社会支持网络中,良好的人际关系能够有利于促进健康进程。

2. 行为与生活方式不良　生活方式可对人类的健康造成严重危害,如吸烟、酗酒、滥用药物与吸毒、久坐的生活方式、不良的饮食习惯、精神紧张等。人们对于健康生活应具有的知识、态度、处理这些问题的技能及社会支持环境,对建立良好的个人行为和生活方式都具有重要意义。

3. 卫生服务　对人们健康有着重要的促进作用。在进行卫生服务过程中,需要各级医疗、预防机构及社区卫生服务等对医疗卫生资源进行公平、合理地配置及利用;卫生服务网络要完备并有质量保证,应有完备的医疗卫生制度对卫生服务进行有效保障。

4. 生物遗传因素　生物遗传因素是健康的基本决定因素,基因、染色体等遗传因素影响着个体的健康问题和疾病状况。杜绝近亲结婚、进行婚前医学检查是优生优育、防止出生缺陷的重要内容。

对健康而言,环境因素起主要影响作用,行为与生活方式、医疗卫生服务次之,生物遗传因素占较小地位,但一经发生疾病,常致不可逆的终身伤残。

(二) 医学模式中的健康生态学模型

医学模式是人类对健康观、疾病观等医学观念的总体概括,它从医学科学中抽象出来某些特征,构成医学科学的思维方法,这些思维方法指导我们观察、思考、解释和解决医学科学中存在的问题。医学模式的发展已经经历了神灵主义医学模式、自然哲学医学模式、机械论医学模式、生物医学模式、生物-心理-社会医学模式等阶段。

健康生态学模型是在应用医学模式观察健康、疾病以及健康问题时被学者提出的,是目前比较公认的一种模型。它强调个体和人群健康是个体因素、卫生服务以及自然环境因素和社会环境因素相互依赖、相互作用的结果,这些因素之间彼此制约,对个体和群体的健康具有综合影响。健康生态学模型的结构分为5层:第一层是核心层,包括先天的个体特质(如年龄、性别、种族)、其他生物学因素,以及一些疾病的易感基因等;第二层是在核心层之外的个体行为特点,如饮食习惯、吸烟、饮酒等;第三层是社会家庭和社会的人际网络;第四层是生活和工作条件,包括工作以及职业因素、社会经济地位、自然和人造环境(如交通、食品安全、卫生服务设施、城市规划等方面)、公共卫生服务、医疗保健服务等;第五层是最外一层,是全球、所在国家及当地的社会(如城市化、人口流动、文化价值观等)、经济、文化、卫生和环境条件,以及有关政策等。

(三) 三级预防策略

从健康到疾病发生直至最终痊愈或死亡的全过程称为疾病自然史,包括5个明确的阶段:①健康期:机体没有受到致病因素的影响,机体功能状态良好;②亚健康期:在致病因素的作用下,机体发生病理改变,但尚未发展到可以检出的阶段,机体仍处于代偿阶段;③临床前期:疾病的病理生理改变已经到可以检出的阶段,但尚未出现临床症状;④临床期:机体出现形态和功能上的明显异常,出现典型的临床表现;⑤结局:疾病可以发展为缓解、痊愈、伤残或死亡。

根据疾病的发生、发展过程,以及健康影响因素的作用规律,在疾病预防的机会窗进行积极干预,能够阻断疾病的发展进程。通常将疾病预防策略分为三级预防策略。

1. 一级预防 又称病因学预防,包括根本性预防措施、针对社会和环境因素的预防措施、针对个体和群体的预防措施。

(1) 根本性预防措施:是从全球性预防战略、各个国家策略以及政策角度,建立和健全全社会法规、经济、文化等方面的措施。如以法律或法规的形式颁发食品安全法、传染病防治法等,以预防有害因素进入公众的生活环境。

(2) 针对社会和环境因素的预防措施:包括通过各种法规、卫生标准和有益于健康的公共政策的制定,为人群提供清洁安全的饮用水和食品,制定针对大气、水源、土壤的环保措施,禁止在公共场所吸烟,利用各种媒体开展健康教育以提高公众健康意识,防止致病因素危害公众健康,创造并维护有利于健康的自然条件和社会条件,减少致病因素对人群健康的影响。

(3) 针对个体和群体的预防措施:包括以下几个方面:①开展健康教育,培养良

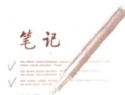

好的行为习惯与生活方式,注意合理营养和加强体育锻炼;②提高人群免疫水平,预防疾病,有组织地进行预防接种工作;③预防遗传性疾病,禁止近亲结婚,做好婚前检查;④做好妊娠和儿童期的卫生保健工作;⑤针对某些疾病的高危个体应用药物以预防疾病的发生,慎重使用医疗措施和药品,预防医源性致病因素的危害。

近年来,有学者针对健康人和健康人群提出"0级预防"或"原级预防"的观点,是指在致病因子或发病机制尚不明确或尚未出现之前,为了尽可能地保持健康体魄而采取的各种措施,其采取的预防措施比一级预防更超前。

2. 二级预防　也称临床前期预防,是指在疾病的临床前期做好早发现、早诊断、早治疗的"三早"预防工作,从而控制疾病的发展,改善患者预后。由于慢性病多是致病因素在长期作用下引起的,疾病的发展过程较长,在其发展过程中,针对某些处于临床前期有可能逆转的疾病,进行早期检测和预防性体检就具有重要意义。采取的主要措施包括普查筛检、周期性健康检查、高危人群重点项目检查及设立专科门诊等。实施"三早"预防工作的关键办法是提高医务人员诊断水平和建立灵敏而又可靠的疾病筛检工作指南。

3. 三级预防　即临床期预防,对已经患病者采取及时、有效的治疗措施,防止病情恶化,预防并发症和伤残的发生;对已丧失劳动能力或残废者,提供适宜的康复治疗措施以帮助其功能障碍的恢复,使患者尽量恢复生活自理和劳动能力,重返家庭、重返社会,并能延长寿命。

（四）公共卫生服务

公共卫生以预防和控制疾病、保障和促进国民健康为宗旨,其核心功能包括开展公共卫生监测、应对发生的公共卫生问题、提供公共卫生服务和开发国民健康潜能。国家应主导这些核心功能作用的发挥,起到保障和促进国民健康的目的。公共卫生措施是指以预防医学的基本观念和理论为基础,根据公共卫生宗旨和核心功能所采取的社会性实践的总称,这也是三级预防策略的具体实施。

1. 公共卫生监测　是通过长期、持续、系统地收集群体健康相关的资料,经过统计分析、归纳和评价,并将监测结果及时传播到应该知道的人和组织,从而为公共卫生行动提供助力。公共卫生监测的开展情况体现了一个国家的公共卫生水平。目前我国公共卫生包括传染病报告、死因监测、综合性监测点监测、慢性病监测、环境监测、职业病监测、行为监测、症状监测、媒体公共卫生信息监测等。

2. 预防性卫生服务　应覆盖所有的国民,包括计划免疫、传染病现场调查、病家消毒和随访;基本医疗保健服务包括组织健康体检、计划生育、婚前检查和孕产期保健、妇幼卫生、老年保健等;组织爱国卫生运动,在农村地区进行改水、改厕、改善环境卫生,在城市改进社区和公共场所的卫生等。

3. 疾病预防与控制　包括针对空气和水体污染的治理,保障食品安全问题,控制病毒性肝炎、结核病、获得性免疫缺陷综合征、手足口病等传染性疾病的流行,减少糖尿病、高血压、冠心病、脑血管病、恶性肿瘤等慢性病的发生,减少遗传性疾病和出生缺陷、职业中毒与职业伤害、地方病和寄生虫病、心理疾病等,预防营养缺乏和营养过剩问题等。

4. 突发公共卫生事件的应对　突发公共卫生事件是指突然发生,造成或者可能造成社会公众健康严重损害的重大传染病疫情、群体性不明原因疾病、重大食物和职业中毒,以及其他严重影响公众健康的事件,常表现为短时间内发生,波及范围较广,出现大量患者或死亡病例。突发公共卫生事件对于公众健康具有挑战性,如 2003 年 SARS 的暴发诱发了一场全球性的公共健康恐慌。突发公共卫生事件应对包括卫生行政部门应制订突发公共卫生事件应急预案;突发事件发生后,卫生行政主管部门应当组织专家对突发公共卫生事件进行综合评估,初步判断突发事件的类型,提出是否启动突发事件应急预案的建议,并上报上一级行政机构批准后实施。对有明确病因或危险因素的疾病实施健康保护措施(如免疫接种),对新发和复燃的传染病流行、食物中毒、化学中毒、药物不良反应事件、核辐射核泄漏、医源性事件、突发的食品污染、生物恐怖事件等进行动态监测,开展流行病学调查,采取预防和控制措施。

5. 健康促进　通过健康教育、健康促进,提高国民健康素养,开发国民健康潜能,是实现公共卫生宗旨的必要条件。动员全社会传播公共卫生和健康知识,改变有害健康的不良生活和卫生行为,鼓励和推广健康的生活方式,倡导良好的饮食习惯,防止吸烟、酗酒及药物滥用等,通过加强体育锻炼和体力活动来增强体质,实行自我保健。

6. 卫生服务研究　通过对卫生政策及卫生管理研究,改进医疗卫生服务,加强社区卫生服务,开展卫生法规和卫生标准的制订与研究,加强卫生执法力度。

预防医学及公共卫生服务的实施需要应用多种方法和手段。从方法学看,预防医学常用的方法包括医学统计学方法、流行病学方法、卫生毒理学方法,这些方法的应用,能够使我们更好地了解人群的健康情况,以及环境等因素对于人群健康的影响。

三、预防医学与中医养生学的关系

预防医学与中医养生学都重视预防疾病的发生,并都注重群体预防,这是两者的相同之处。中医养生学之治未病包括未病先防、既病防变和病后防复三个方面,预防医学有三级预防体系,即把预防分为病因学预防、临床前期预防和临床期预防三个阶段,这是两者的相似之处。

但中医养生学的思想形成要远早于预防医学,因两者归属于不同的医学体系,故存在着较大差异。一是理论基础不同:中医养生学隶属于中医学体系,是以中医学理论为指导;预防医学隶属于西医学体系,是以西医学理论为基础。二是研究目的不同:中医养生学着重于生命全过程的健康养护,不局限于环境因素,以防范各种疾病的发生及发展;预防医学重视无病状态时对疾病的预防,强调健康与环境的关系,主要防范传染病、职业病、地方病等病种的发生。三是服务对象不同:中医养生学除着眼于健康状态外,还包括亚健康及欲病、已病、病后等状态人群;预防医学主要着眼于健康人群和无症状患者。四是研究方法不同:中医养生学多从自身入手,主要采用中医学传统的方法技术进行调治;预防医学多从社会入手,采用现代药物、器械等方法技术进行预防,并通过公共卫生的手段保障社会群体的健康。

第二节　心理学基本理论

人类在漫长的进化过程中,由简单的感知到能通过自己的意志去探索和改造自然界,被称为“万物之灵”。人类具备独特的思维,丰富的语言,复杂的情绪,由之产生了心理现象,人的心理现象是自然界最复杂、最奇妙的一种现象。中医养生学非常重视养心、养神,即对人情感、思维的养护。

一、基本概念

心理学是一门研究人类心理现象(包括认知、动机和情绪、能力和人格等)及其影响下的精神功能和行为活动的科学。

心理学一词来源于希腊文,意思是关于灵魂的科学。在古代,由于医学落后,巫医不仅盛行于我国,在古日本、古希腊等也曾占有统治地位,心理疗法是巫祝治病的主要方法。心理学的起源可以追溯到古希腊柏拉图、亚里士多德时代。亚里士多德所著《论灵魂》是历史上第一部论述心理现象的著作。近代哲学思想与心理学的诞生和发展有密切关系,其中法国的哲学家让内·笛卡儿为唯理论的代表、英国哲学家霍布斯和洛克为经验论的代表。这些思想都深刻地影响了心理学的发展,为心理学提供了理论基础。1879 年,德国著名心理学家冯特受自然科学的影响,在莱比锡大学建立第一个心理实验室,标志着科学心理学的诞生。

中国古代心理学思想散见于许多哲学家、思想家和教育家的著作之中。战国秦汉时期,儒、墨、道、法等各派著名思想家如孔丘、墨翟、孟轲、荀况等都提出过一些重要的心理学思想。于公元前 3 世纪成书的《黄帝内经》不仅是一部医学巨著,还包含了丰富的心理学内容,形成了如"形神合一论""心主神明论""脏腑情志论""人格体质论"等中医心理学基本理论。

二、基本内容

心理学研究的内容非常庞杂,涉及医学、教育、社会、文化、犯罪等多个方面,下面仅就与健康相关的内容择要介绍如下:

(一)研究对象

心理学研究的对象为人的心理现象,也就是人们时刻体验着的心理活动。

人类作为自然界的高级动物,是自然实体和社会实体的结合体。因此,心理学兼具有自然科学和社会科学的性质。目前,心理学的研究已深入到人类实践的各个领域,分支越来越细,但都有一个共同点,即都是研究该领域的人的心理现象和心理活动规律。基础心理学有生理心理学、社会心理学等;应用心理学有教育心理学、医学心理学、运动心理学、儿童心理学等。

(二)研究方法

是指研究心理学问题所采用的各种具体途径和手段,包括仪器和工具的利用。常用的方法有自然观察法、实验法、调查法、测验法等。

自然观察法是指研究者有目的、有计划地在自然条件下,通过感官或借助于一定的科学仪器,对社会生活中人们行为的各种资料的搜集过程;实验法是指在控制条件下操纵某种变量来考查它对其他变量影响的研究方法,是有目的地控制一定的条件或创设一定的情境,以引起被试者的某些心理活动进行研究的一种方法;调查法是指通过书面或口头回答问题的方式,了解被试者的心理活动的方法;测验法是采用标准化的心理测验量表或精密的测验仪器,来测量被试者有关的心理品质的研究方法。

(三)研究内容

1. **心理过程**　是指人脑对客观现实的反映过程,包括认识过程、情绪情感过程和意志过程三部分。人们对事物的认识从感知开始，经过记忆、思维、想象，完成认识过程；同时，也会产生对事物主观体验和态度倾向，完成情绪情感过程；最后，为达目标，从计划、实施，到落实、实现，完成意志过程。心理学把这三个过程简称知、情、意，它们相互联系，是人类所共有的心理过程。

（1）感觉和知觉：感觉是最简单的心理过程，由感觉器官完成，它是人认识事物的起点，离开感觉一切高级的心理活动都难以实现。正如列宁所说"不通过感觉，我们就不知道实物的任何形式，也不知道运动的任何形式"。知觉中枢神经系统的功能，是所有感觉器官对客观事物的整体反映。一般情况下，感觉和知觉是同时产生的，所以通常把感觉和知觉统称为感知觉或感知。

（2）记忆：是过去经历过的事物在人脑中的反映。它可以是过去感知、思考过的事物，体验过的情感，从事过的活动。一般记忆分为感觉记忆、短时记忆和长时记忆三个阶段。

（3）思维：是一种高级的、复杂的认识过程，是客观事物在人脑中的概括和间接的反映。思维是借助语言来进行的，可以揭示事物的本质和规律。人们常说的"考虑""反省""想一想""深思"等都是思维活动的具体表现形式。

（4）想象：是指人脑对已有表象进行加工，从而创造新形象的心理过程。如"大闹天宫""嫦娥奔月"等都是想象的产物。想象的内容不管多么新颖、离奇，但都具有客观性和现实性基础。

（5）情绪和情感：都是人对客观事物是否符合自己需要而产生的态度体验，和认识过程一样，也是对客观事物的反映。两者的不同点有：①情绪是和机体生理性需要相联系的体验形式，如饮食、睡眠等的需要能否得到满足，并因此产生的喜怒哀乐，是初级的、简单的体验；情感是和社会性需要相联系的体验形式，如友谊、交往的需要等引起的体验，是高级的、复杂的体验。②情绪发生早，为人类和动物共有；情感发生晚，是人类特有的心理现象。③情绪具有情境性，可随情景变化而改变；情感具有稳定性和持久性。④情绪具有冲动性，情感则很少冲动。

（6）意志：是指人类为了实现目标，自觉克服困难，不断调节支配自己行动的心理过程。如"愚公移山""精卫填海"等不达目的不罢休的心理就是意志过程。

2. 个性心理　人在认识事物和改造事物的过程中，由于每个人的先天素质和后天生活条件、受教育程度等的不同，心理过程会出现个体差异，这种差异在心理学上称为个性，也叫人格特征。个性心理又分为个性心理特征和个性倾向性。

（1）个性心理特征：是个性中更为稳定的方面，体现了个体的独特的心理活动和行为。包括能力、气质、性格等。

（2）个性倾向性：是指决定人对事物的态度和行为的动力系统。它以积极性和选择性为特征，包括需要、动机、兴趣、信念、世界观等。

三、心理学与中医养生学的关系

中医养生学与心理学的关系主要体现在"神"上。中医养生学把心理学中的精神、意志、情感和其他心理活动都归于"神"的范畴；把人的思维活动分为"意、志、思、虑、智"；又把人类情感过程中所产生的不同情志变化分为"喜、怒、忧、思、悲、恐、惊"七情和"喜、怒、思、悲、恐"五志，这些均同属于"神"。在生理上，五志分属五脏；在病

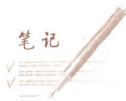

理上,七情可致病;在养生方面,注重养"神",强调修德益神、调志摄神,保持人的身心健康,使形与神俱,以尽终天年。正如《素问·上古天真论》云:"恬惔虚无,真气从之,精神内守,病安从来"。这些与心理学的内容是一致的。但是,中医养生学与现代心理学还是有明显的不同之处。

1. 中医体质分类与心理评估　在《黄帝内经》中,就有阴阳体质的记载,描述了每一种体质在认知、情感、意志方面的特征。如火形人,认知"急心,见事明,肌肌然,多虑",情感"支支颐颐然""愠愠然""核核然""急心",意志"志发于四野……为事如常自用,事虽败而常无悔",中医养生首先要明确人的体质,才能提出有针对性的养生措施。心理评估则是根据心理学的理论和方法对人的心理品质及水平做出鉴定,如人格、行为、智力等。

2. 中医调摄精神与心理卫生、心理治疗　中医养生重视养"神",主张主动调摄精神,加强道德修养,以适应自然、社会环境变化;在中医学整体观念指导下,日常养神还要注意整体和谐适度,七情五志不可过激。一旦情绪失度,立即采取相应之疏泄、暗示、开导、移情、节制等多种手段调志以摄神,及时恢复健康状态等。心理卫生是维护心理健康和改进心理健康的措施,是按照人的不同年龄阶段的心理特点,通过社会和家庭的教育与训练,培养和维护健全的人格和社会适应能力;心理治疗主要有精神分析治疗、行为治疗、人本主义心理治疗、认知治疗、家庭治疗、催眠暗示疗法等。

第三节　健康管理基本理论

健康管理是 20 世纪 50 年代末最先在美国提出的概念,早期是医疗保险机构通过对其医疗保险客户(包括疾病患者或高危人群)开展系统的健康管理,以达到有效控制疾病的发生或发展,显著降低出险概率和实际医疗支出,从而减少医疗保险赔付损失为目的。随着实际业务内容的不断充实和发展,健康管理逐步发展成为一套专门的系统方案和营运业务,并开始出现区别于医院等传统医疗机构的专业健康管理公司,并作为第三方服务机构与医疗保险机构或直接面向个体需求,提供系统专业的健康管理服务。健康管理在我国还是一个新概念,健康管理的服务对象较狭窄,主要集中在经济收入较高的人群,公众的认知度还不高,健康管理的一些理念尚未被公众所接受。

一、基本概念

健康管理是采用医学和管理学的理论、方法和技术,研究人的健康与影响健康的因素,并对个体或群体的健康状况进行全面检测、评估与干预,同时调动社会资源,实现全方位的医学服务,达到以最小成本预防疾病发生、控制疾病发展、提高生命质量、获得最优效益的学科。它是健康医学的重要组成部分,是一门独立的医学科学知识体系。

随着财富的积累,群体素质的提高,人口逐渐老龄化,慢性病发生率不断提升,再加之环境的不断恶化,与之相关的疾病不断出现,人们对健康观念有了新的认识,导致医疗费用持续上升,对国家经济和社会发展提出新的挑战,因此,传统的以疾病为中心的诊疗模式明显难以应对,以个体和群体健康为中心的管理模式应运而生。

健康管理的特点,一是具有前瞻性,通过对引起疾病的危险因素进行准确干预,从而防止或延缓疾病的发生和发展,以降低社会的医疗成本,提高人群生活质量;二是具有综合性,通过综合运用医学和管理学知识,充分调动一切社会资源,制定高效干预措施,确保资源最大效益化。

目前在西方国家,健康管理计划已经成为健康医疗体系中非常重要的一部分,并已证明能有效地降低个人的患病风险,同时降低医疗开支。美国的健康管理经验证明,通过有效的主动预防与干预,健康管理服务的参加者按照医嘱定期服药的几率提高了 50%,其医生能开出更为有效的药物与治疗方法的几率提高了 60%,从而使健康管理服务的参加者的综合风险降低了 50%。

在中国,健康管理的实践和应用还不足 30 年,其学科体系尚不健全,专业人才不足,健康管理的对象多集中在疾病之人,干预措施和手段比较简单,仍处于早期探索发展阶段,理论研究较缺乏,实践先于理论阶段。

二、基本内容

健康管理的研究对象是人类的个体和群体,是研究生命过程中健康的动态变化和影响健康的风险因素,并对其检测和评估,提出干预策略和措施,其主要内容包括:

(一) 健康风险因素和健康评估

1. 健康风险因素　是指在机体内外环境中存在的与疾病发生、发展及死亡有关的诱发因素。健康风险因素的种类繁多而复杂,包括环境风险因素、行为风险因素、生物遗传风险因素、卫生服务中的风险因素,如噪声、环境污染、吸烟、酗酒、滥用抗生素和激素等。

2. 健康风险评估　是研究风险因素与慢性病发病率及死亡率之间数量依存关系及其规律性的一种技术。它研究人们生活在有风险因素环境中发生死亡的概率,以及当改变不良行为,消除或降低风险因素时,可能延长的寿命。其核心是通过研究个人的生活方式和行为对生理健康、心理健康、社会功能、保健就医等情况产生的影响,对不良生活习惯和行为方式进行干预,从而达到降低健康风险,提高生活质量,优化生存环境,合理配制医疗消费的目的。如肥胖、吸烟、运动不足、睡眠不足、用脑过度等不良生活方式所导致的健康问题越来越多,通过健康风险评估工具,建立健康风险评估体系,实施有效的个性化的健康管理,可帮助人们走向健康。

(二) 健康管理策略

健康管理策略是根据不同的人群以及不同的需求,以生活方式管理为主要内容的健康管理技术。主要包括六个方面。

1. 生活方式管理　是指让个体或群体树立健康生活的理念,采用有利于健康的生活行为方式,通过健康促进技术,比如行为纠正和健康教育,来保护人们远离不良行为,减少健康风险因素对健康的损害,预防疾病,改善健康的卫生保健及管理的活动。强调正确的行为生活方式对人们的健康有重要的影响,如合理膳食、戒烟限酒、规律起居、适量运动、劳逸结合、心理平衡等是我国目前进行生活方式管理的主要方法。

2. 需求管理　是通过帮助健康消费者维护自身健康和寻求恰当的卫生服务,控制卫生成本,促进卫生服务的合理利用,进而达到合理地使用医疗服务和管理自己健康,包括自我保健服务和人群就诊分流服务。

3. 疾病管理　是以循证医学为基础,有组织地、主动地通过多种途径和方法,为个体或人群中患有各种特定疾病的所有患者提供卫生保健服务,主要是在整个医疗服务系统中为患者协调医疗资源,指导患者自我管理和监测,对疾病控制诊疗过程,采取综合干预措施,使疾病得到全面地、连续性地医治和提高患者的生活质量。疾病管理包括人群识别、循证医学指导、医生与医疗服务协调运作、患者自我管理教育、结果预测和报告反馈等方面。

4. 灾难性病伤管理　是疾病管理的一个特殊类型,它关注的是"灾难性"的疾病或伤害。这里的"灾难性"可以是指对健康的危害十分严重,也可以是指其造成的医疗卫生花费巨大,常见于肿瘤、肾衰竭、严重外伤、器官移植等。灾难性病伤管理需要长期的、复杂的医疗卫生服务,受家庭、保险、经济、社会等的影响。

5. 残疾管理　是指为了减少工作地点发生残疾事故的频率和尽量减少因残疾造成劳动和生活能力下降的管理活动,残疾管理的关键是预防伤残的发生,包括躯体方面和社会方面。

6. 综合的群体健康管理　是以人的健康需要为中心,通过协调生活方式管理、需求管理、疾病管理、残疾管理、灾难性病伤管理等不同的健康管理策略来对个体提供更为全面的健康和管理,健康管理实践提示综合的群体健康管理模式是实施健康管理的优秀模式。一个好的个人健康管理方案包括信息收集、健康和疾病评估、健康处方、健康教育、危险因素的确定、医患体系的建立和跟踪与干预服务等方面。

（三）健康教育与健康促进

1. 健康教育是一门研究以传播保健知识和技术,影响人体和群体行为,消除危险因素,预防疾病,促进健康的科学。它是通过有计划、有组织、有系统的社会和教育活动,全面提高公民的健康素质,促使人们自愿地改变不良的健康行为和影响健康行为的相关因素,消除或减轻影响健康的危险因素,预防疾病,促进健康和提高生活质量。目前,健康教育已被各国及地区政府、卫生部门和医学界作为改善和管理健康状况的主要手段。

2. 健康促进是健康教育的发展和延伸,其涵义要比健康教育更为广义。它是在健康教育的基础上,通过主动参与和客观约束,建立有益于健康的行为生活方式,全面增进健康素质并促进健康。健康促进不仅涵盖了健康教育信息传播和行为干预的内容,还强调行为改变所需的组织支持、政策支持、经济支持等环境改变的各项策略。健康教育和健康促进比起来,在改变行为中,健康教育比较强调自愿,而健康促进则带有约束性。

健康教育与健康促进的计划一般包括设计、实施和评价三部分,最后还要进行健康传播,健康传播是健康教育和健康促进的重要手段与策略,是运用各种传播媒介渠道和方法,为维护和促进人类健康而制作、传递、分享健康信息的过程,是以"人人健康"为出发点和目的。

三、健康管理与中医养生学的关系

中医养生学与健康管理均强调预防为主思想,通过积极的健康观,变被动治病为主动管理健康,以减少疾病发生。从目标上,两者都淡化疾病医学模式,强化保健医学模式,降低医疗费用支出,提高生命质量;从过程上,两者都通过前瞻性的早期最小成本防御,以获得后期最大程度的健康效应。随着一些中医养生技术被纳入健康管理研究内容,两者间的联系将会变得更为密切。

但是,中医养生学属于中医学理论体系范畴,主要研究生命全过程中各种状态的养生,多采用中医传统的养生干预措施,研究生命原理,维护健康状态,同时防御各类各种疾病的发生与传变,着重于个体化调养;健康管理则集现代医学、管理学、信息学、保险学等理论与实践于一体,主要研究无病状态人群的健康风险评估,在一定程度上预测疾病发生的风险及发展的趋势和规律,并据此有针对性地提供各种健康干预措施,以提高人群健康水平,降低慢性病风险因素,减少临床医疗费用的支出,注重于社会化服务。这是两者的不同之处。

第四节　系统生物学基本理论

系统生物学是真正意义上的整合型大科学,在它的学科构成中,包括了系统论、信息论和控制论的内容,也应用了分子生物学、遗传学、计算机技术等方法,研究细胞信号传导和基因调控网路等,是 21 世纪最热门的学科。

一、基本概念

系统生物学是运用系统论和实验、计算方法研究生物系统中组成成分(基因、mRNA、蛋白质等)的构成以及组分间相互关系的学科。它以整合研究为特征,是在 20 世纪,由美籍奥地利理论生物学家贝塔朗菲首先提出的。

20 世纪,随着分子生物学的发展,生物学研究在细胞和分子层次有了很大的发现,人类对于基因和蛋白质有了深层次的认识,但这些研究结果只限于解释生物系统的微观或局部现象,对生物体整体的行为却很难给出系统、圆满的解释。20 世纪 40 年代诞生的系统论、信息论、控制论对科学技术和思维的发展起到了巨大的推动作用,20 世纪 80 年代的计算机技术日臻成熟,由此借助系统论和计算机技术研究生物学成为必然。

系统生物学被称为 21 世纪的生物学,它是在细胞、组织、器官和生物体整体水平研究结构和功能各异的各种分子及其之间相互作用,并通过高通量实验平台和计算机技术来定量描述和预测生物功能、表型和行为的新型学科。与分子生物学一次只研究一个基因不同,系统生物学通过综合研究细胞中所有基因和蛋白质等来解释生命的奥秘。正是基因组学、蛋白质组学、代谢组学等的发展,孕育了系统生物学,而系统生物学的诞生又进一步提高了后基因组时代的生命科学研究能力,从而更好地揭示疾病的发生和治疗机制。系统生物学将在基因组序列的基础上完成由生命密码到生命过程的研究,这既是一个逐步整合的过程,更是从生物体内各种分子的鉴别及其相互作用的研究到途径、网络、模块,最终完成整个生命活动的探索过程。

二、基本内容

(一)研究对象

系统生物学主要研究实体系统(如生物个体、器官、组织和细胞)的建模与仿真、生化代谢途径的动态分析、各种信号传导途径的相互作用、基因调控网络以及疾病机制等。

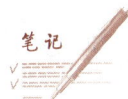

系统生物学的首要任务是对系统状态和结构进行描述,即致力于对系统的分析与模式识别,包括对系统的元素与系统所处环境的定义,以及对系统元素之间和环境与系统之间相互作用关系的深入分析。如生物反应中反应成分之间的量的关系、空间位置、时间次序、反应成分之间的因果关系,特别是反馈调节和变量控制等有关整个反应体系的问题。其次要对系统的演化进行动态分析,包括对系统的稳态特征、分岔行为、相图等的分析。掌握了系统的基本演化机制,可以使系统具有目标性和可操作性,使之按照我们所期望的方向演化,也有助于我们重新构建或修复系统。另外,系统科学对生物系统状态的描述是分层次的,对不同层次进行的描述可能是完全不同的;系统科学对系统演化机制的分析更强调整体与局部的关系,要分析子系统之间的作用如何形成系统整体的表现、功能,而且对系统整体的每一行为都要找出其与微观层次的联系。

(二)研究方法

系统生物学最重要的研究手段是干涉。系统生物学的发展正是由于对生物系统的干扰手段不断进步而促成的。干涉主要分为从上到下和从下到上两种。从上到下,即由外至里,主要是指在系统内添加新的元素,观察系统的变化,如在系统中增加一个新的分子以阻断某一反应通路,并观察引起的效应;从下到上,即由内至外,主要是通过改变系统内部结构的某些特征,从而改变整个系统,如利用基因敲除,改变在信号传导通路中起重要作用的蛋白质的转录和翻译水平。

目前国际上系统生物学的研究方法根据所使用研究工具的不同可分为两类:一类是实验性方法,一类是数学建模方法。

实验性方法主要是通过进行控制性的反复实验来理解系统。首先明确要研究的系统以及所关注的系统现象或功能,鉴别系统中的所有主要元素,如 DNA、mRNA、蛋白质等,并收集所有可用的实验数据,建立一个描述性的初级模型,用以解释系统是如何通过这些元素成分及其之间的相互作用实现自身功能的。其次在控制其他条件不变的情况下,干扰系统中的某个元素,由此得到在这种干扰情况下系统各种层次水平的一些数据,同时收集系统状态随时变化的数据,整合这些数据并与初级模型进行比较,对模型与实际之间的不符之处通过提出各种假设来进行解释,同时修正模型,再设计不同的干扰,重复上面的步骤,直到实验数据与模型相一致为止。

数学建模方法在根据系统内在机制对系统建立动力学模型,用来定量描述系统各元素之间的相互作用,进而预测系统的动态演化结果。系统生物学的数学建模有代谢网络、转录调控网络和信息传导网络以及人工神经网络等。首先要选定研究的系统,确定描述系统状态的主要变量,以及系统内部和外部环境中所有影响这些变量的重要因素。然后深入分析这些因素与状态变量之间的因果关系,以及变量之间的相互作用方式,建立状态变量的动态演化模型。再利用数学工具对模型进行求解或者定性定量分析,充分挖掘数学模型所反映系统的动态演化性质,给出可能的演化结果,从而对系统行为进行预测。

(三)研究内容

系统生物学的研究包括两方面的内容:一是实验数据的取得,这主要包括提供生物数据的各种组学技术平台;二是利用计算机仿真技术建立生物模型。因此,科学家把系统生物学分为"湿"的实验部分(实验室内的研究)和"干"的实验部分(计算机模拟和理论分析）。"湿""干"实验的完美整合才是真正的系统生物学。

系统生物学的技术平台主要为各种组学研究，包括基因组学、转录组学、蛋白质组学、代谢组学等。

1. 基因组学　基因组是指单倍体细胞核、细胞器或病毒粒子所含的全部 DNA 分子或 RNA 分子。基因组学是阐明整个基因组的结构、结构与功能的关系以及基因之间相互作用的科学，通常是以分子生物学技术、电子计算机技术和信息网络技术为手段，以生物体内基因组的全部基因为研究对象，从整体水平上探索全基因组在生命活动中的作用及其内在规律和内外环境影响。从全基因组的整体水平而不是单个基因水平研究生命系统，认识生命活动规律，故更接近生物的本质和全貌。

2. 转录组学　转录组广义上是指某一生理条件下，细胞内所有转录产物的集合，包括信使 RNA、核糖体 RNA、转运 RNA 及非编码 RNA，狭义上是指一个活细胞所能转录出来的所有 mRNA 的集合。转录组学是以芯片技术等高通量测序技术手段在整体水平上研究细胞中基因转录的情况及转录调控规律的科学。它和基因组学水平不同，转录组学是高度动态的，当细胞受到侵犯时，甚至当细胞处于正常的生理活动如复制、分裂时，基因的转录情况也会变化很大，为了了解基因的功能，知道基因何时何地以及何种程度的表达，对于理解基因编码的蛋白质的活动和生理作用是至关重要的。

3. 蛋白质组学　蛋白质组是某种生物所能表达的所有蛋白质，可以是一个细胞或一个组织乃至一种生物所表达的全部蛋白质。它们都是由 RNA 从基因那里转录、剪辑信息后选择性拼接和修饰产生的，而 RNA 转录或 RNA 剪辑的选择性拼接和转录后的修饰能够产生比基因编码数目多得多的蛋白质，从而成为该种生物巨大的蛋白质组。蛋白质组学是以双向凝胶电泳、生物质谱分析等技术研究细胞、组织或生物体蛋白质组成及其变化规律的科学。蛋白质组的研究不仅能为生命活动规律提供物质基础，也能为多种疾病机制的阐明及攻克提供理论根据和解决途径。

4. 代谢组学　代谢组是指生物体内源性代谢物质的动态整体。代谢既包括生物合成，也包括生物分解，因此代谢物应包括核酸、蛋白质、脂类生物大分子以及其他小分子代谢物质。但为了有别于基因组、转录组和蛋白质组，代谢组目前只涉及相对分子质量约小于 1 000 的小分子代谢物质。代谢组学是以质谱，色谱及色谱质谱联用技术等手段对某一生物或细胞中相对分子量小于 1 000 的小分子代谢产物进行定性和定量分析的一门新学科，也是继基因组学、蛋白质组学、转录组学后出现的新兴"组学"。

三、系统生物学与中医养生学的关系

中医养生学和系统生物学都关注人体的复杂性、及时性、动态性和整体性。中医养生学理论强调整体观念，重视人与自然的和谐统一，重视人体是一个有机的整体；系统生物学强调人体的整体性，重视构成人体的成分及各组分的关系。中医养生学的研究处于朴素唯物论阶段，用古代哲学思想以推理、演绎、取象比类的方法作为主要研究手段；系统生物学是新型的交叉学科，以系统论为指导，用计算机技术和高通量技术平台为主要研究手段。

目前，系统生物学的研究思维和方法已经和中医学开始结合，并在中医诊断学等学科研究中取得一些成果，如运用基因组学、蛋白组学、代谢组学、转录组学等高通量

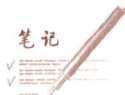

的组学实验平台研究中医证候,在证本质和证的分子基础方面取得了积极进展。中医养生学是中医学的分支学科,十分重视人类疾病的预防和保健。但对于中医养生的研究,现在仍处于单因素水平,如饮食调和、运动调护、情志调摄等,缺乏与人体复杂的具有广泛生物学基础和效应的联系。若将系统生物学的系统论思维和研究技术移植到中医养生学,精选非特异性指标进行特异结合,建立能够充分反映人体健康的精准指标,必将为中医养生学的发展带来革命性的突破。近年来,整体医学的出现,为中医养生学和系统生物学的有机结合提供了广阔的应用前景。

学习小结

　　本章的学习内容主要包括:①现代预防医学、心理学、健康管理和系统生物学等是与中医养生学密切相关的学科,它们能为中医养生学的研究和发展提供新的思路与方法;②预防医学是以人群为研究对象,研究健康及其影响因素的学科,其预防为主的思想与中医治未病思想有很多相似之处;③心理学是一门研究人类心理现象的科学,中医对"神"的重视,强调"治神",与心理学的研究内容有诸多共性;④健康管理是研究人的健康与影响健康的因素,并对个体或群体提供全方位的医学服务的科学,与中医养生学的相似之处在于都是变被动治病为主动管理健康,减少疾病发生的积极地预防为主思想的体现;⑤系统生物学是利用高通量实验平台和计算机技术来研究生物的新型学科,将其引入中医养生学会对中医养生学的发展有积极的影响。

(燕平　张聪　马晖)

复习思考题

1. 影响健康的因素主要有哪些?
2. 健康管理的基本内容主要有哪些?
3. 试述中医养生学与心理学之间的关系。

第五章

中医养生的基本原则

学习目的

通过本章的学习,知晓中医养生的五个基本原则:法于阴阳,顺应自然;动静结合,形神共养;保养精气,调和脏腑;三因制宜,综合调养;全程养护,高质生活,为中医养生方法技术及应用的学习提供理论指导。

学习要点

掌握顺应自然、形神共养、三因制宜等中医养生基本原则的内涵与意义;熟悉法于阴阳、动静结合、保养精气、调和脏腑、全程养护等基本原则的内涵与意义;了解综合调养、高质生活等基本原则的内涵与意义。

中医养生在长期的发展过程中,逐渐形成了一些公认的、具有普遍指导意义的基本原则。只有遵循这些基本原则,才能保证养生活动科学理性发展,才能达到健康长寿的养生愿景。

第一节　法于阴阳,顺应自然

人的生命,源于阴阳之气的结合,是自然的产物。人的生命过程,无时不受阴阳法则和自然规律的支配。因此,遵循阴阳的规律,顺应自然的法则,是中医养生的基本前提和重要原则。

一、法于阴阳

阴阳是宇宙的基本规律。法于阴阳,就是要遵循天地阴阳变化的规律。古人认为,宇宙万物的生成、变化、发展或消亡取决于事物内部的阴阳作用。人的生命活动受宇宙规律的支配,其生成、存在和变化的一切过程,无一不受阴阳法则的规定。

（一）人本阴阳

《素问·宝命全形论》曰:"人生于地,悬命于天。天地合气,命之曰人。"张介宾《类经》解释说:"形以地成,故生于地;命归天赋,故悬于天。天,阳也;地,阴也。阴精阳气,合而成人。"《素问·生气通天论》曰:"生之本,本于阴阳。"张志聪《黄帝内经素问集注》指出:"天以阴阳五行化生万物,故生之本,本乎阴阳也。"人是由天地之气,即阴阳之气相合而成,自然也由天地,即阴阳法则所规定,故《素问·阴阳应象大论》说:

笔记

"阴阳者,天地之道也,万物之纲纪,变化之父母,生杀之本始,神明之府也。""阴阳者,万物之能始也。"阴阳作为天地之法则,贯穿于宇宙万物,同时又为宇宙万物所遵循。

（二）人法阴阳

"人生有形,不离阴阳。"(《素问·宝命全形论》)人的生长壮老已的不断演变,实则就是阴阳法则的依次展开。中医认为,生命确立,完全取决于阴阳的相需相待。阴阳对待,则生命存在,阴阳离决,生命乃绝。而大化流行,气机转换,升降浮沉,往来出入,则是生命功能的完全体现。这种内外交通、周流不息的内在机制是生命健康的根本保证。

气化是人体生命的内在机制,也是生命过程展开的形式。气化作为宇宙万物的基本属性,是万物新陈代谢、发展进化的内在力量。正如《素问·六微旨大论》所言:"气之升降,天地之更用也。"天地的上下相成、交互为用,都是气之升降运动的结果。而从人体生命的流转而言,亦如《素问·五常政大论》所云:"气始而生化,气散而有形,气布而蕃育,气终而象变,其致一也。"按照《黄帝内经》的观点,无论是天地本身,还是天地之间的万物,生命的繁衍生息与形体的聚散象变,均是阴阳气化的作用。"阳化气,阴成形",从有形物质转化为无形物质,是"化气"的过程,是"阳"作用的结果;从无形物质转化为有形物质,是"成形"的过程,是"阴"作用的结果。阴阳之间化气、成形,生生化化,从而维持着正常的生理过程。

正因为阴阳法则始终对人体生命活动起着如此重要的规定作用,所以《素问》开篇《上古天真论》就指出了"法于阴阳,和于术数"的养生总纲。"法于阴阳",就是要遵循天地阴阳变化的规律来调节人体阴阳。《类经·摄生》说:"天以阴阳而化生万物,人以阴阳而荣养一身。阴阳之道,顺之则生,逆之则死,故知道者,必法则于天地"。"和于术数",就是综合运用各种养生方法来调养身心。这里的"和",具有调和、和合、和谐的意义,即在养生活动中,要注意全方位、全周期的系统调理,多种方法配合,以期达到最佳的效果。王冰《素问注》言:"夫阴阳者,天地之常道;术数者,保生之大伦,故修养者,必谨先之。"指出"法于阴阳,和于术数"是养生者必须首先谨守的法则。

（三）和于阴阳

"阴平阳秘,精神乃治",是对正常生理活动的概括,一旦阴阳失和,就会出现疾病状态。"阴胜则阳病,阳胜则阴病。阳胜则热,阴胜则寒。重寒则热,重热则寒""重阳则阴,重阴则阳""阴阳离决,精气乃绝"。疾病的发生发展既然是阴阳失调所致,因而协调阴阳,就成为治病的基本准则。诚如《素问·至真要大论》所说:"谨察阴阳所在而调之,以平为期。"这里虽然说的是论治,也同样适用于养生保健。

调节阴阳的根本目的在于"和于阴阳",达到"阴平阳秘""以平为期"的状态。从而实现人体"气血和""志意和""寒温和"的健康目标。《灵枢·本脏》说:"是故血和则经脉流行,营复阴阳,筋骨劲强,关节清利矣。卫气和则分肉解利,皮肤调柔,腠理致密矣。志意和则精神专直,魂魄不散,悔怒不起,五脏不受邪矣。寒温和则六腑化谷,风痹不作,经脉通利,肢节得安矣。此人之常平也。"这里的"血和""卫气和",指人体气血运行和畅,功能活动正常;"志意和"则精神活动正常,情绪平和稳定,五脏强盛不受外邪侵犯;"寒温和"即机体能适应外界寒温等环境的变化。《黄帝内经》所言的和谐之道,实际构建起一个人体生理、心理与自然、社会相统一协调的健康模式。这与近年世界卫生组织关于健康的定义是高度吻合的。

二、顺应自然

顺应自然，就是要顺应自然法则，不违背自然规律，合理安排日常起居。《老子》的"道法自然"，认为道是事物本来规律的体现。自然指的就是自然界，是人类存在的客观环境。顺应自然，是中国传统文化"天人合一"思想的体现。中医养生学认为：人是自然之子，与自然同构，并与自然遵循同一规律；人依赖自然而生存，并受自然规律的制约和支配。因此，顺四时，适寒暑，察地理，使人与自然保持和谐发展，这是维护健康的重要内容，也是人类健康的基本象征。

（一）顺四时

所谓顺四时，就是按照春夏秋冬四季的阴阳变化规律，合理安排日常生活行为，以达到适时令，奉天和的要求。《素问·四气调神大论》说："故阴阳四时者，万物之终始也，死生之本也，逆之则灾害生，从之则苛疾不起，是谓得道。"如果违背了自然规律，即破坏了人和自然的统一性，则不免要致病。具体来说，则有按年节律、月节律、时节律等不同内容。

1. 从年节律来说，首先有春夏秋冬的不同养生要求。《黄帝内经》提出根据自然界春生、夏长、秋收、冬藏的生化规律来调节生活秩序以及精神活动，提倡"四气调神""春夏养阳，秋冬养阴"。总的原则就是春天养"生"，夏天养"长"，秋天养"收"，冬天养"藏"。具体内容主要包括精神、饮食和起居调摄三个方面。精神调摄要根据五脏的生理特性进行，饮食调摄要根据五脏五味和五时的对应关系来安排，起居调摄则主要根据日照时间和寒温节序变化来安排。

一年四季，还可以进一步划分为二十四节气。不同的节气，有不同的气候特点，人们不仅随节令变化安排农活，还会因节令不同而调整日常生活起居和饮食安排，因而形成二十四节气养生的丰富内容。如冬至节，由于阴极之至，一阳之气始生，是养生的重要时机。冬至时节饮食宜多样，谷、肉、果、蔬合理，精神宜收敛涵养，活动宜防寒保暖，这些方面多加调护，对于保证精力旺盛而预防早衰，乃至延年益寿，均有指导意义。

2. 从月节律来说，人体的生理心理活动与月相的变化有着密切关系。《黄帝内经》认为："月满则海水西盛，人血气积，肌肉充，皮肤致，毛发坚，腠理郄，烟垢著……至其月郭空，则海水东盛，人气血虚，其卫气去，形独居，肌肉减，皮肤纵，腠理开，毛发残，膲理薄，烟垢落"（《灵枢·岁露论》）。人体经络气血的循行以及体力、智力、情志等变化，与月郭之盈亏密切相关。月郭满则血气实，肌肉坚，思维敏捷，情志稳定，体力充沛，这时人们可适度运动，增加工作时间或安排一些较艰巨的任务。月郭空则肌肉减，经络虚，体力减弱，反应迟钝，此时人们应减少活动，适当增加睡眠时间或安排一些较轻松的工作。

3. 从日节律来说，随着太阳的东升西降，人体的生理活动表现出昼夜节律，如阳气具有"平旦人气生，日中而阳气隆，日西而阳气已虚，气门乃闭"（《素问·生气通天论》）的变化规律，平旦、日中、日西、日暮是太阳周日视运动在不同位置上的时间段，人体阳气伴随着太阳的周日视运动而不断地调整着分布状态和分布的部位，阳气在白昼时段则分布并活跃于体表阳分，晚上则收敛并静藏于内脏阴分。如果阳气应当在外而不能在外充分发挥作用，或者应当内敛静藏而不能足够的闭藏时都属病态。若能掌握阳气昼夜分布状态和分布的部位并随时调整自己的生活起居，就能达到保养阳气的

笔记

77

养生要求；如果不能掌握并遵循阳气昼夜运行规律，就可能招致病痛。所以《黄帝内经》倡导"暮而收拒，无扰筋骨，无见雾露"的养生观，若"反此三时，形乃困薄"（《素问·生气通天论》）。

（二）适寒暑

适寒暑，主要是指适应自然界气候、气象的变化，趋利避害，与万物沉浮于生长之门。《吕氏春秋·尽数》指出："天生阴阳寒暑燥湿，四时之化，万物之变，莫不为利，莫不为害。圣人察阴阳之宜，辨万物之利以便生，故精神安乎形，而年寿得长焉。"并指出"大寒、大热、大燥、大湿、大风、大霖、大雾，七者动精则生害矣。"中医养生同样强调要充分发现并利用"四时之化""万物之变"对人体有利的因素，注意避开有害的因素，最大限度地发挥人的能动性，与万物一样在生长收藏的生命过程中生生不息，尽享天年。

《素问·至真要大论》说："夫百病之生也，皆生于风寒暑湿燥火。"《灵枢·四时气》也说："四时之气，各不同形，百病之起，皆有所生。"《素问·阴阳应象大论》直接指出："冬伤于寒，春必温病；春伤于风，夏生飧泄；夏伤于暑，秋必痎疟；秋伤于湿，冬生咳嗽。"四时之气引起的疾病，都是四时之气对人体脏腑经络气血影响的结果。

五脏的生理活动必须与四时气候的活动规律相适应。《素问·金匮真言论》说："五脏应四时，各有收受"，认为肝通于春气，心通于夏气，脾通于长夏之气，肺通于秋气，肾通于冬气。并进一步认识到人体各脏腑都是由气构成的，也就是说具有共同的精气基础，其区别是在不同时相中表现出来的"象"不同。正如《素问·平人气象论》所说：春"脏真散于肝"，夏"脏真通于心"，长夏"脏真濡于脾"，秋"脏真高于肺"，冬"脏真下于肾"，从而构建了中医学特有的四时五脏的"时脏"理论。

《黄帝内经》认为人体经络气血津液等的运行分布也随着四时气候的变化而发生相应的改变。如《素问·八正神明论》明确指出"天温日明，则人血淖液而卫气浮，故血易泻，气易行；天寒日阴，则人血凝泣而卫气沉"，说明人体气血在不同的气候变化条件下，其分布部位、分布状态及运行状况会有明显的差异，呈现出规律性的节律变化。而四时气候的寒热变化对人体津液的代谢及其输布状态亦有非常大的影响。《灵枢·五癃津液别》云："天暑衣厚则腠理开，故汗出……天寒则腠理闭，气涩不行，水下流于膀胱，则为溺与气"。提示人体津液在不同季节气候的寒热变化条件下，其分布部位及代谢状况亦会呈现出明显的变化规律。由此可见，人的各种生命活动都受到四时阴阳变化规律的影响，人们如果能顺从天气的变化，就能保全"生气"，延年益寿，否则就会生病或夭折。

（三）察地理

不同的地理环境及其空气、水源、阳光甚至气候等构成要素，均有可能对人的体质、寿命及疾病的发生造成影响。《吕氏春秋·尽数》对于不同水源的地方性疾病有专门的记载，《淮南子·地形训》有"暑气多夭，寒气多寿"的说法。《黄帝内经》也有多篇论述，指出了不同地域的养生方法。《素问·五常政大论》说："西北之气散而寒之，东南之气收而温之。"指出了我国不同地区地势和气候的差异，西北地区，地处高原，气候寒冷少雨；东南地区，地势低下，气候温暖潮湿。《素问·异法方宜论》中亦曾详细论述了地域方土不同，人受到不同水土性质、气候类型、生活条件、饮食习惯影响所形成的东、南、西、北、中五方人的体质差异及其特征。清代徐大椿《医学源流论·

五方异治论》指出:"人禀天地之气以生,故其气体随地不同。"一般而言,北方人形体多壮实,腠理致密;东南之人多体型瘦弱,腠理偏疏松;滨海临湖之人,多湿多痰。居住环境的寒冷潮湿,易形成阴盛体质或湿盛体质;温室厚衣,又可形成阳盛内热体质等,此时就应根据不同的体质选用不同的养生方法。

第二节　动静结合,形神共养

动静相随,形神相依,这种辩证统一的关系,决定了生命活动的平衡稳定与协调和谐。因此,中医养生必须动静结合、形神共养,以保持生命活动的和谐,达到健康长寿的目的。

一、动静结合

动与静,是自然界物质运动的两种基本形式,有动才有静,静中有动;有静才有动,动中有静。人体生命活动始终保持着动静和谐的状态,维持着动静对立统一的整体性,从而保证了人体正常的生理活动功能。如《素问·六微旨大论》云:"岐伯曰:成败倚伏生乎动,动而不已则变作矣。帝曰:有期乎? 岐伯曰:不生不化,静之期也。帝曰:不生化乎? 岐伯曰:出入废则神机化灭,升降息则气立孤危。故非出入,则无以生长壮老已;非升降,则无以生长化收藏。"深刻地揭示了动和静的辩证关系,并指出了升降出入是宇宙万物自身变化的普遍规律。《延年九转法·全图说》也说:"人身,阴阳也;阴阳,动静也。动静合宜,气血和畅,百病不生,乃得尽其天年"。由此可见,人体的生命活动就是动静统一的和谐体。如形属阴主静,是人体的物质基础,营养的来源;气属阳主动,是人体的生理功能,动力的源泉。又如五脏藏而不泻,主静;六腑泻而不藏,主动。人体有关饮食营养物质的吸收运化、水液的输布代谢、气血的循环贯注、废物的排泄以及物质和功能之间的相互转化等,都是在机体内脏功能动静协调之下完成的。只有动静结合,刚柔相济,才能保持人体阴阳、气血、脏腑等生理活动的协调平衡,人体才能充满旺盛的生命力。因此养生就要把"动"和"静"有机地结合起来,静以养神,动以养形,动静结合,形神兼养,这样生命活动才能协调统一,才能达到健康长寿的目标。

(一)动以养形

"生命在于运动",从生物学的观点讲,"用进废退",即人身经常使用的器官和系统会发达起来,不用的器官和系统就会逐渐退化。运动是维持和促进人体健康的基本因素,《吕氏春秋·尽数》说:"流水不腐,户枢不蠹,动也。形气亦然,形不动则精不流,精不流则气郁"。运动可以提高人体各组织器官的功能,促进气机通畅,气血调和、经络通达,九窍和利,从而增强人的体质,提高抗御病邪的能力,预防疾病的发生。早在数千年前,运动锻炼就已经成为强身防病的重要手段。在《黄帝内经》中就有"和于术数"的养生方法,倡导人们运用导引、吐纳等形式健身防病。相传"尧"的时代,人们就知道跳舞能够增强体质。《吕氏春秋》曾提到远古居民由于居住环境而易感寒湿痹痛之患者,懂得"作为舞以宣导之"。华佗创立的"五禽戏"就是模仿五种不同动物的动作,以活动肢体关节,达到强壮身体的作用。同时《黄帝内经》还告诫人们"不妄作劳""形劳而不倦",劳作及形体锻炼也要从实际出发,循序渐进,量力而行,适量有

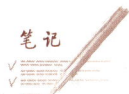

度,劳逸结合,避免过度疲劳和进行过量的运动,否则对身体有害无益,尤其是中老年人更应注意劳逸结合,使活动有益于身心。此即《备急千金要方·养性》中所告诫的,"养性之道,常欲小劳,但莫大疲及强所不能堪耳"。

(二)静以养神

静,主要指保持精神上的清静。心神为一身之统领,任诸物而理万机,具有易动难静的特点,故清静养神十分重要,"静则神藏",心静则神凝,神凝则心定,如此神藏而不妄耗。"躁则神亡",倘若心神过于躁动,神不内守,就可扰乱脏腑,耗伤精血,招致形体疾病的发生。故《黄帝内经》提出了"恬惔虚无"的养生防病思想,告诫人们应少私寡欲以养心神。

(三)动静适度

生命体的发展变化,始终处于一个动静相对平衡的自身更新状态中,"天下之万理,出于一动一静"(《类经附翼·医易》)。动为健,静为康,动静结合,刚柔相济,两者相辅相成。《黄帝内经》主张"不妄作劳",强调动静适度。"时行则行,时止则止,动静不失其时",如果"动失其时",就会造成人体的损害,如"久视伤血""久卧伤气""久坐伤肉"等。无论从事什么工作,都要适度而不宜太过,并保持充足的睡眠,通过静养来消除疲劳,恢复旺盛的精力。

实践证明,能将动和静,劳和逸,紧张和松弛处理得当,协调有方,则有利于养生。所以,动静相宜是养生的一大法则,人们需根据自身情况,衡量运动的力度与能量。身体强壮的人可以适度增加运动量,身体虚弱、体力较差的人则可以适度减少。年轻人以动为主,动中有静;中年人有动有静,动静相当;老年人以静为主,静中有动。同时,还要结合四季时令的更替、每日时辰的变化,灵活地控制运动量,如早晨先静后动以升发阳气,晚上先动后静以潜藏神气;春夏宜动,秋冬宜静。

二、形神共养

《黄帝内经》认为"形与神俱"是上古之人春秋百岁,尽终天年的根本保证。形神和谐是健康的表征,形神失调是疾病的标志。中医养生,无外养神和养形两端,两者不可偏废。形神兼养,是中医"形神合一"生命观的体现。

(一)形神合一

形神关系,是古代哲学广泛讨论的命题。中医受先秦哲学思想的影响,在继承先秦形神学说的基础上,深入分析形神的发生学基础和依存关系,形成了独具特色的"形神合一"的生命观,丰富和发展了形神学说。

《灵枢·天年》指出:"人之始生……以母为基,以父为楯,失神者死,得神者生。"人的生命由父母所生,但本质上是天地阴阳二气相合的结果。《灵枢·本神》篇指出:"天之在我者德也,地之在我者气也,德流气薄而生者也。故生之来谓之精,两精相搏谓之神。"人凭天地之气而享有生命,藉父母之精而产生形体。神与生俱来,随形而立,两者互依互存,肯定了形体是产生的基础,离开这个基础人之神则无法藉以存在。

"形具而神生",有了形体才有精神活动的展开。《灵枢·天年》说:"血气已和,荣卫已通,五脏已成,神气舍心,魂魄毕具,乃成为人。"先有血气脏腑等形体,继具神气魂魄,形神合一才能成为一个有生命活力的人。《黄帝内经》认为,神附于形,形依于神,相互依存,相互为用,密切联系,不可分割。人是形神相偕的统一体,神不能脱离形体而超然物外,形没有神的依附就徒存躯壳而已。《类经·针刺类》指出:"形者神之体,神者形之用。无神则形不可活,无形则神无以生。"高濂在《遵生八笺·延年却病笺》中指出:"人之所生,神依于形,形依于气。气存则荣,气死则灭。形气相须,全在摄养。设使形无所依,神无所主,致殂谢为命尽,岂知命者哉。"可见,形体离不开精神而存在,精神也离不开形体而存在。没有精神活动的形体和没有形体的精神活动都是不存在的。

形体的强壮与否决定精神的盛衰。《素问·六节藏象论》指出:"五味入口,藏于肠胃,味有所藏,以养五气,气和而生,津液相成,神乃自生。"《灵枢·平人绝谷》有:"神者,水谷之精气也。"清代医家张志聪亦指出:"盖本于先天所生之精、后天水谷之精而生此神。"所以人体若失去后天水谷的滋养,则神亦无从保存,可见,形体强弱直接决定精神的盛衰。《灵枢·营卫生会》说:"壮者之气血盛,其肌肉滑,气道通,荣卫之行不失其常,故昼精而夜暝。老者之气血衰,其肌肉枯,气道涩,五脏之气相搏,其营气衰少而卫气内伐,故昼不精,夜不暝。"可见,形体状况决定精神状况。

脏腑功能影响人的精神活动。《素问·宣明五气》记载:"心藏神,肺藏魄,肝藏魂,脾藏意,肾藏志。"神、魄、魂、意、志,名虽不同,但皆属人体之神的范畴,称之为五神。故人的精神、意志、思维活动是与整个人体生命活动的神气紧密相连的。王冰指出:"五藏,谓五神藏也。五神藏者,肝藏魂,心藏神,脾藏意,肺藏魄,肾藏志,而此成形矣。"《灵枢·平人绝谷》亦说:"五脏安定,血脉和利,精神乃居。"五脏是形体中的重要器官,它藉五神以成形,又是五神的重要载体,体现了生命活动的神机与脏腑密不可分的关系。五脏的功能正常与否直接影响人的精神,如《灵枢·本神》有"肝藏血,血舍魂,肝气虚则恐,实则怒……心藏脉,脉舍神,心气虚则悲,实则笑不休"。虽然《黄帝内经》对产生精神意识思维活动的具体部位模糊不清,对人脑的功能也缺乏深刻的认识,但五脏功能会影响精神,时至现代也是不可轻易否认的事实。

神为形之主导。形虽是神的载体,但神对形起主导作用,如《素问·五常政大论》曰:"根于中者,命曰神机,神去则机息。"张介宾在《类经·疾病类》中亦指出:"人之身体在外,五志在内,虽肌肉如故,而神气失守,则外虽有形,而中已无主,若彼此不相有也,故当死。"形和神两者关系密不可分,神去则生机灭,即人的生命也就停止了活动。

在复杂的生命活动中,担任统帅和协调作用的是心神,只有在心神的统率、调节下,各脏腑组织才能够齐心协力、有条不紊地发挥各种生理效应,生命才表现出协调统一的功能活动。所以《素问·灵兰秘典论》说:"凡此十二官者,不得相失也。故主明则下安……主不明则十二官危,使道闭塞而不通,形乃大伤",也正如张介宾所说:"神虽由精气化生,但统驭精气而为运用之者,又在吾心之神"。人体不但自身各部分之间保持着密切的相互协调关系,而且与外界环境(自然环境、社会环境)也有着密切的联系。保持机体内外环境的相对平衡协调,也是靠"神"来实现的,如《灵枢·本脏》所说:"志意者,所以御精神,收魂魄,适寒温,和喜怒者也……志意和则精神专直,魂魄不散,悔怒不起,五脏不受邪矣。寒温和则六腑化谷,风痹不作,经脉通利,肢节得安矣。"作为"志意"(神),不但承担协调内部脏腑功能、调摄七情魂魄的任务,还起到调节机体适应外环境变化,防止外邪入侵,保持健康的重要使命。所以说神为生命之主。

形与神俱是形神关系的最佳状态。《黄帝内经》认为神与形有机结合,相伴相随,俱生俱灭,只有形神相俱才成为一个真正的人。形与神俱是整个生命历程中生命存在的基本特征,也是尽天年的必要条件,当然也就成了养生的目标所在。如《素问·上古天真论》曰:"形与神俱而尽终其天年""形体不蔽,精神不散,亦可以百数"。形乃神之宅,是神的物质基础,只有形体完备,才能产生正常的精神活动;神乃形之主,是生命活动统帅,只有精神调畅,才能促进脏腑的功能活动,保持阴平阳秘的生理状态。所以无神则形不可活,无形则神无以附,两者相辅相成,不可分离,突出强调了形神合一的身心关系。

(二)形神共养

形神合一,两者相辅相成,不可分离,共同维持着人的生命活动。健康的形体是精神充沛、思维敏捷的物质保证;而充沛的精神和乐观的情绪又是形体健康的主要条件。中医养生重视形体与精神的整体调摄,提倡形神兼养,养神为上。

养形,就是摄养人体的内脏、肢体、五官九窍及精气血津液等。形乃神之宅,保养形体是非常重要的,形盛则神旺,形衰则神衰,形体衰亡,生命便可告终。《黄帝内经》提出了很多养形的方法,如《素问》的《上古天真论》《四气调神大论》《生气通天论》等所述调饮食、节劳逸、慎起居等养生的方法,多属养形的内容。

《黄帝内经》之后,中医养生创立了很多形体调养的方法,以增强体质、保养精力。大体可以分为动养、静养、食养和药养等几个方面。动养,就是通过形体运动锻炼,使关节灵活、经络疏通、气血流畅、机体活跃的方法,诸如传统的行气导引、按摩推拿之术及现代的各种体育运动等;静养,就是使形体得到充分休息,或恢复体力精力,运动量较小,相对静缓的调养方法,如传统的调息静坐、存思守一之术及现代的冥想默坐等;食物药物调养则重在保养精血,《景岳全书》说:"精血即形也,形即精血",《素问·阴阳应象大论》亦指出:"形不足者,温之以气;精不足者,补之以味",告诉人们可运用药物调补或饮食调养来温补阳气,滋养精血,保养形体。

养神,亦称调神。调神,指调摄人的精神情志意识思维活动,去掉过多的嗜欲和名利思想,乐观旷达,轻松愉快,使内心保持恬惔平静的状态,即精神内守,最终达到"乐恬惔之能,从欲快志于虚无之守,故寿命无穷,与天地终"(《素问·阴阳应象大论》)的目的。

调神摄生的方法也很多,可以从多方面入手。一是清静养神,无忧无虑,静神而不用,保持精神情志的淡泊宁静状态,减少名利和物质欲望,和情畅志,使之平和无过极。二是四气调神,顺应一年四季阴阳之变调节精神,使精神活动与五脏四时阴阳关系相协调。三是行气导引,通过调身、调心、调息等环节,对神志、脏腑进行自我锻炼。四是修性怡神,通过多种有意义的活动,如绘画、雕刻、下棋、音乐、书法、养花、垂钓、旅游等,培养自己的情趣爱好,陶冶情操,使精神有所寄托,达到移情养性、调神健身的目的。五是养心安神,由于"心藏脉,脉舍神"(《灵枢·本神》),"心者,君主之官"(《素问·灵兰秘典论》),"心者,五脏六腑之大主"(《灵枢·邪客》),故《黄帝内经》调神的首务是养心,只有"主明则下安,以此养生则寿""主不明则十二官危,使道闭塞而不通,形乃大伤,以此养生则殃"(《素问·灵兰秘典论》)。

养神和养形有着密切的关系,两者不可偏废,要同时进行。养形调神,守神全形,使得形体健壮而精神充沛,最终达到"形与神俱,而尽终其天年"的养生目的。

第三节　保养精气,调和脏腑

精和气是生命活动的物质基础,脏腑是人体强壮的根本所在。只有精气饱满,脏腑坚固,人体生命才能健康存续。因此,保养精气,调和脏腑,是中医养生的重要原则和核心任务。

一、保养精气

精、气、神是人体生命活动的三大根本因素,被称为人身三宝,既禀受于先天,又养育于后天,决定人体的生殖、生长和衰老,其重要性不言而喻。《灵枢·经脉》云:"人始生,先成精",《素问·金匮真言论》亦云:"夫精者,身之本也"。精,是生命之源,是构成人体的基本物质,也是贯穿于人生全程各种生命活动的物质基础。气为生命活动的原动力,气乃精之所化,精为气之本。即李杲在《脾胃论》中所说:"气乃神之祖,精乃气之子。气者,精神之根蒂也,大矣哉! 积气以成精,积精以全神。"说明精气充足才能神识健全。汪绮石《理虚元鉴·心肾不交论》说:"以先天生成之体质论,则精生气,气生神;以后天运用之主宰论,则神役气,气役精。"只有精气充盈,神气旺盛,身体才能健康无病,延年益寿才有希望。因此,保养精气这一理念,受到《黄帝内经》及后世医家的高度重视。

(一)保养肾精

肾主藏精,肾精是决定人寿夭的关键。肾精充旺,则人不易衰老,长生久视;肾精亏竭,则人易衰老,横夭莫救。而且肾精能生髓,脑为髓海,主持精神思维活动,所以肾精充足,则生髓功能旺盛,人的精神思维活动正常,思维敏捷,博闻强志。所以养生要注重保养肾精,如《韩非子·解老》云:"身以积精为德,家以资财为德。"明代张介宾《类经》指出:"善养生者,必宝其精,精盈则气盛,气盛则神全,神全则身健,身健则病少,神气坚强,老而益壮,皆本乎精也"。保养精气,关键要做到节欲保精、补精益精两个方面。

积精保精:人应尽量少用肾精,保证肾精的完整,即使使用,也应小心节制,切不可挥霍。《素问·上古天真论》指出人如果"以酒为浆,以妄为常,醉以入房,以欲竭其精,以耗散其真",则会"半百而衰",原因正是"不知持满",即没有注意保持肾精的盈满。《素问·阴阳应象大论》还强调要运用"七损八益"的房室养生术补益精气,避免肾精亏耗。《黄帝内经》节欲保精的原则对后世影响很大。汉代张机《金匮要略》要求"房室不令乏竭",以保精气;唐代孙思邈《备急千金要方》具体介绍了节欲保精的方法;元代朱震亨在其《格致余论》中专门撰有《色欲箴》,规劝世人节欲以保全肾精;其目的都是为了防止肾精耗伤而保持其充盈,以固健康长寿的根本。积精保精必须通过避外邪、慎起居、调饮食、和情志、节房事等环节才能得到。所以孙思邈提出养生者应做到"少思、少念、少事、少语、少笑、少愁、少乐、少喜、少好、少恶、少欲、少怒",即是通过日常生活行为的节制来顾护肾精。而性生活是最耗肾精的,所以应该注意不要过早地结婚,因为"破阳太早,则伤其精气"(《三元延寿参赞书》)。而婚后性生活也不应太过频繁,以不影响生活、工作为宜。随着年龄的增大,性生活也应逐渐减少。

补精益精:肾精作为人进行生命活动的重要物质,即使再节省,消耗也无可避免,所以人应在日常生活多注意对肾精的补益,以保障肾精的充足。既可以选择服食黑芝麻、黑豆、紫河车、熟地、枸杞子及左归丸、右归丸等可以补肾填精的食品和药品,也可以选择艾灸或按摩关元、肾俞、涌泉等有补肾益精作用的穴位,还可以选择一些有补肾作用的导引气功方法。需要注意的是,这些方法都应该在懂得中医养生的有资质的中医师的指导下进行。

(二)调养真气

明代陈继儒在《养生肤语》中说:"天地以气生人,故一日一时未尝能离乎气。鱼之在水,两腮翕动,无有停时;人在宇宙间,两鼻翕张,亦无有停时,所以统辖造化之气,人赖之以生也……故知人生天地间,虽可见者形,所以能长久者气。"人在气交之中,无时无刻不与气交通流转,如鱼似水。因此,气是人体生命化生、成长、发展的第一要素。刘完素《素问玄机原病式》指出:"夫气者,形之主,神之母,三才之本,万物之元,道之变也。"故元阳子解《清静经》曰:"大道无形,非气不足以长养万物,由是气化则物生,气变则物易,气甚则物壮,气弱则物衰,气正则物和,气乱则物病,气绝则物死。"清代黄宫绣《本草求真》明确指出:"气者,人身之宝,凡五脏六腑,筋骨皮肉,血脉,靡不本气以为迭运,则气关人甚重。"正因为气对人体生命如此重要,所以万全《养生四要》提出:"善养生者,必知养气。能养气者,可以长生。"

养气最关键的是调养真气。真气是维护人体生命活动之气的统称,由先天元气和后天水谷精气所化生。《灵枢·刺节真邪论》指出:"真气者,所受于天,与谷气并而充身也"。当然,人体之真气,又与先天之元气的充实与否至关密切。保养真气的重点首先在于保养元气。《寿亲养老新书》说:"人由气生,气由神往,养气全神,可得真道。凡在万形之中,所保者莫先于元气。"《素问·上古天真论》强调养生要使"真气从之"。所谓"从之",当理解为"充足、调顺";只有真气充足,运行调顺,才能温煦五脏,抵御外邪,使病无由生。历代养生家和医家都非常重视调养真气。如汉代王充《论衡·气寿》说:"气薄则其体弱,体弱则命短"。《太平御览·养生》认为人"因气而衰,因气而荣,因气而死,因气而生"。金代刘完素《素问元气五行稽考》则直言:"元气固藏,富贵寿考"。这些论述都反映了调养真气的重要意义。

调养真气包括养气和调气。一是养气,就是保养真气,使之充盛而不损耗,具体途径包括顺应四时、谨慎起居以固阳气,节制房事以巩固肾气,调理饮食以补脾胃后天之气。此外,许多养生名家还提出节情志、省言语可以养气之说,证之于古今长寿老人的养生实践,确为经验之谈。《黄帝内经》对如何保养真气虽无系统论述,但通过其对有关真气的作用及病理的论述,结合后世医家的阐发,仍可悟出其养气的旨义。二是调气,是指通过呼吸之气的调节来促进真气的运行。呼吸之气的调节在气功中称为调息。《素问·上古天真论》《素问·刺法论》等篇载有"呼吸精气"等以调息为主的养生方法。明代袁黄《养气》明确提出"养气者,须从调息起手。"因为肺主一身之气,司呼吸,宗气积于胸中,通过呼吸吐纳,可以调理肺气,使气机协调,经脉畅通,真气能周流全身而发挥其生理功能。除气功之外,按摩、针灸、健身操等均重视调节呼吸之气,以达到真气的流通。

上述保精养气的摄生原则,在摄生过程中是互相联系、互相促进的。总的来说,保精可以生气,养气可以全神。故刘完素《素问玄机原病式·火类》说:"是以精中生气,气中生神,神能御其形也"。明代张介宾《类经》也认为"精盈则气盛,气盛则神全"。而心神宁静又可以保养元气,促进精的化生和固藏。所以,养生应精气神三者兼养,正如明代龚廷贤在《寿世保元·老人》中所要求的"惜气存精更养神"。

二、调和脏腑

调和脏腑既是养生的出发点,又是其归结处。养生的诸多方法都是以脏腑为基点而展开的,同时,各种养生方法的最终目的或效验,都是要使脏腑坚固、精神饱满、气血平和,即要使生命的基础得以巩固加强,使五脏六腑的生理功能得以正常发挥。

调和脏腑的基本原则,就是要遵从脏腑的生理规律,保持脏腑功能的稳定协调,顺应四时阴阳的变化,以保证生命活动的正常进行。

人体的生命活动基于脏腑功能而展开。总体来说,五脏主藏精,六腑主化物;五脏以守为功,六腑以通为用。脏腑的功用,因其本性,各有所司,不仅所藏所主不同,所喜所恶亦自有别。人体脏腑的生理功能虽各有不同,但都在同一个有机的整体中彼此相应,互相配合,共同完成受纳水谷、化生气血、藏守精气等各种生理活动。调和脏腑,就是要以脏腑的生理特性和功能为出发点,顺应其本性,根据其特点,采取相应的方法措施。

(一)调养五脏

五脏是生命的基础,是身体强壮的根本。《素问·脉要精微论》说:"五脏者,身之强也""得强则生,失强则死"。《云笈七签》认为:"夫生之成形也,必资之于五脏,形或有废,而脏不可阙;神之为性也,必禀于五脏,性或有异,而气不可亏。"又称"人有五脏,生养处其精神。故乃心藏神,肺藏气,肝藏血,脾藏肉,肾藏志。""心者,生之本,神之处也;肺者,气之本,魄之处也;肝者,罢极之本,魂之处也;脾者,仓廪之本,荣之处也;肾者,封藏之本,精之处也。至于九窍施为,四肢动用,骨肉坚实,经脉宣行,莫不禀源于五脏,分流于百体,顺寒暑以延和,保精气以享寿。"因此,中医养生保健的核心内容就是调养脏腑,使"五脏所藏""五脏所主"功能正常。《金匮要略·脏腑经络先后病脉证》称:"若五脏元真通畅,人即安和。"

五脏调养中,尤其需要重视对肾和脾的调养。

肾为先天之本,内寓元阴元阳,是元气、阴精的生发之源,生命活动的调节中心。肾中精气阴阳的盛衰,直接影响并决定人的生长发育和衰老过程。可以说衰老最根本的原因是肾气虚衰。肾气充足,则精神健旺,身体健康,寿命延长;肾气衰少,则精神疲惫,体弱多病,寿命短夭。正如《医学正传》所说"肾元盛则寿延,肾元衰则寿夭。"

脾为后天之本,主运化水谷精微,是气血生化之源。《景岳全书》称:"脾为土脏,灌溉四旁,是以五脏中皆有脾气,脾胃中亦有五脏之气,此其互为相使……故善治脾者,能调五脏,即所以治脾胃也。"《素问·太阴阳明论》指出:"脾者土也,治中央,常以四时长四脏,各十八日寄治,不得独主于时也"。人出生以后,各组织器官必须依靠脾的吸收和转输,才能维持正常生理功能。脾的消化吸收功能健全,不断供给周身营养物质,才能满足人体生长发育的需要。反之,则易早衰。如《景岳全书》指出:"后天培养者,寿者更寿;后天斫削者,夭者更夭。"

因此,人的生命活动根基在肾,保障在脾,先后天相互资助,互相促进,在人体生命活动中共同发挥重要作用。如果先天不足,但得到后天的保养,就可以弥补先天而增寿;若先天充足,而后天调摄不当,亦难延寿命。因此养生保健,调养脏腑,应着眼于两个根本,以脾肾为先,既要顾护肾脏,又要调理脾脏,使精髓足以强中,水谷充以御外,这样才能使人体各脏腑功能强健,气血阴阳充足,而达健康长寿之目的。

(二)调畅六腑

六腑是人体受盛和传化水谷的器官。六腑以通为用,以通为顺,以降为和。六腑的通畅和功能协调是人体健康的重要保证。六腑与五脏紧密配合,构成一个有机整体,相互依存,相互协调,共同作用,维系和完成人体的生命活动。《备急千金要方·肝脏脉论》指出:"夫人禀天地而生,故内有五脏、六腑、精气、骨髓、筋脉,外有四肢、九窍、皮毛、爪齿、咽喉、唇舌、肛门、胞囊,以此总而成躯。故将息得理,则百脉安和;役用非宜,即为五劳七伤六极之患。"

脏腑的功能活动是一个复杂有序的内调节系统,有着高度的自稳定机制。无论是五脏之间,还是六腑之间,抑或脏与腑之间,均存在相互生成相互制约的关系,从而维持脏腑的协调平衡。脏腑调养,有"维稳"和"纠偏"两个方面的指向。"维稳",就是要加强巩固脏腑的协同平衡作用,提高机体新陈代谢的活力。"纠偏",就是当脏腑之间失常,出现某种偏颇的时候,要根据生克制化的关系来予以调整。这种正反相成的脏腑协调,是一种综合的养生措施。可以通过情志调摄、起居节度、饮食管理、导引按摩、药物保养等多种途径、多种方法来实现。

第四节　三因制宜,综合调养

人类生活在天地之间,是天地自然的产物,正如《素问·宝命全形论》所说:"人生于地,悬命于天,天地合气,命之曰人"。同时,自然也为人类的生活提供了基本保障,《素问·六节藏象论》指出:"天食人以五气,地食人以五味。五气入鼻,藏于心肺,上使五色修明,音声能彰。五味入口,藏于肠胃,味有所藏,以养五气,气和而生,津液相成,神乃自生"。因此,中医学认为,不仅人体是一个有机的整体,而且人与自然也是一个有机的整体。由此可见,人的生命健康和疾病的发生、传变、预后等必然受到多种因素的综合影响,如季节气候、地域环境、人的年龄、性别、体质等。所以,中医养生需要充分认识这些因素,遵循三因制宜,综合调养的基本原则。

一、三因制宜

三因制宜即因时、因地、因人制宜,依据时间、空间和个体的不同制定不同的养生策略以调养身心,是中医养生学整体动态观念的体现。早在《黄帝内经》中就有相关论述,如《四气调神大论》的因时制宜养生、《异法方宜论》的因地制宜养生、《逆顺肥瘦》的因人制宜养生等。

（一）因时制宜

自然界有阴阳规律性的周期变化，表现为时间节律性。而阴阳动态的消长变化表现为年、月、日节律性周期变化特点。因时制宜就是要依据自然界年、月、日节律性周期变化和气候环境变化特点，确定适宜的中医养生方法，这些方法主要包括四季调养、月令调养和昼夜调养等。

1. 四季调养　四季调养，又称四时调养，是指根据四季春温、夏热、秋凉、冬寒的节律性变化，调整饮食、起居与情志等生命活动方式，以达到养生保健、防止疾病传变和复发的目的。春夏之时，自然界阳气逐渐增长，阴气逐渐消减，则日照时间逐渐增加，气候逐渐变为温热；秋冬之时，自然界阳气逐渐消减，阴气逐渐增加，则日照时间逐渐变短，气候逐渐变为凉寒。这种四季气候的变化，对人体的生理功能、病理变化均能产生影响，因此中医养生必须以顺应四时阴阳的变化规律为基本原则。《灵枢·本神》说："故智者之养生也，必顺四时而适寒暑……如是则僻邪不至，长生久视。"这是中医"天人相应"观点的体现。

《素问·四气调神大论》云："夫四时阴阳者，万物之根本也。所以圣人春夏养阳，秋冬养阴，以从其根，故与万物沉浮于生长之门。逆其根，则伐其本，坏其真矣。"通过春、夏季养生、养长以蓄养阳气，秋、冬季养收、养藏以蓄养阴气，全面顺应四时阴阳的变化，从而达到养生保健的目的。人类适应自然环境的能力是有一定限度的。如果气候剧变，超过了人体调节功能的一定限度，或者机体的调节功能失常，不能对自然变化作出适应性调节时，人体就会发生疾病而危及生命。一些多发病、流行病有明显的季节倾向，如《素问·金匮真言论》所说："春善病鼽衄，仲夏善病胸胁，长夏善病洞泄寒中，秋善病风疟，冬善病痹厥"。为针对性地预防季节多发病，应做到《素问·上古天真论》所阐述的"虚邪贼风，避之有时"，并依据这类病证多有季节性发病的特点，重点加以防范。

如果已经发生疾病，也应根据季节的不同，有针对地采取措施，防止疾病的传变或复发。如张仲景在《金匮要略》中云："夫治未病者，见肝之病，知肝传脾，当先实脾，四季脾旺不受邪，即勿补之；中工不晓相传，见肝之病，不解实脾，惟治肝也。"阐述高明的医生治疗肝病常结合运用补益脾气的方法，这是因为肝病易传之于脾，在还未传变至脾时预先补益脾气的方法，即是治未病。而四季末的最后十八天是脾土当令的时间，此时可以不用补益脾气的方法。此外，某些慢性疾病，往往在季节更迭时复发或加剧。如哮喘等病证常在冬季气候寒冷时发作或加重，此类患者大多是阳虚体质，可采用中医三伏贴这种冬病夏治的治未病方法。夏季三伏期间是一年中阳气最旺盛的时候，在三伏天进行穴位贴敷治疗，最易扶助和恢复人体阳气，加强卫外功能，达到增强体质的效果。

2. 月令调养　月令调养，是指根据月令变化，制定适宜的养生调护方法。一月当中按照月相的变化可分为朔月、上弦月、满月、下弦月四个时期。不同月相对人体气血运行有明显的影响。正如《素问·八正神明论》云："月始生，则血气始精，卫气始行；月郭满，则血气实，肌肉坚；月郭空，则肌肉减，经络虚，卫气去，形独居。是以因天时而调血气也。是以天寒无刺，天温无疑。月生无泻，月满无补，月郭空无治，是谓得时而调之。因天之序，盛虚之时，移光定位，正立而待之。"即在满月时人体气血相对旺盛，此时应慎用补法;朔月时人体气血相对亏虚,此时应慎用泻法。因此在养生保健时,应考虑到月令变化对人体生理和病理的影响。如女子月经与气血关系极为密切,受月令影响较大。故在调理女性月经时,可以参照月经的周期节律及月令对气血的盛衰变化影响。

3. 昼夜调养　昼夜调养,是指根据昼夜的更迭变化,制定适宜的身心养护方法。一天之中昼夜阴阳的变化影响着人体脏腑功能、气血运行及病情变化。《素问·生气通天论》详述了人体的阳气昼夜消长的规律,曰:"阳气者,一日而主外,平旦人气生,日中而阳气隆,日西而阳气已虚,气门乃闭。是故暮而收拒,无扰筋骨,无见雾露,反此三时,形乃困薄"。说明人体阳气的运行具有清晨生发、中午隆盛、傍晚收敛、夜半潜藏的特点,如果在夜晚频繁地扰动阳气,如长期熬夜、剧烈运动、深夜外出,或被外邪侵袭等,日久就可能损伤人体阳气,影响人体健康。所以应根据昼夜更迭阴阳变化对人体的影响,合理安排工作、学习和休息时间。

在病理变化上,一般而言,大多数疾病白天病情较轻,傍晚加重,夜间最重,呈现出周期性的起伏变化。《灵枢·顺气一日分为四时》记载:"朝则人气始生,病气衰,故旦慧;日中人气长,长则胜邪,故安;夕则人气始衰,邪气始生,故加;夜半人气入脏,邪气独居于身,故甚也。"因此,防治疾病时应根据昼夜阴阳消长的规律,结合人体气血的消长变化,采取适宜的养生方法,往往可以事半功倍。如针灸学中根据人体脏腑功能和经络气血的昼夜运行规律,创立"子午流注针法",就是昼夜调养原则的体现。

(二)因地制宜

地域环境有地区气候、地理环境和人群生活习惯的差异,其地势海拔、气候特点、物产资源、经济状况、社会治安、文化风俗、宗教信仰等不同,造成不同地域的居民在生理、体质上的不同特点。比如我国东南方气候多湿热,人体腠理多疏松,体格多瘦削;西北地处高原,气候多燥寒,人体腠理多致密,体格多壮实。地理环境不同,还造成不同地区的发病情况也不尽一致。因地制宜就是要选择有利于个体健康或疾病向愈的外部地理环境,尽量避开不利于个体健康的外部地理环境,采取适宜的调摄方法,以达到保养生命、维护健康等目的。因地制宜,主要包括适应当地环境、优化生活环境和防治地方病证三个方面。

1. 适应当地环境　中医学非常重视地域环境对人体体质乃至病理变化的影响。《素问·异法方宜论》云:东方是"天地之所始生也,鱼盐之地,海滨傍水";西方是"金玉之域,沙石之处,天地之所收引也";北方是"天地所闭藏之域也,其地高陵居,风寒冰冽";南方是"天地所长养,阳之所盛处也,其地下,水土弱,雾露之所聚也";中央地区"其地平以湿,天地所以生万物也众"。这些记载今天依然比较符合我国大部分地区的地理气候特点。人们长期生活在特定地理环境之中,逐渐形成了功能方面的适应性变化。一旦易地而居,环境突然改变,个体生理功能难以迅即发生适应性变化,故初期会有不适感,有的甚至会因此而发病。所谓"水土不服",指的就是这种情况。因此,一旦迁入新的环境,应积极调整自己的身心状态,迅速适应当地的气候特点、饮食习惯、法律规范、人文风俗等环境。

2. 优化生活环境　中医养生要根据不同的生活环境,采取不同的养生保健和预防措施,使人体与所在的生活环境相适应。必要时还应主动采取措施,改良或优化所处的生活环境,以利于养生保健。要尽量选择光照充足,空气流通洁净,优美安宁的生活环境,避免过度潮湿,尽量避开污染。

如果生活环境在某些方面有所欠缺,又可发挥主观能动性,采取措施消除或者减少不良环境对人体健康的影响。如秋冬季节部分城市容易出现雾霾天气,个人应尽量减少外出,外出时要佩戴口罩。同时,可以选择中午阳光较充足、污染物较少时开窗换气;也可在工作场所、家庭住宅等应用净化空气的设备,以优化生活环境,防止对人体健康产生不良影响。此外,如果某些环境不利于病证的防护,若条件允许,应尽量改善或避开这种不良环境。如心阳虚证患者,在北方冬季寒冷时容易出现胸闷心痛、心悸怔忡、恶寒肢冷、体倦乏力等表现,甚至诱发宿疾。此时,可在天气转凉时做好居室的防寒保暖措施,或选择在冬季暂时迁往南方气候温暖的地区过冬疗养,待天气转暖后再迁居回原处。

3. 防治地方病证　不同地理环境的差异造成一些地方多发病或流行病的发生。因为地域气候特点、饮食结构及生活习惯不同,造成某些病证具有地区多发的特点。若认识到病证的地域性特点,就可以依此来指导中医养生。如我国古代中原地区多为平原,降雨量丰沛,物产丰富,居民生活安逸少劳,易发四肢痿弱无力,手足厥冷不温等病证,可以使用导引、按摩等方法以强身健体,防止病证的发生、发展。再如现代研究发现,人的生长和发育与一定地区的化学元素含量有关,人体从环境摄入的元素量超出或低于人体所能适应的变动范围,就会患化学性地方病,而地方性甲状腺肿就与缺碘有密切关系,其发病率与含碘量成反比,这多见于远离沿海及海拔高的山区,可以采取摄取碘盐的方法以预防其发生。

(三)因人制宜

因人制宜就是要根据人的年龄、性别、体质等个体差异,确定适宜的身心养护方法,以达到保养生命、防止疾病传变和复发等目的。

1. 年龄　人体脏腑气血功能随年龄增长而发生不同的变化,进而影响人体对维护自身健康的反应能力。如小儿生机旺盛,但气血未充,脏腑娇嫩,患病易寒易热,易虚易实,故小儿治未病应以养护为主,若需用药,剂量宜小,一般不用峻泻、涌吐以及大温大补的食物或药物;青壮年人气血旺盛,发育成熟,脏腑功能趋于稳定,对各类疾病的抵抗力也强,一般情况下无需频用补益之品,用药禁忌相对较少,攻邪药使用较多。而老年人生机减退,气血亏虚,平时以养护为主,若需用药则剂量要比青壮年人小,并宜多用补益药,慎用祛邪峻猛药。正如明代医家吴有性在《温疫论·老少异治》所述:"凡年高之人,最忌剥削,设投承气,以一当十;设用参术,十不抵一。盖老年营卫枯涩,几微之元气易耗而难复也。不比少年气血生机甚捷,其势淳然,但得邪气一除,正气随复。所以老年慎泻,少年慎补,何况误用耶?万有年高禀厚,年少赋薄者,又当从权,勿以常论。"

2. 性别　男女性别不同,各有其生理和病理特点。许叔微《普济本事方·妇人诸疾》指出:"男子以精为主,女子以血为主"。男性以精为本,其生理特点主要是生精、排精,与肾关系密切,而男子疾病的发生多与肾精亏损有关,故在养生方面应注重保精补肾;女性以血为本,尤其是育龄期的女子在生理上有经、带、胎、产、乳等特点,多涉及血,与肝的关系密切,而女子疾病的发生也多与肝有关,故在养生方面应多注重补血活

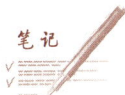

血,养肝疏肝。亦如费伯雄《孟河费氏医案·妇科》所说:"男以肾为先天,女以肝为先天"。

还有,女性具有情感丰富、情不自制的心理特点,精血神气颇多耗损,极易患病早衰。《备急千金要方·妇人方》中云:"妇人之别有方者,以其胎妊、生产、崩伤之异故也",又云:"女人嗜欲多于丈夫,感病倍于男子,加以慈恋爱憎,嫉妒忧恚……所以为病根深,疗之难瘥。故养生之家,特须教子女学习此三卷妇人方,令其精晓"。做好女性的养生,不仅可以延续她们的自身寿命,还能够保证子孙后代的体质和智力发展。为了预防并减少女性疾病的发生,维护女性的健康长寿,除了注意一般的养生外,还须注重经期、孕期、产褥期、哺乳期及更年期的养生。

3. 体质　体质是指形成于先天、定型于后天的个体在形态结构、生理功能和心理因素方面综合的、相对稳定的特性。体质形成的基本要素是先天禀赋,并受后天因素的影响,是在生长、发育和衰老过程中所形成的相对稳定的特性,通过形态、功能和心理活动的差异性表现出来。不同个体在体质上存在各自的特点,故应根据个体的体质特点,有针对性地采取适宜的养生方法。

人的体质有强弱之分,亦有阴阳偏颇之异。中医养生主要通过饮食有节、合理运动、精神调摄等方法来增强人体体质,协调人体的阴阳平衡,以适应自然变化,增强机体抗病能力。对于体质偏颇之人,通过体质辨识,针对不同体质,运用相应的调养保健措施调整体质,在疾病未形成之前,对可能导致疾病的各种原因,采取针对性预防措施,从而达到防控疾病、维护健康的目的。如对偏于阳盛或阴虚之体,应慎用辛温燥热的食物或药物;对偏于阳虚或阴盛之体,慎用寒凉伤阳的食物或药物等。

二、综合调养

人体是一个有机整体,人的生命与所处的自然环境息息相关,各个环节互相协调一致,方可保证整体生命活动的正常进行。所以,中医养生必须从人体全局着眼,注意到生命活动的各个环节,全面考虑,综合调养。中医养生方法众多,不同的方法作用于人体不同的系统、层次,具有不同的效能。恰如李梴在《医学入门·保养说》中所说:"避风寒以保其皮肤、六腑""节劳逸以保其筋骨五脏""戒色欲以养精,正思虑以养神""薄滋味以养血,寡言语以养气"。所以,中医养生应综合各种方法,按照生命活动的自然规律,注重动静结合、劳逸适度、补泻兼施、形神共养。它在强调全面、协调、适度的同时,也强调养生要有针对性,即根据实际情况,具体问题,具体分析,不可一概而论,要结合因人制宜、因时制宜、因地制宜等原则。《太平御览》云:"凡养生者,欲令多闻而贵要,博闻而择善,偏修一事,不足必赖也。"从整体着眼,对人体进行全面调理保养,使人体内外协调,适应自然变化,增强抗病能力,避免出现失调、偏颇,达到人与自然、体内脏腑气血阴阳的平衡统一,这便是综合调养。某些仅凭施行单一方法而想获健康长寿,或者促进疾病康复的认识,都忽略了人自身是一个有机的整体,人与所处的自然环境也是一个有机的整体的生命特点,违背了中医养生综合调养的基本原则。运用综合调养原则需注意以下几个方面。

(一)统筹全局,行之得其所宜

综合个人实际情况,包括各种外界因素和个人健康状况,选择适宜的养生方法,并跟随外界与人体变化而做出适应性的调整，以使日常行为有利于维护、促进健康，尽量避免不利影响，这也是因人制宜、辨证调理思想原则的具体体现和运用。

（二）杂合以养，贵在和于术数

明白各种养生方法的适应范围，根据自身情况，选用多方面、多层次的综合养生调护方法，亦即"杂合以养"，然而并不是所有适合的方法都需要运用。当不同的方法一起运用时，需整体筛选、合理安排，调和不同的养生保健方法，即"和于术数"。

（三）行于平常，要以通权达变

一般养生方法对人体的影响较为平和，需持之以恒，通过长期锻炼和修习后，效果方可渐现。然而人们处于社会之中，不免要随顺适应社会环境，所谓"任其服，乐其俗"，需要将这些方法恰当地运用于日常生活，亦即"和其光，同其尘"。同时，注意不要矫揉造作，过分强调外在养生保健形式，陷于享乐主义或追求养生不切实际的想法，以致"生生之厚者"反以害生。

（四）调之有度，谨守中庸之道

养生保健对身体的益处毋庸置疑，然而养生保健对人体阴阳气血的调节也要有一定限度，要"以平为期"，亦即矫正人体之偏而勿使太过不及，贵在使其达到"中和"有序状态，正如《素问·至真要大论》谓"久而增气，物化之常也。气增而久，夭之由也。"例如，采用药膳调养本身可以促进健康，但若不加节制，服用过量或时间过长则会造成阴阳偏倾，反而达不到养生的目的。

第五节　全程养护，高质生活

人的生命要经过生长壮老不同的年龄阶段，各阶段各有不同的特征。如《素问·上古天真论》中记载了女子以七年为一个周期，男子以八年为一个周期，女子从七岁至四十九岁，男子从八岁至六十四岁这一年龄阶段人的天癸的生命过程；《灵枢·天年》中详细描述了人以十年为一个周期，从出生到百岁的生命过程，探讨了脏腑、气血盛衰与人生长壮老已的关系。中医养生是针对人全生命周期，追求至高品质生活的养护行为，贯穿于人生命形成至生命消亡的全过程。由于不同生命年龄阶段，人体的生理状态与疾病发生、发展和转归有不同特点，所以中医养生还需根据不同的年龄阶段，采取相应的养护方法，以达到保养生命，防止病情传变和复发以促进人体健康，并达到高质生活的目的。

一、全程养护

结合古代医家的认识，及当今对年龄段的划分标准，可将人的一生分为五个大的年龄段，即胎儿期（出生前）、未成年期（0~17周岁），青年期（18~40周岁），中年期（41~65周岁），老年期（66周岁以上）。根据人体各年龄阶段的生理特点、心理状态以及学习、生活、工作等差异，中医养生所采取的养护理念与措施亦应随之而变。

（一）胎儿期养护

胎儿期，又称胎孕期，是从父母生殖之精结合到小儿出生为止的一个阶段，共约

40周(属于虚岁范畴)。在小儿出生前,应在中医养生理论指导下,做到优生优育。宋代《小儿卫生总微方论·禀受论》云:"人禀父母精血化生……人之禀赋,自受气至胎化,自成形至生养,亦皆由焉"。明代张介宾特别强调胎孕养生保健的重要性,他在《类经》中指出:"凡寡欲而得之男女,贵而寿,多欲而得之男女,浊而夭",告诫为人父母者,在怀孕前就应当重视节欲保精,这样子代出生后体质强壮,脏腑功能强盛,生长发育正常;否则可能造成子代先天禀赋不足,体弱多病,生长发育迟缓或先天性生理缺陷和遗传性疾病等。明代万全《万氏妇人科》则对胎孕期妇女的摄生调护进行了简要概括,说:"妇人受胎之后,所当戒者,曰房事,曰饮食,曰七情,曰起居,曰禁忌,曰医药。须预先调养,不可少犯,以致伤胎难产,且子多疾,悔之无及。"其中,历代医家及养生家都特别注重胎教的实施,即《妇人大全良方·胎教门》所说:"自妊娠之后,则须行坐端严,性情和悦,常处静室,多听美言,令人讲读诗书,陈礼说乐。耳不闻非言,目不观恶事,如此则生男女福寿敦厚,忠孝贤明。"

(二)未成年期养护

未成年期是指人的身心发育尚不完善的一个年龄阶段,也是身心发育处于一个由不成熟向成熟的过渡时期。未成年期,又可分为婴幼儿期(0~3周岁)、童年期(4~12周岁)和少年期(13~17周岁)。

1. 婴幼儿期　婴幼儿期,可分为婴儿期(0到1周岁)和幼儿期(1到3周岁)。一般婴儿期以母乳为主食(4~6个月后逐渐添加辅食),幼儿期以成人食物为主食。婴幼儿是一个重点养护群体,明代医家万全在总结婴幼儿的调养要点时指出:"若要小儿安,三分饥与寒",意思是说要确保小儿平安健康,就不能给孩子吃得过饱、穿得过暖。一是因为小儿为纯阳之体,如《颅囟经·脉法》云:"三岁以内,呼为纯阳",生长发育迅速,但脏腑功能尚未成熟。且小儿脏腑柔弱,易受外邪侵袭,若衣着过多,热郁难散,汗出受风,易为外感病证。明代医家万全在《育婴家秘》对婴幼儿衣着养护有一段非常经典的阐述,"小儿初生,肌肤未实,不可暖衣,暖甚则令肌肤缓弱,宜频见风日。若不见风日,则肌肤脆软,易得损伤。当以父母着过破絮旧衣,勿加新绵,天气和暖之时,宜抱向日中嬉戏,数见风日,则血凝易刚,肌肤坚实,可耐风寒,不致疾病。若藏于帐帏之内,重衣温暖,譬如阴地草木,不见风日,软脆不任风寒。当以薄衣,但令背暖。薄衣之法,当初秋习之。不可卒减其衣,否则令中风寒。所以从秋初习之者,以渐稍寒。如此则必耐寒,冬月但着两薄褥一复裳耳。若不忍见其寒,适当略加耳。若爱而暖之,适所以害之也,又当消息,勿令汗出。如汗出则表虚,风邪易入也。昼夜寤寐,当常慎之!"二是因为小儿生长发育需要的营养物质相对较多,但婴幼儿脾胃运化水谷的功能相对较弱,只要日常进食量能满足代谢需要,不宜吃得过饱,且不宜喂食难以消化的食物,否则很容易损伤脾胃而造成小儿食积。如《育婴家秘》说:"丹溪曰:小儿气血俱盛,食物易消,故食无时。然肠胃尚脆而薄,若稠粘干硬,酸咸辣甜,一切鱼肉瓜果酒面,烧炙煨炒,但是发热难化之物,皆宜禁绝"。这些宝贵的育儿经验依然可以有效地指导当今对婴幼儿的调养。

2. 童年期　童年期儿童气血逐渐充盛,生长发育迅速,如《素问·上古天真论》描述这个时期儿童生长发育的特点,"女子七岁,肾气盛,齿更发长……丈夫八岁,肾气实,发长齿更";《灵枢·天年》描述为"人生十岁,五脏始定,血气已通,其气在下,故好走"。此时儿童活泼好动,在七八岁时换去乳牙。因其生长发育的需要,对食物营养的需求较大,所以儿童时期的养护应以保证身体发育的营养需求为主,避免出现营养不良。同时应预防营养摄入过多造成儿童超重和肥胖的发生。此外,在我国儿童时期一般处在幼儿园和小学阶段,家人、老师应在这一时期重视培养儿童的学习兴趣,随时关注儿童的心理状态和情绪表现,保证其在儿童时期身心健康成长。

3. 少年期　少年时期一般是中学学习的关键时期。此时应引导他们把主要精力放在学习上,鼓励其积极参加学校集体活动,加强优秀思想文化的学习,多参与有益于身心健康的活动,避免不良思想和生活方式对其身心的危害。在此期间,人类会经历青春期,也就是性成熟的过程。《素问·上古天真论》谓:女子"二七而天癸至,任脉通,太冲脉盛,月事以时下,故有子",丈夫"二八,肾气盛,天癸至,精气溢泻,阴阳和,故能有子"。随着肾中精气逐渐充盈,开始产生天癸这种物质,促进人的生殖器官发育成熟,具备了生殖功能,外在表现为男、女第二性征发育。此时虽然性发育开始,但其心智发育尚未完全成熟,故应多加疏导,避免身心健康受到影响。

（三）青年期养护

青年期是人体脏腑发育成熟,气血充盛,形体最为盛壮的一个年龄阶段。如《灵枢·天年》阐述:"二十岁,血气始盛,肌肉方长,故好趋。三十岁,五脏大定,肌肉坚固,血脉盛满,故好步。"此外,青年时期也是心智发育成熟,学习知识,勇于探索的年龄阶段,青年是国家、社会中最积极、最活跃、最有生气的一个群体。因其形体强健,正气充盛,不宜滥用补药,以坚持健康生活方式为主,如规律饮食,按时作息,坚持体育锻炼,无不良嗜好,不沾染毒品,积极参加社会公益活动等;同时要避免不良生活方式,如经常饥饱无常,吸烟、酗酒,经常熬夜等,树立正确的生命价值观。

（四）中年期养护

中年期是人体脏腑气血由盛转衰的转折点和衰老的开始阶段。随着年龄增加,中年人的生理功能不断下降。如《灵枢·天年》阐述:"四十岁,五脏六腑、十二经脉皆大盛以平定,腠理始疏,荣华颓落,发颇斑白,平盛不摇,故好坐。五十岁,肝气始衰,肝叶始薄,胆汁始减,目始不明"。在逐渐衰老的趋势下,中年人若不注重养生保健,则容易出现早衰的表现,如《素问·阴阳应象大论》记载因中年时期调摄不慎造成阴阳失调的表现,"年四十,而阴气自半也,起居衰矣。年五十,体重,耳目不聪明矣。年六十,阴痿,气大衰,九窍不利,下虚上实,涕泣俱出矣"。因此在中年时期,就必须要积极调养来延缓衰老,防止病证的发生。张介宾在《景岳全书·中兴论》中指出:"人于中年左右,当大为修理一番,则再振根基,尚余强半。敢云心得,历验已多,是固然矣"。通过中年时期的调养,为进入老年期做好准备。

（五）老年期养护

老年期是人体衰老的中、后期阶段。人到老年,生理功能明显衰退,表现为脏腑功能衰退,精气血津液亏虚,正气不足,易被病邪侵犯而发病。当视其阴阳气血之虚实,有针对性地采取保健措施。如李杲在《脾胃论·远欲》中描述其老年的身心状态时说:"残躯六十有五,耳目半失于视听,百脉沸腾而烦心,身如众派漂流,瞑目则魂如浪

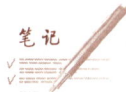

去，神气衰于前日，饮食减于囊时，但应人事，病皆弥甚"，并提出"安于淡薄，少思寡欲，省语以养气，不妄作劳以养形，虚心以维神，寿夭得失，安之于数，得丧既轻，血气自然谐和，邪无所容，病安增剧"的身心调养方法。故老年人应性情开朗，虚怀若谷，坚持运动，生活自理，老有所为，保养精气神，以尽享天年。

二、高质生活

高质生活是在身心健康，社会关系和谐的基础上，关注生活质量，对衣着、饮食等日常生活细节有特定要求。这种要求不必是加法式的堆砌，有时反而是减法式的精选，其根本含义则是"精神内守"。经曰：精神内守者，"志闲而少欲，心安而不惧，形劳而不倦，气从以顺，各从其欲，皆得所愿"，"嗜欲不能劳其目，淫邪不能惑其心"，即精神内守者少欲知足，内心安定，不易被饮食、美色等干扰。为达此目的，宜"美其食，任其服，乐其俗，高下不相慕"。而对饮食、衣着、居住环境和自身地位等抱以平和的心态，也非常有利于维护身心健康。

（一）饮食有道

高质生活者的饮食未必是山珍海味，琼浆玉液，也许只是粗茶淡饭，但一定是饮食有道。饮食有道主要包括：①饮食合理。即各类食物搭配合理，主次关系明确，如《素问·脏气法时论》提出："五谷为养，五果为助，五畜为益，五菜为充，气味合而服之，以补精益气"，主张人们的饮食以谷类为主食，肉类为副食，蔬菜、水果以辅助。②饮食有节。即饮食要有节制，适时适量，如《文端集》说："人所最重者，食也。食所最重者，时也……当饱而食，曰非时；当饥而不食，曰非时；适当其可，谓之时。"《备急千金要方》说："不欲极饥而食，食不可过饱；不欲极渴而饮，饮不可过多。"强调按时进食的重要性和饮食适量的标准。③饮食审因。即因人、因时、因地选择适宜饮食。如《寿亲养老新书》说："老人之食，大抵宜其温热熟软，忌其黏硬生冷"，说明了对老人进食的要求。④饮食卫生。一是食物卫生，即宜选择新鲜清洁食物、熟化食物，避免食物因放置时间过长、储存不当或烹饪加工不良引起变质，产生食源性疾病；二是进食卫生，即进食前的消毒和对情绪、环境等的调摄，进食中的精神专注、细嚼慢咽，进食后的漱口、摩腹、散步等。⑤饮食清淡。清淡饮食为人体脾胃所喜，故清淡饮食易于被人体消化和吸收。若饮食厚味容易伤及脾胃，导致运化受纳失常，形成消渴等多种病证。

（二）衣着得体

衣着是人类生活最基本的要素之一。谚曰：人靠衣服马靠鞍。衣着不仅能够防寒保暖，而且能够影响人的心情，从而可以影响人的言行举止，提升个人气质。高质生活应在中医天人相应思想的指导下，根据个人身份、所处场合选择适合的衣服，还可根据个人的健康状态配合相应的饰品，选择相应的颜色、款式和质地等。如棉质衣物吸汗且透气性强，穿着舒适；麻型衣物质地坚韧、粗犷硬挺、凉爽舒适、吸湿性好，是理想的夏季服装面料；丝型织物薄轻、柔软、滑爽；毛型织物具有弹性好、抗皱、挺括、耐穿耐磨、保暖性强、舒适美观、色泽纯正等优点；纯化纤织物牢度大、弹性好、挺括、耐磨耐洗、易保管收藏。此外还有皮革等其他材质衣物，均各有优劣。衣着最初的作用是防御外界物理、化学、生物因素的侵袭，以顺应自然的变化规律，继而又进一步发展为美化形象,提升气质,以怡情悦志。此外,还应注意衣着清洁,款式、面料等合体,这样才会使人增添美感,并感觉舒适,从而起到养生保健的效果。

（三）居住适宜

居住环境,可分为住宅环境和居室环境。住宅环境,是指居住场所及其周边的自然环境,以住宅坐北朝南、结构合理及周边环境绿色清洁、空气清新、地势较高、宁静清幽、背山临水、风景宜人为"居善地"（《道德经》）;居室环境,即室内环境,是指建筑物内的环境。以居室组成、面积、高度、进深合理,微小气候适宜,采光通风良好及对居室空间进行优化设计并进行合适、安全的装修改造能提升居室品位。因而,善于养生者,应选择自然环境优美,人工环境优良,并与个人现时体质状态相协调的地方作为居住环境。又《灵枢·本神》说:"故智者之养生也,必顺四时而适寒暑,和喜怒而安居处,节阴阳而调刚柔。"强调养生贵在法于阴阳,应根据四时阴阳变化规律和人体情志变化情况,调整起居作息习惯。此外,还应根据个人的健康状态,借助天地四时阴阳盛衰保养精气,如阳虚体质者冬季可以到南方等温暖环境居住以避冬寒;阳胜体质者夏季可前往北方等凉爽之地避暑。总之,适宜的居住环境既能为人类的生存、生活提供基本条件,又能有效地提高人体的抗病能力,愉悦精神。

（四）心态平和

心态,即人的心理状态,是人的意识、观念、动机、情感、气质、兴趣等综合心理素质的具体表现。人的心态的好坏直接影响人的健康和生命,因此,静心、少私、寡欲、知足、忍让,保持平和心态,安然平静地面对、接纳一切事物,这对于我们每个人都非常重要。有调查显示,心态平和是老人长寿的首要因素。若要维持心态平和,就必须具备良好的品德,学会善言、善行、有爱。中国传统文化的精髓在于强调人们的修身,即自我修养的提高,正如《大学》所说:"自天子以至于庶人,一是皆以修身为本"。而中医养生学认为,养生就要养神,养神就要养德。《黄帝内经太素》说:"修身为德,则阴阳气和";《素问·上古天真论》说:上古圣人,"恬惔虚无,真气从之,精神内守,病安从来","所以能年皆度百岁而动作不衰者,以其德全不危也"。这些都说明"修身""德全",陶冶心境,可使"阴平阳秘",心态平和,体健寿长。

学习小结

本章的学习内容主要包括:①人的生命,本于阴阳,源于自然,故遵循阴阳法则（人本阴阳、人法阴阳、和于阴阳）和自然规律（顺四时,适寒暑,察地理）是中医养生的基本前提;②生命活动,动静结合,动静相随（静以养神,动以养形）,形神一体,形与神俱,使得动静适宜,形神共养,这是保证生命活动和谐统一的重要法则;③精气是生命活动的物质基础,五脏六腑是身体强壮的根本,故保养精气（保养肾精,调养真气）与调和脏腑（调养五脏,调畅六腑）是中医养生的核心任务;④中医生命观强调整体协调与综合平衡（综合调养）,注重全方位、全周期（全程养护）以及个性化（因时、因地、因人三因制宜）、高品质（高质生活）的调摄保养是中医养生的突出特点和优势。

（叶明花　陈波）

复习思考题

1. "顺应自然"这一养生原则,其内涵包括哪些方面?

2. 如何养形? 如何养神? 如何理解"形神共养"?

3. 何谓"法于阴阳"? 中医养生为什么要"法于阴阳"? "法于阴阳"的养生意义何在?

4. "调和脏腑"的内涵有哪些?

5. "综合调养"的涵义是什么?

第六章

中医养生方法技术

千百年来古代劳动人民为了追求高品质的健康生活,在与自然、与社会长期作斗争的实践过程中,不断学习、观察、体悟、探索、创新,总结、凝练、升华成多种有益于颐养身心、增强体质、预防疾病、延年益寿的中医养生方法技术,为人类的生存、繁衍与健康作出了积极的贡献。本章将从中医养生方法技术特点、自我主动调摄与外界辅助调摄三方面做一简要概述。

第一节　中医养生方法技术的特点

中医养生方法技术种类繁多,内容丰富,独具特色,优势明显,大多数是我国古代劳动人民长期医疗和养生实践的经验总结,也有近现代创立并被实践证明行之有效的方法技术。中医养生方法技术的特点主要体现在以下几方面。

一、源于实践,贴近生活

养生是人类有意识地通过合适的方法技术养精神、调饮食、练形体、适寒温、慎房事等以增进健康、保养生命的一种主客观行为。中医养生是在中医理论指导下,根据人类生命发生发展的规律,主动进行的颐养身心、增强体质、预防疾病与延年益寿的实践活动,源自于我国古代劳动人民健康保健、生产生活的实践与经验总结,并在此过程中不断得到丰富、发展和完善。养生的实践性体现为养生的理念、理论和方法技术首先来自于人们的生活实践,同时它又反过来指导着人们的养生行为,在养生实践中得到进一步的发展。

养生伴随着人生、长、壮、老的全生命周期,未病之时、既病之际、病瘥之后均需要。

中医养生是一项自觉或不自觉的养护身心活动,体现、融化在人们日常的生活当中,举手投足、一呼一吸之间,均可为养生,故好的中医养生方法技术一定是最贴近日常生活的,饮食、起居、睡眠、休闲娱乐等养生都是这样。譬如睡眠养生,平时我们都希望入睡时周围环境幽静、气温适中、光线暗淡、噪声低下,睡具(床、枕)高低、宽窄合适,被、褥、睡衣宽大、松软、舒适;入睡前舒缓、放松、平抑、安定情绪,尽量避开或减少烟、酒、浓茶、咖啡等的刺激,并用温热水洗脚、泡足等,这些有助于睡眠的方法技术正是睡眠养生的操作内容,有些也是日常生活中我们每个人几乎每天都在无声无息经历着的。为此,历代医家及养生家等在创新、发展中医养生方法技术时都会把是否贴近日常生活、易于学习与应用作为重要的考量依据。

二、简便易行,绿色亲和

中医养生方法技术来源于人们的生活实践,指导着人们的健康生活,其共同而显著的特征便是简便易行,一句话、一碗饭、一套功法(或手法)、一根针、一首歌、一幅画等,随处可见,效果可靠,绿色亲和,易于学习,也易于施行。中医养生强调"因人而异",因人施养,但众多养生方法技术中总会有一种适合自己。中医养生尊崇天人合一,强调人与自然统一、人与社会和谐的整体观,各种养生方法技术效法自然,遵守自然与人类社会发展的规律,以怡情养性、增强体质、增进身心健康、防病治病、康复保健、延年益寿为目的,十分契合当代绿色发展的理念。所谓"绿色",体现在人类社会,就是健康、和谐、可持续。中医养生无论是养生的理念还是具体的方法技术无不契合了"绿色"这个主题。《素问·上古天真论》曰:"上古之人,其知道者,法于阴阳,和于术数,食饮有节,起居有常,不妄作劳,故能形与神俱,而尽终其天年,度百岁乃去。"这是对中医养生原则、方法等的高度概括,后世中医养生的各种方法技术无不以此为出发点和最终归宿。养生之道首先必须"法于阴阳",遵循、顺应四时阴阳的变化,如实际养生中普遍应用的季节养生、生活起居养生都强调顺应四时阴阳变化,体现了人与自然的统一,个人与周围环境的和谐;社交养生强调社会适应和社会交往,体现了人与社会环境的和谐。和谐才能生存,协调才能发展,中医养生教会人们的也是如何在生活实践中践行绿色亲和的发展理念与方法。

三、博采众长,综合运用

中医养生方法技术,一方面是在不断吸收了历代医家、儒、道、释、武术家及民间众多养生方法技术的精华的基础之上而形成、发展并不断完善,同时又有效地指导着人们的养生实践。以气功功法为例,回春功是以道家清静无为、道法自然为准则,吸收了道家内丹基础功法而创立的一套以柔身养形、练形生精为特色的功法;易筋经是一种通过锻炼改变人体筋肉的方法,为佛家导引功法之一;五禽戏为华佗所创,属于医家导引功法;新创立的真气运行法是一种以调息为主的静功功法,是根据《黄帝内经》理论并采纳了道家"小周天功"的修炼方法编创而成的现代功法。另一方面中医养生通过不断吸收现代科学技术知识成果、理论和方法来改进和完善中医养生的方法技术,如睡眠养生中主张参考现代科学有关深浅睡眠规律、温度、海拔高度、噪音强度及枕头的高度等对睡眠的影响而进行适当的调节;饮食、运动养生也要学会参考糖、蛋白质、脂肪三大代谢对人体能量代谢的影响,制订合适的进食方案和运动处方。同样的还包括对现代科学技术手段的借鉴应用,如目前普遍应用于中医养生中的各类经络治疗仪、微波治疗仪、红外线治疗仪、中药熏蒸机等,实践证明对疏通经络、行气活血等有显著作用,可有效地改善疲劳、安神助眠、增强肢体功能、缓解疼痛及身体不适等。

中医养生方法技术是在中医养生原则指导下的具体运用,主要有情志养生、饮食养生、起居养生、运动养生、气功养生、药物养生、针灸养生、雅趣养生等。实际应用中,人们会根据不同季节、不同个体的年龄、性别、体质强弱与阴阳偏颇及所处环境的不同而灵活运用多种中医养生方法技术综合施养。如对于阳盛或阴虚内热之体的养生,通常选择阴凉寂静之地静处调神,配合六字诀吐纳功法泄热、辛凉甘寒润燥食物或药物等综合调养;而对于阳虚或阴寒偏盛之体则主张适当运动锻炼,配合回春功法练习、日光浴、辛温(热)厚重之食物或药物等综合调养。所以人们实际养生时往往综合运用多种方法技术,相辅相成,以达到预期的养生效果。

四、自辅配合,养治结合

中医养生方法技术既包括自我主动调摄如饮食起居、情志睡眠、运动功法、休闲娱乐社交等养生方法技术;又有借助中药、外界媒质、社交媒体、大众舞台等多种外界仪器、工具、媒质、场景,甚则心理干预等进行辅助调摄的各种养生方法技术。在中医养生实践中,总以增进个人或群体健康且又能被人们接受和普遍运用为最终目的,自我调摄与辅助调摄相互配合,相得益彰。

中医养生是针对全生命周期的人群,主要采用中医传统方法技术,包括非医疗和医疗手段进行健康维护和疾病防治,多侧重于身体一般状态的调养与治未病,目的是不生病、少生病、既病之后也能及时恢复健康并减少再次发病的机会;而临床医疗则更加侧重于疾病发生之后的治疗,目的是早日祛除疾病,促使人体恢复健康。养治结合,本是人类维护健康的完美方式,缺一不可,偏颇不得。多年来人们却过于重视医疗,而疏于养生、忽视治未病,出现"病人越看越多""病种越看越复杂"的现象。所以,近年来国家提出"健康中国""关口前移"的要求,把养生、治未病提高到事关全民族健康的战略高度对待,中医养生的前景一定会更加宽广。

第二节　自我主动调摄

情绪变化、饮食起居(睡眠)、房事、运动气功、休闲社交等人们生活中几乎每天都要面对和经历着的方方面面,却无时不蕴含着养生的内容,本节将从自我调摄的角度,简要概述情志养生、饮食养生、起居养生、房室养生、运动养生、气功养生、社交养生、雅趣养生和环境养生等中医养生的方法技术。

一、情志养生

情志养生,又称精神养生,就是在"形神合一"整体观念的指导下,通过调摄情志、怡养心神、心理诱导等方法,保护和增强人的心理健康达到形神合一的高度,以提高健康水平。在当代社会,人们承受着高频率的生活、工作压力以及不断恶化的环境对身心的冲击,由精神所引起的心身疾患已是当代社会中人类普遍存在的多发病和流行

笔记

99

病,而"健康"不仅仅是没有疾病,而且还要有良好的精神状态和社会适应能力,正如世界卫生组织指出的"健康不仅是没有疾病和痛苦,而且包括在身体、心理和社会各方面的完好状态"。因此合理的情志养生已成为当代人人体健康的一个重要环节。

情志即指喜、怒、忧、思、悲、恐、惊人的七种情绪和神、魂、魄、意、志五志,它是人在认识和接触客观事物时,人体本能的综合反映。人内在的心理、病理、生理体质因素及外在的社会、环境因素的变化均可能对情志产生影响。《素问·调经论》云:"血有余则怒,不足则恐……",阐述了气血的盛衰与情志的关系;《灵枢·本神》说:"肝气虚则恐,实则怒……心气虚则悲,实则笑不止",说明五脏虚实不同,可引起不同的情志变化。而剧烈的情志变化亦可伤害五脏或致气血逆乱,导致人体疾病的发生,如"怒伤肝""喜伤心""思伤脾""悲伤肺""恐伤肾"(《素问·阴阳应象大论》),"大怒则形气绝,而血菀于上,使人薄厥"(《素问·生气通天论》)等。

(一)情志对人体健康的影响

情志是影响人体健康的重要因素,七情内伤可引起人的生理和心理变化而产生疾病。

1. 气机失调　神主宰着人体的脏腑功能活动,情志异常可直接导致脏腑气机升降失常,气血运行紊乱,或进一步气郁化火、气滞血瘀,从而影响体内代谢,出现热结、血瘀和痰湿等病证。

2. 损伤脏腑　怒伤肝、喜伤心、思伤脾、悲伤肺、恐伤肾,不同情志刺激可以损伤不同脏腑,甚至波及他脏或多脏。

3. 耗伤精血　惊恐思虑过度可使精气受损,过喜可使血气涣散,剧烈的情志变化可直接或间接地导致精血亏损。

4. 神志异常　心神为五脏六腑之大主,各种异常情绪活动,均可影响心神活动,进而影响其他脏腑的气机,产生复杂的病变。

(二)情志养生的方法

情志养生主要从积精全神、修德养性和调摄情绪、顺时调神几方面入手进行。

1. 积精全神、修德养性　人的精神活动是在"心神"的主导作用下,脏腑功能活动与外界环境相适应的综合反应。养生莫要于养心,养生贵乎养神,"得神者昌,失神者亡","神清志平,百节皆宁,养性之本也;肥肌肤,充肠腹,供嗜欲,养性之末也"(《淮南子》);《素问·上古天真论》言:"精神内守,病安从来"。诸多养生之法,养神为先;养神之要,在乎积精全神、修德养性。具体方法如下。

(1)清静敛思:《韩非子·解老》说:"圣人爱精神而贵处静,爱宝其神则精盛",《素问·痹论》曰:"静则神藏,躁则神亡",养神之道贵在一个"静"字。清静,是指精神情志保持淡泊宁静的状态;敛思,即凝神敛思,要求专心致志,志向专一,排除杂念,驱逐烦恼。心神属阳,宜静以养之;心清则神清,心定则神凝。"养心则神凝,神凝则气聚,气聚则神全……"(《医钞类编》);养心,即保养心神,"故养生莫要于养心"(《道家养生学概要》)。精神调养,以虚静为本。心神清明,则血气平和,心神与形相守,使形神相亲,才能保持人体健康。

(2)立志养德:健康的心理、高尚的理想和道德情操,这是每个人的生活基石和精神支柱。树立理想,坚定信念,充满信心,乐观开朗,量力而行,保持健康的心理状态,是养生保健的重要一环。《灵枢·本脏》言:"志意者,所以御精神,收魂魄,适寒温,和喜怒者也"。就是说意志具有统率精神,调和情志,抗邪防病等作用;《素问·举痛论》云:"喜则气和志达,荣卫通利",说明心情愉悦、健康乐观对于养生的重要性。儒家创始人孔子早就提出:"德润身""仁者寿"的理论。他在《中庸》中进一步指出:"修身以道,修道以仁""大德必得其寿"。他认为讲道德的人,待人宽厚大度,才能心旷神怡,体貌安详舒泰而得以高寿。其他如道家、法家、墨家、医家等,也都把怡神养性修德列为摄生首务,并一直影响着后世历代养生家。唐代孙思邈在《备急千金要方》中说:"性既自善,内外百病皆悉不生,祸乱灾害亦无由作,此养性之大经也",《医先》亦有"养德、养生无二术"之说。俗语"做贼心虚",说的是一个人违法乱纪或做了理亏的事,整天提心吊胆,诚惶诚恐,怎么可能心安太平,身体康健呢? 养德即养生,至今仍有较强的现实意义。

(3)恬惔虚无:淡泊名利、少思声色、节欲保精,为历代养生家的基本要求。早在《素问·上古天真论》就有"美其食,任其服,乐其俗,高下不相慕,其民故曰朴",《素问·上古天真论》更是指出:"恬惔虚无,真气从之,精神内守,病安从来。是以志闲而少欲,心安而不惧,形劳而不倦,气从以顺,各从其欲,皆得所愿"。"虚无"虽本是指道家修养功夫时的要求,然扩展至精神情志养生,若能无欲无念、少欲少念、没有过多的奢望、贪欲,同样可以"真气从之,精神内守",所谓"养心莫善于寡欲"(《孟子·尽心》)。

2. 调摄情绪 调摄情绪应采取自我主动调摄配合外界辅助干预的方式。常用的调摄情绪的方法有:

(1)节制法:又称作遏止法,即调和、约束、克制过激的情志,达到心理协调平衡的情志养生方法。《吕氏春秋》说:"欲有情,情有节,圣人修节以止欲,故不过行其情也"。情志养生贵在节制有度,防止过激。七情中怒为首,《老老恒言·戒怒》说:"人借气以充身,故平日在乎善养。所忌最是怒。怒气一发,则气逆而不顺,窒而不舒,伤我气,即足以伤我身",戒怒是调摄情绪的重要举措。《灵枢·本神》曰:"故智者之养生也,必顺四时而适寒暑,和喜怒而安居处……""和喜怒"便是要求对过极的情志进行有意识的自我调节。《医学心悟》也将"戒嗔怒"列为"保生四要"中一要。情志养生常以"理"制怒,即以理性克服感情上的冲动,所谓"发之于情""止之于理"。

(2)宣泄法:将积聚、压抑在心中的不良情绪,借助于别人的疏导与理性的自我发泄等适当的形式宣达出去,以恢复正常的心理平衡的方法。喜、怒、忧、思、悲、恐、惊等情绪变化,是人体对外界刺激和体内刺激的正常情感反映。人们过分抑制自己的感情,七情活动未达于外,可造成心理创伤而致病。当人生处于逆境、蒙受冤屈或情感压力时,采用适当的方式发泄情绪,可以缓解紧张,维护体内环境的平衡,否则积累日久会致气滞血郁而患病。宣泄可依靠自我力量,如去空旷之处歌叫呼哭、写文赋词、运动、旅游等;也可借助他人帮助,如向亲朋好友、同事、领导等对象倾诉和谈话,将心中的烦恼、苦闷等不良情绪宣泄出来,以解除心理压力。

(3)开导法:又称劝慰法,以理遣情法。是通过言语的交流,用浅显易懂的道理,劝说其减除心中委屈或怨愤,以缓解或解除不良的情绪的一种方法。《灵枢·师传》

曰:"告之以其败,语之以其善,导之以其所便,开之以其所苦。"当身心出现问题时,合理运用言语疏导,指出不良行为对健康的危害,并让其明白合理调节情志,注意节欲,及时医治,措施得当即可恢复健康,以此排除精神的苦闷,化解不良情绪,增强康复的信心。常用的开导法有解释、鼓励、安慰、保证,使用时需掌握语言的技巧和不同疏导方法,取得当事者信任,方能起到事半功倍效果。

(4) 顺志法:又称顺情从欲。指通过满足人的意愿、感情和生理需要,以改善其不良情感状态,纠正心身异常的一类方法。《灵枢·师传》曰:"未有逆而能治之也,夫惟顺而已矣……百姓人民,皆欲顺其志也。"张介宾强调:"以情病者,非情不解。其在女子,必得愿遂而后可释。"人的基本欲望生而具有,饥而欲食,寒而欲衣,恶死乐生是人类正常且合理的生理和心理需求。如果长期被外界条件所限,或个人过分压抑而意愿难遂,日积月累将会酿成身心疾患。中医养生学认为,对生命的保养要顺从其情绪意志,满足其心身需要,做到"欲从愿遂"。运用此法时需有敏锐的判断力,正确分析干预对象的欲望和需求,是否合情合理、现实可行、符合道德规范等。

(5) 移情法:又称移情调志。即通过一定的方法和措施改变人的情志和意志,或改变其周围环境,转移其注意力、排遣负面情绪,使之从不良心态中解脱出来。《素问·移精变气论》曰:"古之治病,惟其移精变气,可祝由而已",叶桂《临证指南医案》:"情志之郁,由于隐情曲意不伸……郁症全在病者能移情易性。"移情的方法很多,包括:①琴棋书画:听曲、弈棋、书法、赋诗等,可排解忧愁,寄托情怀,舒畅气机,颐养心神。②旅游运动:适当的体育运动、种花、垂钓、登城观山等,可增强生命活力,强健体魄,身心放松,气机舒畅,协调阴阳。③升华超脱:用理智战胜情感,将情思寄托于工作或事业中,以转移痛苦心境。超脱淡然,改变不健康的生活习惯和不良情绪,移情易性,忘却烦扰,方能精神愉快。

(6) 暗示法:利用言语、动作或其他方式向他人释出积极信息,使其不加主观意志地接受某种观点或信念,以解除心理上的压力,缓解不良情绪的一种方法。语言、文字、表情、手势、姿态等均可作为暗示的手段,其中言语暗示、情境暗示等最为常见。暗示包括自我暗示和他人暗示两类。自我暗示是通过自己的认识、言语、思维等心理活动调节和改变自身的情绪行为;他人暗示即通过对他人的信赖和顺服给予的暗示,来改变心理状态,减轻或消除其心身不良症状。中医学中有许多以暗示为主要机制的心理治疗方法,如以诈治诈、假借针药、权谋、改变环境等很多治疗方法,在实践中都有较好的疗效。

(7) 以情制情法:是依据五行相胜的制约关系,有意识地采用一种情志去纠正、控制、调节相应所胜的另一种情志,以改变不良心理状态,保持身心平衡的一种方法。《素问·阴阳应象大论》载有"怒伤肝,悲胜怒……喜伤心,恐胜喜……思伤脾,怒胜思……忧伤肺,喜胜忧……恐伤肾,思胜恐……"等五种情志相胜疗法,金元医家朱震亨进一步指出:"怒伤,以忧胜之,以恐解之;喜伤,以恐胜之,以怒解之;忧伤,以喜胜之,以怒解之;恐伤,以思胜之,以忧解之;惊伤,以忧胜之,以恐解之……",成为"以情制情"情志养生方法技术的具体内容。非正常的情绪变动,对人体属于不良刺激,情志相胜是借助以偏纠偏之法,巧妙而有效地纠正其所胜的情志刺激而引起的机体平衡失调。

实例分析

实例：一富家妇人，伤思虑过甚，二年不寐，无药可疗。其夫求戴人治之。戴人曰：两手脉俱缓，此脾受之也。脾主思故也。乃与其夫，以怒而激之。多取其财，饮酒数日，不处一法而去。其人大怒汗出，是夜困眠，如此者，八、九日不寐，自是而食进，脉得其平。（《儒门事亲》）

分析：脾主思，"思虑过甚"易伤脾，脾伤则运化无力，气血生化乏源，致血虚而不养心神，故"二年不寐"。思虑不除，则"无药可疗"。肝主怒，怒克思。大怒使肝气升发，气机通畅，"思虑"之郁结得解而神安，故"汗出""困眠""不寐"。木能疏土，土复健运，故"食进"而"脉得其平"。

3. 顺时调神　《灵枢·本神》曰："故智者之养生也，必顺四时而适寒暑……"四时阴阳是万物生长化收藏之本，中医学"天人相应"的整体观认为，"人以五脏应五气"，春天属木，与肝相应。肝恶抑郁喜条达，肝气被郁会使人的心情抑郁而易怒，故春天多应踏青赏柳，登山赏花，临溪戏水，陶冶性情，使自己的性情与大自然相应，肝气得以条达。夏季属火，与心相应。心藏神，为君主之官。夏季火热最易耗伤心气。神气涣散则脏腑功能失调易于患病。夏季养生，更应调息静心养神。秋燥属金，与肺相应，萧瑟的秋景易致人精神抑郁消沉，气机郁滞不行而引发疾病。秋季人体阳气也逐渐内收，此时精神的平和有助于形神协调统一。冬季，天寒地冻，阴气盛极，阳气潜伏，草木凋零。人的情志也当宁静平和，使神气内收养精蓄锐，有利于来春阳气萌生。

二、饮食养生

"民以食为天"，饮食是人们获取能量，维持生命的主要方式。早在《素问·脏气法时论》就提出了"五谷为养，五果为助，五畜为益，五菜为充"的饮食结构方案。中医饮食养生经过几千年的实践，现已形成了其独特的饮食文化理论体系及方法，它是在中医理论指导下，研究食物的性能，根据食物的性味归经及其功能作用，合理地调配膳食，从而达到保健强身、改善体质、防老抗衰的目的。

（一）饮食养生的作用

1. 扶正补虚　张从正《儒门事亲·推原补法利害非轻说》说："……病蠲之后，莫若以五谷养之，五果助之，五畜益之，五菜冲之"，又说："治病当论药攻""养生当论食补"，说明祛除病邪应用药物治疗，但病邪祛除后正气并未完全恢复之时，胃气需要精心养护，而补养胃气的方法重在食补。饮食养生的主要目的就是在中医饮食理论指导下，通过规律的饮食，营养的合理搭配，补养胃气，促使大病过后、正气大伤或素体羸弱者的正气恢复。

2. 治病防病

（1）药食同源：人类对于药物的最初认识也始于对食物的认识，医、药与食物在特定方面同源，某种程度上可以认为食物的保健和治疗作用是药物的鼻祖。正因为如此，中国的传统饮食文化和理论与医药一脉相承。药有四气五味、归经、升降浮沉和功效，食物也同样有如此，故可利用食物的性味偏颇或功效差异等有针对性地救偏治病，如张仲景《金匮要略》记载治疗妇人产后腹中冷痛的"当归生姜羊肉汤"，《灵枢·邪

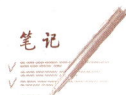

笔记

客》篇中治疗不寐的半夏秫米汤,其中的生姜、羊肉、秫米都是人们平时的食物。

(2) 严把"入口"关:不过食,不偏食,减少病从口入的机会。饮食不节,则"内伤脾胃,百病由生"(《脾胃论》)。西医学也认为长期高盐饮食,会导致或加剧血压升高;油腻之品摄入过多,大量脂肪无法通过运动等方式代谢,堆积在血管壁,易造成动脉粥样硬化,最终导致高脂血症和肥胖症的发生,还可加剧高血压、脑卒中的危险;过食甜腻食物会导致高血糖的发生,进而产生诸多并发症;过食海产品,或饮啤酒等,可致尿酸增高等。现实生活中,因暴饮暴食、长期偏食或饮食物搭配不合理等而致病者不胜枚举。

3. 改善体质　体质是指人体生命过程中,在先天禀赋与后天获得的基础上所形成的形态结构、生理功能和心理状态方面综合的、相对稳定的固有特质,是人类在生长、发育过程中所形成的与自然、社会环境相适应的人体个性特征。体质本质上是个体生命状态的偏颇倾向,它虽属于健康范畴,但这种偏颇倾向决定了相对于某种或某类疾病的易感性。如阳虚体质的人畏寒喜暖,易感寒邪,容易在秋冬季节气温下降时受寒发病,平素饮食时若进食寒性食物则易便溏、腹痛、腹泻,所以对这类人群我们在平时的饮食方面要注意食用偏温性的食物如生姜、花椒、红枣、桂圆、山药等以纠偏,即以食物之性的偏颇来纠正体质属性的偏颇,从而改善体质,避免或减少发病。《素问·异法方宜论》说:"东方之域,天地之所始生也,鱼盐之地,海滨傍水,其民食鱼而嗜咸……鱼者使人热中,盐者胜血,故其民黑色疏理,其病皆为痈疡,其治宜砭石……"说明东方沿海居民,食鱼较多,口味较重,从而形成了"黑色疏理"的体质特征,这又是饮食习惯对人体体质的改变。

(二)饮食养生的原则和方法

1. 合理的膳食结构　吸收和借鉴现代营养学的知识与研究成果,全面、均衡、合理地搭配膳食。人类膳食中的营养素主要有蛋白质、脂肪、碳水化合物、维生素、矿物质(包括微量元素)、水和膳食纤维7大类。任何单一食物都不能提供人体所需的全部营养素,因此,人类的膳食必须由多种食物组成,且各种食物组成比例合适。

我国营养学家根据中国国情制订的《中国居民膳食指南》,提出了全面膳食营养的"平衡膳食宝塔"方法,有助于达到营养平衡、促进健康的目的,可参照使用(图6-1)。

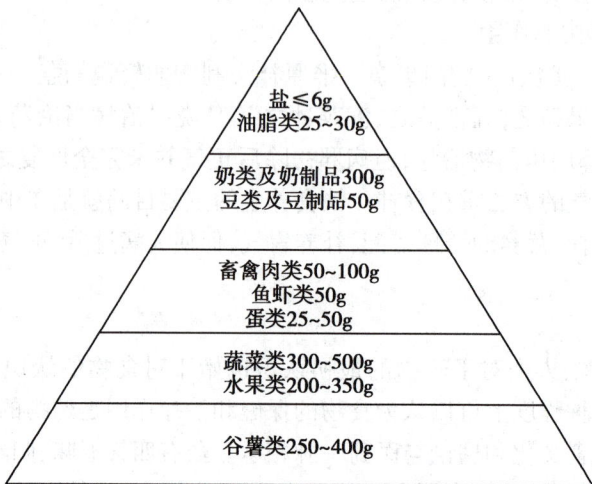

图6-1　平衡膳食宝塔示意图

2. 遵循饮食节律 饮食节律方面要遵循定时、适度和季节性原则。定时原则是指饮食时间上要尽量规律,避免无节律饮食。按正常规律生活的人们,早、午、晚一日三餐几乎都在一定的时间进行,这种摄食行为不单是由饥饿感所驱使,同时还受机体日节律所支配和控制。与这种摄食节律相对应,营养代谢以及其他许多生理节律都与之同步,即人体自身内部固定的生物节律,形成这种节律并按照其规律进行饮食也是饮食养生的重要措施。

饮食节律不仅指时间上的节律性,还指数量上的多少适宜,饮食切勿过饱过饥。饮食不节,暴饮暴食,是健康的大敌。《素问·痹论》云:"饮食自倍,肠胃乃伤"。饮食一定要有节制,要适度用餐。做到在家中按需制作,在外适量点菜,避免饮食过量。根据人体生理、代谢、生活规律与健康饮食的要求,一日三餐的分配多主张"早餐宜好,中餐宜饱,晚餐宜少"。

季节性原则是提倡食用应季的蔬菜水果与饮食。中医学整体观认为人与自然界相适应,与天地相协调,中医养生时刻遵循季节养生,遵循自然规律。一年四季给我们提供了每个季节应有的蔬菜水果,比如春天食用菠菜,夏天食用豆角、黄瓜、西红柿,秋天食用南瓜、苹果、梨,冬天食用白菜、白萝卜等。当今反季节蔬菜虽然给人们的生活带来了极大的便利,但一定要根据个人现时的体质特点有所选择,仍以食用当季蔬菜水果为好。

3. 审因施膳 中医认为食物和药物一样,同样具有寒热温凉之性和补虚泻实功效,这也是中医饮食养生不同于现代营养学的特点之一,而人体由于体质气血阴阳偏颇的不同,或由于季节气候与居住环境的不同,以及由于生病及生病前后阴阳偏颇病机的不同而表现出的偏寒或偏热之性、或虚或实之状,故常以食物之性味、功效有针对性地进行自我纠偏,调整体内的偏虚偏实状态,如日常生活中人们常用偏温(热)之性的紫苏、芫荽、桂皮、姜等祛除风寒,偏寒(凉)之性的薄荷、苦瓜、金银花、马兰头等清热解毒,以桂圆、山药、羊肉、红枣等以温中补虚,以百合、莲子(芯)、芦根、石斛等安神退热。

4. 烹饪适宜 烹饪力求做到生熟适宜,五味调和,色香味俱全,营养、口感、可食性与美誉度兼顾。家庭日常烹饪不同的菜品时,需要把握好不同的火候和制作时间,如不少绿叶蔬菜,绿叶中含有大量的维生素,而这些维生素一般都是不耐高温加热的,所以在烹饪的时候要注意火候,不要将其烹饪过熟,防止营养成分的流失;猪骨、牛腱等坚硬食材,营养成分需要长时间煎煮才能煮出,在烹饪时就要注意延长时间。还有,不同年龄、体质的人群,脾胃功能具有较大差异,食物的生熟程度要因人而异,如老年人肾气衰弱,发堕齿脱,牙齿大多缺如,无法咀嚼,故在烹饪时要适当增加煎煮时间,使其柔软容易消化。此外,我国各地的劳动人民在长期的饮食物加工制作中,就地取材,结合当地特色与文化,反复钻研、探究,形成了中华丰富而独特的美食文化,如众多菜谱、菜系,其中以鲁、川、粤、闽、苏、浙、湘、徽"中国八大菜系"最负盛名,享誉海内外。

5. 安全饮食 清洁、无毒、安全的食物是健康饮食、饮食养生的前提和保证。蔬菜加工需严格洁净的程序,对残留的农药需反复浸泡、清洗干净,避免进食过期、腐烂、变质、不够清洁或遭污染的食物,对食品运输、加工、储藏过程中防腐剂的用量等均应有所限制,保持食品仓储库房的清洁卫生,库房消毒、通风、温度等各项要求均需严格达标。

6. 进食保健

(1) 进食时勿过热过凉:趁热进食符合大多数国人的饮食习惯,但也不宜过烫(热),太过热食易灼伤娇嫩的黏膜,如果经常吃烫的食物,消化道黏膜损伤尚未修复又受到烫伤，可形成浅表溃疡，如此反复地烫伤、修复，日久则会引起黏膜质的变化，甚至可能导致恶性病变。同时也不宜食用过凉食品，特别是人造冰冻食品。人类科技飞速发展，冰箱的发展使食物的保鲜储藏有了保障，这是人类生活的一大进步，但是一些人为的冰制食品如冰淇淋、冷冻瓜果等对肠胃会造成严重的刺激。中医理论认为，寒邪直中脾胃，脾胃受寒，水谷精微无以运化，寒主收引，寒邪阻滞经络，致经络气血不通，不通则痛，可导致腹痛腹胀、便溏，甚至清谷不化等症状。

（2）进食前保持卫生：养成餐前、便后洗手的习惯，及时有效的清洁、消毒餐具。存放过久的餐具使用前应再次清洗。

（3）进食后的适度活动：俗话说"饭后百步走，活到九十九"，"饭后食物停胃，必缓行数百步，散其气以输于脾，则磨胃而易腐化。"（《蠹海集》），《琅嬛记》中记载："古之老人，饭后必散步，欲摇动其身以消食也"。

（4）夜间进食：现代社会人们随着工作、生活节奏的加快，城市夜生活的丰富及"夜班族"人群越来越多，夜间进食较古代明显增多。但由于多年来人类的进化，人体代谢夜间较白昼减慢，肠胃等器官的消化能力也明显减弱，此时进食易致肠胃负担加重，日久可能会导致胃肠功能紊乱。一般不提倡夜间进食，即使进食也应有所节制。

其他如夏天勿贪凉饮冷、冬季勿嗜食辛辣等，中医讲究阴阳平衡、寒热适度，食物之性偏颇日久，终究会干扰脏腑之气的正常发挥，对人体健康产生不利的影响。

（三）中医五行饮食养生

中医理论认为人体是以五脏为中心，遵循五行生克理论构成的统一的整体。在生理情况下五行生克制化正常运转，人体健康无病，而一旦一脏有病，就会造成五行之间的失衡。一脏脏气太盛，对其所胜相乘，对其所不胜相侮；一脏脏气衰弱，则其所不胜乘之，其所胜反侮之。古代中医饮食养生遵循五行生克乘侮制化理论，形成了独具特色的中医五行饮食养生文化。

《灵枢·五味》云："五味各走其所喜，谷味酸，先走肝；谷味苦，先走心；谷味甘，先走脾；谷味辛，先走肺；谷味咸，先走肾。谷气津液已行，营卫大通，乃化糟粕，以次传下……五谷：秔米甘，麻酸，大豆咸，麦苦，黄黍辛。五果：枣甘，李酸，栗咸，杏苦，桃辛。五畜：牛甘，犬酸，猪咸，羊苦，鸡辛。五菜：葵甘，韭酸，藿咸，薤苦，葱辛……肝病禁辛，心病禁咸，脾病禁酸，肾病禁甘，肺病禁苦。"这是对饮食五行属性及其应用的综合论述，对后世中医饮食养生具有很大指导作用。又《饮膳正要·五味偏走》曰："肝病禁食辛，宜食粳米、牛肉、葵菜之类。心病禁食咸，宜食小豆、犬肉、李、韭之类。脾病禁食酸，宜食大豆、豕肉、栗、藿之类。肺病禁食苦，宜食小麦、羊肉、杏、薤之类。肾病禁食甘，宜食黄黍、鸡肉、桃、葱之类。"这是根据五行相生相克理论引申出五行食物相克理论，详细讲述以五行为依据的五脏饮食禁忌，也可作为现代饮食养生的借鉴与参考。

三、起居养生

《素问·上古天真论》曰："上古之人，其知道者，法于阴阳，和于术数，食饮有节，起居有常，不妄作劳，故能形与神俱，而尽终其天年，度百岁乃去。"可见自古以来人们就非常重视"起居有常，不妄作劳"对人体的养生保健作用。清代名医张志聪解释说："起居有常，养其神也；不妄作劳，养其精也。夫神气去，形独居，人乃死。能调养其神气，故能与形俱存，而尽终其天年。"中医养生的根本在于葆养精、气、神，而合理的生活起居则是葆养精、气、神必不可少的条件。

（一）起居有常

"起居"是指生活作息，也包括平常对各种生活细节的安排。"有常"是指有一定的规律。因此，起居有常是指生活作息合理、有规律；同时能够根据四时阴阳的变化而调整自己的生活起居习惯与着装。

1. 坚持有规律的作息制度　人们起居有常，作息合理，能够保养人的精神，使人精力充沛，面色红润，目光炯炯，神采奕奕；相反，起居无常，作息失度，会使人精神萎靡，生命力衰退，面色无华，目光呆滞无神，所谓"得神者昌，失神者亡"。西医学研究认为规律的生活作息能使大脑皮质在机体内的调节活动形成有节律的条件反射系统，并使其不断巩固，从而形成稳定良好的生活习惯，可提高人体对环境的适应能力。起居作息要符合人体生物钟的运转规律，做到主动合理的安排生活起居，每日定时入睡、定时起床、定时用餐、定时工作学习、定时排便等。

2. 顺应四时阴阳变化　人与自然界息息相通，古人很早就提出人要"与日月合其明，与四时合其序"。人顺应四时阴阳的变化，在生活起居方面主要体现在：

（1）起居作息：一年四季具有春温、夏热、秋凉、冬寒的特点，生物体也相应具有春生、夏长，秋收、冬藏的变化。《素问·四气调神大论》中提到：春季宜"夜卧早起，广步于庭"，夏季宜"夜卧早起，无厌于日"，秋季宜"早卧早起，与鸡俱兴"，冬季宜"早卧晚起，必待日光"。国内部分地区采用"夏令时"作息制度也源于此。关于一日之阴阳，中医认为平旦阳气始生，日中阳气最旺，傍晚阳气渐虚而阴气渐长，而深夜阴气最为隆盛。因此，人们应在白昼阳气旺盛之时从事工作和学习，而到夜晚阳气衰微之时就应安卧休息。做到体内阴阳盛衰与外界阴阳消长的协调一致，更有利于脏腑功能的发挥与抵御外邪的入侵。

（2）着装：一年四季气候的变化在人身上最直观的体现就是着装的变化，人与自然相适应的调节很大程度上也是靠服装来进行的。着装顺时适体，厚薄适宜，衣料（被褥）吸湿、保温、柔软、透气、导热，会明显增加体感的舒适度与保健功能。根据气温的变化及时增减衣被。适当的"春捂秋冻"，有助于减少冬春季节感冒的机会。

（二）劳逸适度

劳逸结合是中医传统养生的一个重要原则。正常的劳动和体育锻炼，有助于全身气血流通，增强体质，益智防衰；而必要的休息，有助于消除疲劳，恢复体力和脑力。劳逸结合养生的核心在于"度"，不过劳（包括体劳、神劳、房劳），也不能过于安逸；过劳则伤精、耗气、神散，过于安逸则气机壅滞、血脉不畅。做到劳而有"度"，量力而行，脑力劳动与体力劳动相结合，休息与娱乐保养相结合，如此方可精足气充，神才能得以旺盛。动则养形，静则养神，故劳逸适度也是动静相随、形神共养养生法则在日常工作与生活中的具体体现与运用。

（三）睡眠养生

睡眠养生就是根据天地与人体阴阳变化的规律，采用合理的睡眠方法和措施，以保证睡眠质量，恢复机体疲劳，养蓄精神，从而达到防病治病、强身益寿的目的。

1. 睡眠的养生作用　中医学认为睡眠能消除疲劳，调节人体各种功能活动，使人的精、气、神得以内存和补充，让气血内洒陈于五脏六腑，外流通于四肢百骸、七孔九窍。《素问·五脏生成》指出："人卧血归于肝，肝受血而能视，足受血而能步，掌受血

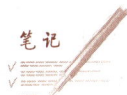

而能握,指受血而能摄。"古谚语也有"不觅仙方觅睡方""吃人参不如睡五更"的说法。人类需要睡眠,这既是生物学的选择,同时医学研究亦表明睡眠是一种保护性抑制,可避免神经细胞因过度消耗而致功能衰竭,使疲劳的神经细胞恢复正常的生理功能。此外,良好的睡眠还能增强人体免疫功能及抗病能力,有助于消除疲劳,恢复体力;保护大脑,稳定情绪;促进发育,提高智力;延缓衰老,利于美容等。

2. 睡眠的生理变化 现代科学研究发现人的睡眠不仅有深浅之分,也有周期性的变化。通过脑电图、多导睡眠图的研究,人的睡眠由浅入深分成四个时期和两种时相:①四个时期:第 1 期觉醒和睡眠过渡时期,也称瞌睡期或朦胧期;第 2 期进入中等深度的睡眠,也称中等深度睡眠期;第 3 期进入深睡期,δ 波超过 20%,但不超过 50%,δ 波的振幅在 $75\mu V$ 以上,其余指标同第 2 期,但抑制程度加深;第 4 期持续深睡期,δ 波占 50% 以上。第 3、4 期合称"δ 波睡眠",主要出现在前半夜的睡眠,此时睡眠很深,难唤醒,肌张力很低,呼吸深慢,血压低但平稳,眼球几乎不动。②两种时相:之前四个时期统称非快动眼睡眠,用英文缩写表示就是 NREM 睡眠。NREM 睡眠是睡眠当中的一种主要时相,每次持续 90 分钟左右,每夜出现 4~5 次,在这一时相很少做梦,即使梦醒后也记不清。NREM 睡眠相中的第 3、4 两个阶段,因脑电图的主要成分是 2Hz 以下的高幅慢波,所以叫做慢波睡眠。在慢波睡眠期间可发生夜惊和梦游。在两次 NREM 睡眠之间,会出现睡眠的另一时相,叫快动眼睡眠(REM 睡眠)。成年人的 REM 睡眠每次大约持续 20 分钟,每夜出现 4~5 次,第一次出现是在第一个 NREM 睡眠之后,发作性睡眠的患者一入睡就可以出现 REM 睡眠。REM 睡眠在睡眠中间出现,因其特点怪异故又称异相睡眠。此期人的呼吸、血压、心率很不规则,梦多,难以唤醒。REM 睡眠是不可少的,取消 REM 睡眠,人就会出现烦躁不安、记忆力下降、注意力不集中等。恢复 REN 睡眠后,人经过补充,REM 睡眠的时间会延长,直到恢复正常节律。了解人体睡眠的生理变化,对指导健康睡眠有益。

一般来说,人类发生睡眠并不需要任何条件,一旦睡眠的机制启动,人就会出现睡眠。良好的睡眠应当符合以下特征:①入睡顺利:一般在 10~15 分钟内入睡;②睡眠过程良好:在整个睡眠过程中从不觉醒;③觉醒起始良好:醒后有清新、爽快、舒适之感。而睡眠不良则包括:①入睡困难,入睡时间可长达 30~60 分钟以上;②在睡眠中至少觉醒一次以上;③清醒后仍有倦怠不快,头脑昏沉之感。

3. 影响睡眠质量的外界因素 影响睡眠质量的外界因素很多,最为密切的主要是气温、声音和光线。

(1) 气温:正常人体在下丘脑体温调节中枢的控制下,产热和散热处于动态平衡,维持体温在 37℃ 左右。人与自然环境和谐的体温调节,使人的各方面功能都保持正常。一般认为,环境温度在 24~25℃ 是适合睡眠的最佳温度。而气温超过 37℃ 以后,人的睡眠则会受到影响,如睡眠中排汗较多,睡眠不深,睡眠时间后移,而且易被热醒。同样的,温度过低也不利于人的睡眠,特别是冬季的老年人因自身维持体温平衡功能的相对减弱,遇外界温度降低时,会出现一定的体温下降,进而影响睡眠。

(2) 噪声:人一般在安静或声音强度低于 40 分贝(dB)的环境才能获得较好睡眠。噪声的污染,对睡眠有直接的影响。噪声干扰睡眠,破坏睡眠的生理过程,使入睡时间延长,睡眠深度变浅,睡眠过程多梦,而不能熟睡;并且使觉醒时间缩短,睡后仍感到疲倦。研究表明噪声强度达到 55~75dB(如铁道线旁住宅者)时易出现轻中度睡眠障碍,而当噪声强度达 80dB 以上(如夜间繁忙的机场附件住宅者)时则会出现重度睡眠障碍。噪声对老年人的睡眠影响比年轻人更重。

（3）光线:睡眠时光线宜暗。人如果长期生活在灯光下,身体内控制新陈代谢的"生物钟"就会被扰乱,使人体生物化学系统发生改变,本来循环有序的体温升降、化学成分的变化,以及心跳、脉搏、血压等变得不协调,易致疾病发生。所谓"夜深人静",入夜天黑,光线变暗,人自然容易安静入睡。卧室为使光线变暗,宜用深色窗帘;睡眠时不要开灯,以免影响入睡。清代曹庭栋《老老恒言·安寝》说:"就寝即灭灯,目不外眩,则神守其舍。"开灯睡觉不仅是一种浪费,更对身体健康有害。

4. 睡眠禁忌　生活中人们都在不断地创造条件,建立有益于睡眠的适宜条件,同时强调规避睡眠的禁忌。关于睡眠禁忌,古人从生活中总结出的睡前、睡中及醒后的十忌,即一忌仰卧,二忌忧虑,三忌睡前恼怒,四忌睡前进食,五忌睡卧言语,六忌睡卧对灯光,七忌睡时张口,八忌夜卧覆首,九忌卧处当风,十忌睡中忍便,至今仍有一定的积极意义。

5. 失眠的预防　睡眠在相当大的程度上其实是一种习惯。生活中应遵循睡眠的自然规律,并主动采取一些措施以保持良好的睡眠卫生习惯,这是预防失眠的最好方法。

（1）睡眠卫生:安逸、舒适的外界环境是睡眠的必要条件。通过改造居住环境以便调节室内温度至适宜,尽量减少声、光污染等外界不良影响。其他如合适的睡具(床、枕),宽大松软舒适的被、褥、睡衣。睡前尤须舒缓、放松、平抑、安定情绪,减少烟、酒、浓茶、咖啡等的刺激,此外睡前温热水洗脚、泡足等,都有助于睡眠。

（2）养成良好的睡眠习惯:入睡和起床的时间尽量规律,也是睡眠卫生的重要组成部分,同时也是养生延年的重要措施。上床时间一般以晚上 9~10 时为佳,不宜超过 11 时。中医历来有睡"子午觉"的说法。每天早晨按时起床,有助于强化睡眠"一觉醒"的生物节律,起床后精神焕发,精力充沛,同时也有利于入睡时间的规律化。

小贴士

子　午　觉

子午觉,指子时、午时按时睡觉,且"子时大睡,午时小睡"。"子时大睡"指夜半子时(23 时至凌晨 1 时)前入睡,子时为阴气最重、阳气渐升之际,所谓"阳入于阴则寐",也是睡眠的最佳时机,睡眠质量最好。而很多人常常喜欢熬夜至深夜才休息,中医认为子时始睡,由于阳气渐升而不潜降,则不利于入睡,既睡亦不能踏实,所谓"阳出于阴则寤"。"午时小睡"指日中午时(11—13 时)阳气最旺、阴气渐升之时,此时小憩对阴阳交接(阴经阳经经气交会灌注)有益。

当然引起失眠的因素是多方面的,对于顽固性的失眠,还应当接受医学治疗。在治疗时应该针对病因,采取中西医结合的方法,必要时配合心理治疗方能有效。

四、房室养生

古人认为性生活只宜在房室床帷中进行,故而把有关性保健、性医学的内容统称为"房室养生"或"房事养生",把与性生活相关的原则、技巧、法式等内容称为"房中术"。房室养生是在"阴阳天道观"思想的指导下,根据人体生理特点和生命规律,采取健康的性行为,和谐的性生活,提高生活质量和性道德,以达到身心健康、长寿、优孕优生、预防和调理生殖系统疾病等目的的养生方法。房室养生是中国传统文化的重要组成部分。"长生之要,其在房中""服药千种,三牲之养,而不知房中之术,亦无所益也。"(《抱朴子·微旨》)足见房室在中医养生中的重要作用。

(一)房室的生理作用

性,是联结夫妻的纽带。性行为是人类的本能,是人类生活的重要内容之一,也是人类生存繁衍的需要,有人把性生活、物质生活、精神生活列为人类的三大生活。性交刺激男性性腺分泌更多雄性激素,使男人更强壮;刺激女性性腺分泌更多雌激素、增强卵巢生理功能、月经正常、保持青春容颜,减轻经前期综合征;男女之间性生活的和谐愉悦能使男女保持青春活力,有益身心健康,有益家庭和社会的安定和谐,对人体的养生保健、预防和治疗生殖系统疾病,甚则延年益寿,起着重要的作用。

(二)房室养生的原则和方法

1. 谨守"八益",规避"七损"　早在《素问·阴阳应象大论》就记载:"能知七损八益,则二者可调,不知用此,则早衰之节也。"说明古人很早就已经认识到房事时掌握"八益",规避"七损"对于促进身心和谐、增进性生活愉悦、提高性生活质量、强身健体、优生优育等的重要作用,至今仍有一定的积极意义。西汉马王堆医书《天下至道谈》中记载了所谓"八益":"一曰治气,二曰致沫,三曰知时,四曰蓄气,五曰和沫,六曰积气,七曰持赢,八曰定顷。"

2. 欲待"三至""五候",促进身心愉悦　《广嗣纪要·协期》云:"男女未交合之时,男有三至,女有五至……则情洽意美"。形容身体内部的五脏功能只有都达到兴奋状态,才是最适宜的两性交合时机,有利于男女双方心情愉悦;反之若男子三气未至,女子五候未到时,不仅不能获得满意的性生活,还会影响双方的感情和优育优孕等。

3. 节欲保精　中医认为精受之于先天,充养于后天,藏之于肾,关系到人的生长发育衰老过程及生殖能力,是维持生命活动的根本。精气的盛衰盈亏直接影响人的健康和寿夭,因此惜精、养精、固精即成为养生防衰的关键。唐代孙思邈说:"凡养生在于爱精""精少则病,精尽则死。"节欲保精,即是说房事应该适度,欲不可禁,亦不可纵,应有所节制,以使精气保持盈满,精足则神旺,神旺则生命富有活力,有利于抗衰防老。

(1) 欲不可禁:《备急千金要方》说:"男不可无女,女不可无男,无女则意动,意动则神劳,神劳则损寿。"《抱朴子》说:"阴阳不交伤也。"

(2) 欲不可纵:若房事不节,过度纵欲,必耗伤精气。常言道:"纵欲催人老,房事促短命。"《金匮要略·脏腑经络先后病脉证》也记载:"……房室勿令竭乏"。纵欲过度常常引发早衰,牙落、发鬓稀疏早白、视力减退、耳鸣耳聋、小便失禁、腰膝酸软、健忘、男子阳痿早泄、女子月经不调、白带频多、性欲淡漠等肾精亏损的症状。

(3) 欲不可早:孔子曰:"少之时,血气未定,戒之在色。"元朝李鹏飞在《三元延寿参赞书》中说:"男破阳太早,则伤其精气;女破阴太早,则伤其血脉。"说明"早欲"影响正常生理发育,危害健康。正常的性生活的年龄与我国现在提倡的婚嫁年龄基本一致。

(4) 房室适度:夫妻之间性生活的频度、行房次数等一般以房室后次日感到身心舒适、精力充沛、无疲劳感为原则。若感到腰酸背痛、疲乏无力,表明房事过度,应及时调整节制。一般而言,青壮年夫妇每周一至两次属正常,而老年人重在颐养,以少施泄为宜。《素女经》说:"人年二十者,四日一泄;年三十者,八日一泄;年四十者,十六日一泄;年五十者,二十一日一泄;年六十者,即当闭精,勿复更泄也。若体力犹壮者一月一泄。凡人气力自相有强盛过人者,亦不可抑忍……"。

(三)房室养生的注意事项

1. 房室卫生 资料显示,许多泌尿生殖系统感染性疾病与不洁性生活直接相关,所以男女双方要养成良好的卫生习惯,性生活前要用温水把外生殖器清洗干净。

2. 房室禁忌 中医房室养生重视入房禁忌,强调"欲有所忌""欲有所避"。所谓禁忌,就是在某些情况下要禁止房事,如唐代孙思邈说:"凡新沐、远行及疲劳饮食、醉酒、大喜大悲、男女热病未差,皆不可交阴阳。"房事禁忌,概括为人忌、天忌、地忌三个方面。阴阳合气,非常讲究"人和","阴阳顺乎自然",应选择在双方最佳状态时行房,必须考虑双方生理状态、生活习惯、特定情绪变化时及疾病调治等多方面的影响,如醉酒、病中、女性经期等均不宜行房,切忌强行交合,同时也不主张滥用春药,纵欲行房。"人与天地相应",自然界的剧烈变化影响人体,打破人体的阴阳平衡,发生气血逆乱,如日食月食、雷电暴击、狂风大雨、山崩地裂、奇寒异热之时,天地阴阳错乱,则不可同房。而不良的居住或生活环境或可影响男女双方的情绪,影响房室质量,有时还会留下阴影。对于确因身体缺陷、性交不适等致性生活不理想者,无须讳疾忌医,应尽早去医院检查治疗。

五、传统运动(动功)养生

传统运动养生又称为动功养生,是指运用传统运动方式或动功方式进行锻炼,以活动筋骨,调节气息,疏经通络,行气活血,和调脏腑,达到增强体质,延年益寿目的的一种养生方法。关于运动养生,古人早有记载。《庄子·刻意》说:"吹呴呼吸,吐故纳新,熊经鸟伸,为寿而已矣。"《吕氏春秋》说:"流水不腐,户枢不蠹,动也,形气亦然,形不动则精不流,精不流则气郁。"自古以来就有"动以养形""静以养神"的养生箴言。

(一)传统运动养生的特点和机制

传统运动养生是中医学理论指导下的健身运动。以养精、练气、调神为运动的基本要点,做到以静养神,以意领气,以气导形,三者之间协调配合;以"动形"为基本的锻炼形式,用阴阳理论指导运动的虚实动静,用开阖升降指导运动的屈伸俯仰,用整体观念指导运动中形神气血的统一协调。

传统运动养生在精神统领下,注重调息、意守、动形、全神的协调统一,呼吸调节、意念专注、形体运动,起到形神一致、意念相随、形气相感、内外和谐的作用。

现代科学研究证明,经常而适度的科学运动、锻炼,可有效地促进血液循环,改善新陈代谢;改善大脑的营养状况与脑细胞活力;增强心脏活力与肺的呼吸功能;改善末梢循环;增加膈、腹肌力量,促进胃肠蠕动;调节人体的水液代谢,促进泌尿系统的功能活动;增强肌肉关节活力,有利于骨骼肌肉的健康;提高机体的免疫力;促进内分泌代谢等,使人体的生命力更加旺盛。

(二)传统运动养生的原则

1. 掌握传统运动养生的要领 传统运动养身方法众多,流派各异,每一种功法的指向、一招一式都体现了形、气、神、意养生的精髓,习练者只有掌握其方法要领,内练精神、脏腑,外练形体、经脉,才能达到形神共养、内外和谐、气血周流的目的。

2. 因人制宜 运动项目的选择上,各人可根据自身身体状况、习惯爱好或希望达到某方面效果为主的健身目的选择某一种方法练习或多种运动方法联合使用。一般来讲,青年人宜选择运动量较大,以练形为主的健身方法,有助于保持旺盛的斗志;中年人宜练形、练神兼顾,协调脏腑、和谐气血、延缓衰老;而老年人则侧重于固护气血、保养精气神,应选择动作相对柔和、不要过于剧烈的运动项目,以免伤筋动骨,对机体造成伤害。

3. 适度原则 孙思邈《备急千金要方》曾说:"养性之道,常欲小劳,但莫大疲及强所不能堪"。运动需适度,太小达不到锻炼效果,太大则反而易耗伤气血,或对身体造成伤害。一般来说,以运动后身体温暖、微微出汗、稍有疲劳感、经过短暂休息后精神体力能够恢复正常的为适度。

4. 提倡循序渐进,持之以恒 先基础后复杂,打好功法基础;动作由简到繁,先易后难;运动量由小到大,循序渐进。运动养生是人一生的事,贵在坚持,持之以恒,方能收到效果。

(三)常用传统运动养生(动功)方法介绍

1. 太极拳 太极拳是我国众多传统运动健身项目中目前流传最广的项目之一,它集中了中国古代运动健身形神兼养、内外合一的精髓,所谓"以意领气,以气运身",心到、意到、气到、形到,使内气一气贯通,动作圆活连贯,轻柔舒展。若长期练习,具有通调脏腑、疏通经络、补益气血、强健筋骨等作用。

太极拳冠名"太极",取太极图阴阳合抱、浑圆一体之象为拳法精髓,强调意念、动作、呼吸的密切配合,融导引、气功、武术于一体,属于"内功拳"的一种。分支流派较多,包括陈氏太极拳、杨氏太极拳、吴式、武式、孙式太极拳等,目前较为普及的"简化太极拳"是以杨氏太极拳改编,共有二十四式:起势、野马分鬃、白鹤亮翅、搂膝拗步、手挥琵琶、倒卷肱、左揽雀尾、右揽雀尾、单鞭、云手、单鞭、高探马、右蹬脚、双峰贯耳、转身左蹬脚、左下势独立、右下势独立、左右穿梭、海底针、闪通臂、转身搬拦捶、如封似闭、十字手、收势。

2. 五禽戏 五禽戏,为华佗所创,属于医家导引功法。《后汉书·华佗传》言:"……是以古之仙者,为导引之事,熊经鸱顾,引挽要体,动诸关节,以求难老。吾有一术,名曰五禽之戏:一曰虎,二曰鹿,三曰熊,四曰猿,五曰鸟,亦以除疾,以利蹄足,以当导引。体有不快,起作一禽之戏,怡而汗出,因以著粉,身体轻便而欲食"。后世流传过程中发展,衍生出不少流派,或单纯模仿五禽动作以运动、锻炼,或演变为五禽拳术、五禽舞蹈,也有注重内练与养生治病为主的。五禽戏模仿熊、虎、鹿、猿、鸟五种动物的形态动作,在习练时,不仅运动躯干肢体,更要求神态的模拟,并配合一定的呼吸方法,表现出熊的憨厚、虎的凶猛、鹿的柔和、猿的灵活、鸟的轻静。常见的五禽戏动作包括虎举、虎扑、鹿奔、鹿抵、熊运、熊晃、猿摘、猿提、鸟伸、鸟飞等。五禽戏五种动物形态分别归属五行之木、火、土、金、水,若长期练习,有益于对人体肝、心、脾、肺、肾的调养。

3. 易筋经 易筋经是通过锻炼以改善人体筋肉的一种传统养生功法,为佛家导引功法之一。其功法内容包括:韦陀献杵势、横担降魔杵、掌托天门、摘星换斗、倒拽九牛尾、出爪亮翅、九鬼拔马刀、三盘落地、青龙探爪、卧虎扑食、打躬击鼓、掉尾摇头等。通过练习此功法,能激发人体周身气机,提高气的敏感性与传布性。它既能练气,又佐以练力,久练后可使气力倍增。易筋经具有疏通经络、运行气血、防病健身之作用,可用于神经衰弱、胃肠疾病、呼吸系统疾病、肢体关节疼痛、颈腰椎疾病等多种慢性疾病的调治。

4. 八段锦 八段锦是由古代导引术总结发展而成的一种传统养生功法,史书记载距今已有 800 多年的历史。"锦",为上等的丝织品;八段锦,意为八个精练完美的动作和良好的祛病保健作用。其功法口诀包括:两手托天理三焦,左右开弓似射雕,调理脾胃须单举,五劳七伤往后瞧,摇头摆尾祛心火,两手攀足固肾腰,攒拳怒目增气力,背后七颠百病消。该功法柔筋健骨,养气壮力,行气活血,调理脏腑,且运动量恰到好处,既达到了健身效果,又不感到疲劳。现代研究表明,长期习练八段锦能改善神经调节功能,加强血液循环,对腹腔内脏有柔和的按摩作用,可激发各系统的功能,纠正机体异常的反应。

5. 六字诀　六字诀,首见于南北朝陶弘景的《养性延命录》,为医家吐纳功法。其功法操作的核心内容是呼气吐音(字),并有六种变化。六字分别是:嘘(发 xu 声,属肝木,为牙音)、呵(发 he 声,属心火,为舌音)、呼(发 hu 声,属脾土,为喉音)、呬(发 si 声,属肺金,为齿音)、吹(发 chui 声,属肾水,为唇音)、嘻(发 xi 声,属三焦,为牙音)。六字诀的疗效以泻实为主,适用于脏腑实证,通过呼气发音,并延长呼气时间来实现调理脏腑的功能。其中"嘘"字诀适用于肝火旺、眼中赤色兼多泪等病证;"呵"字诀适用于心神烦躁、口舌生疮及热痛等病证;"呼"字诀适用于痰湿热生、泻痢肠鸣、吐水等病证;"呬"字诀适用于咳嗽痰涎、胸膈烦躁、喉舌干等病证;"吹"字诀适用于腰膝酸软、遗精早泄、宫寒等病证;"嘻"字诀适用于胸腹胀闷、小便不利等病证。

小贴士

八 段 锦
（第四式　五劳七伤往后瞧）

【起式(预备姿势)】

松静站立,两足并拢,膝微屈(膝尖不过足尖),五趾抓地。头正颈松,虚灵顶劲,含胸拔背,沉肩,两臂自然松垂,置于身体两侧。松静自然,凝神调息,舌抵上腭。气沉丹田,目视正前方。

【动作】

1. 左足向左横开一步,两足距离与肩同宽,两手缓缓自左右体侧上抬,与肩相平时成立掌,掌心分别向左右两侧,然后身体慢慢向左旋转,头部亦向左旋转至最大限度,目视左侧后方。

2. 稍停片刻,复原。身体慢慢向右尽量旋转,头部亦向右旋转至最大限度,目视右侧后方。

3. 如此左右反复练习 6~8 遍。注意调息:头部向后转动时吸气,还原时呼气。

【动作要领】

1. 动作要与呼吸配合一致。

2. 头部转动时要做到头平项直,两目尽量向后注视。

3. 动作宜舒缓平滑、渐次加重力量,以能耐受为度。切忌急促、强力扭动。

【作用】 该节功法可使整个脊柱尽量旋转扭曲,可增强颈项腰背部肌肉力量和改善脊椎活动功能,消除大脑疲劳,增大眼球的活动范围,增强眼部的肌肉力量。常用于防治脊柱病、高血压及消除大脑疲劳等。

【禁忌】 颈椎骨折、脱位、严重畸形、严重骨质增生及骨桥形成,椎管严重狭窄,颈椎骨结核、肿瘤或急慢性炎症,严重高血压、动脉硬化、心脏病等。

笔记

六、静暝(静功)养生

静暝养生是指运用传统静功方法为主,进行自身锻炼,通过调心、调息、调身,达到增强体质、强身防病、延缓衰老、延年益寿目的的一种养生方法。气功历史悠久,功法涉及儒、佛、道、医、武、民间等各领域,种类庞杂,数量较多。从动静形式来看,气功功法大致分为动功和静功两大类,其中动功大多归属于传统运动养身范畴,静暝养生主要以静功为主。

(一)静暝养生的特点

静暝养生通过调身、调息、调心等方法进行"精、气、神"的锻炼。调心要求意念专注,排除杂念,松弛身心,宁静养神;调息则使呼吸深长,均匀和缓,气道畅通,柔和养气;调身指调整身体姿势,轻松自然地放松肢体,使身心融为一体,经络营卫气血周流,百脉通畅,脏腑和调,从而达到"炼精化气""炼气化神""炼神还虚",使"精、气、神"三者融为一体,精足、气充、神全、体健,延缓衰老,延年益寿。

(二)静暝养生的基本内容

调身、调息、调心是静暝养生的基本操作内容,简称"三调",三调是人可以自主调节自身的全部内容。静暝养生功法锻炼可以分别从三调的某一调节手段入手,然后逐步进入三调合一的境界。

1. 调身调控　使自己的身体符合静暝养生姿势和形态的要求,也称"练形",包括外在的调控和内在的调控。常见的外在调身姿势包括站式、坐式、卧式等。其中站式要求身体放松、形体撑圆、重心下沉;坐式也叫"静坐""打坐""坐忘",包括"盘膝坐"或"垂腿坐",是习练静功最常用、最适宜的姿势,有助于元气的蓄积,适合年老体弱的人;卧式方便在睡觉前后练功或极其虚弱者练功。练习者宜精神内守,寻求最适合自身的姿势和动作练习。

2. 调息调控　呼吸的操作活动,也称"练气",包括呼吸形式的调控和出入气息的调控。通过呼吸调节,呼吸深长、缓慢、均匀,练习者可以孕育和引导内气,这是进入静暝境界的重要环节。一吸一呼谓之一息,内气与呼吸关系密切,随着日常呼吸的减弱,内气的活动会逐渐增强,特别是呼气时。现代科学研究证实,调息可以调节自主神经系统中交感神经和副交感神经的张力,从而可以调整相应的内脏组织器官的功能。

3. 调心调控　调控心理状态的操作活动,也称为意守、练意、观想、"炼神",是气功锻炼的核心和关键。在形神松静的基础上,通过不同的方法,排除思想杂念,以达到"入静"状态。调心的意义在于改变日常意识活动的内容和方式,进入"恬恢虚无"的境界,实现人体内"真气从之",消除病患,恢复健康。一般日常生活的意识活动属外向性,而静暝习练过程中时刻要求将意识活动导向内向,即"返观内视"。调心是静暝养生的核心和关键。

4. 三调合一　即通过调身、调息、调心的单一操作,逐步整合,实现三者一同操作,达到身、心、息合一。

(三)常用静暝养生功法介绍

1. 站桩功　站桩功是传统的站式练功法,使躯干肢体保持一定的姿势,肌肉呈持续静止性紧张,使思想集中,属武术静定功法。"桩"指树木深根在地,固定不动之意。

站桩形式多样,流派很多,经典有代表的站桩姿势有:自然式站桩、无极桩、养元桩、浑元桩、三体式、下按式、探马式、伏虎式、少林剑指桩等。按姿势难度来分,站桩有高位站桩、中位站桩、低位站桩三种。站桩可调节神经系统的紧张性,加强自主神经系统的协调性,并有助于促进血液循环,改善脏器和组织的供血,增强机体新陈代谢。因此,该功法是强壮身体的重要功法,对神经衰弱、高血压、溃疡病、关节病、糖尿病及慢性软组织损伤性疾病具有较好的调养效果。

2. 放松功 放松功是静功的一种,是通过有意识的放松,把身心调整到自然、轻松、舒适的状态,可以解除紧张,消除身体和大脑的疲劳,恢复体力和精力,同时能使意念逐渐集中,排除杂念,安定心神,疏通经络,协调脏腑,能促进气血运行和新陈代谢。放松功内容宽泛,常用的如意念放松法(松通法、三线放松法、分段放松法、局部放松法、整体放松法、倒行放松法),震颤放松法,拍打放松法等。该功法不易受环境条件限制,易学易练,站坐卧行均可,适合于各类人群。若坚持练习,有助于增强体质,防治疾病。

3. 内养功 内养功是以吐纳为主的气功功法,属于民间吐纳功法。内养功流传于明末清初民间,新中国成立后经挖掘、整理并推广应用。内养功分为静功和动功两种练习形式,要求"形气神合"贯穿于整个功法始终,而在不同的层次又各有侧重。停闭呼吸和意念的配合是内养功的锻炼重点。在具体操作上强调呼吸停顿、默念字句、舌体起落、气沉丹田,具有使大脑静、脏腑动的锻炼特点。通过特定的姿势、呼吸和意念的锻炼,实现形体放松、呼吸调和、心神恬静,从而起到静心安神、培补元气、平衡阴阳、调和气血、疏通经络和协调脏腑功能的作用。

4. 真气运行法 真气运行法是一种以调息为主的静功功法,是根据《黄帝内经》的理论并采纳了道家"小周天功"的修炼方法编创而成的现代功法。该功法主要通过凝神调息,培植真气,以贯通经络,调理阴阳气血,而达到防病治病、延年益寿之功效。该功法的核心部分是"五步功法":呼吸注意心窝部,意息相随丹田趋,调息凝神守丹田,通督勿忘复勿助,元神蓄力育生机。它是一套贯通任督的功法,具有简便易行、操作步骤井然有序等特点。

5. 静瞑法 静瞑法是指运用静坐或冥想的方式放松身心、调控意念,使心神得养的养生方法。它是在中国古代气功静养、印度瑜伽跌坐的基础上柔和了当代心理调节的部分方法综合而成,可化解情绪、调神养神。

《素问·痹论》说:"静则神藏,躁则消亡。"静坐是人集中注意力、达到心神合一的一种途径。静坐可养心,心定则神凝,心定则气和,气和则血畅而脉通。静坐修炼方法可参照佛家修行禅定的方法。取盘腿坐法:脊背自然直立,双手放于脐下三寸丹田之前,手心向上,男右手背平放于左手掌上,女左手背平放于右手掌上,两大拇指轻轻相抵;两肩微微张开,头正,下颌微微内收;双目微闭,舌抵上腭,意守丹田;意念上暗示自己全身放松,静坐时间长短不一,通常每次20~40分钟;结束静坐前,两掌对搓数下产生热感,上下轻轻搓脸3~6次;双手叠放,掌心向里,手背朝外,放于脐下三寸处;3~5分钟后徐徐睁眼,离座,并适当活动腰身手脚。

冥想则是在上述静坐修炼的基础上,从意念着手,排除杂念,关注呼吸(呼吸细、静、匀、长),调整或改变自己的思维模式,以一念代万念,或以念制念(用特定的想象制约自己的思想),从而达到心定神凝、宁神固志的养生效果。

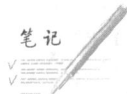

七、社交养生

社交养生,是指合理利用社会环境的有利因素,主动改善自身的交际活动,以期更好地适应并融入社会,达到舒畅情志,却病延寿目的的一种养生方法。

(一)社交对人体养生的作用

人的种属特性决定了人的社交功能,社会学认为,人是有别于一般哺乳动物的高级生物,具有道德属性,能够使用语言、具有复杂的社会组织能力与科技发展的能力,尤其是能够建立团体与机构来达到互相支持与协助的目的。人的日常工作大多是在有组织的工作机构进行,而在工作之外多以休闲娱乐、培养情操、增进友谊、升华才艺、怡情悦性等集体或团体行为进行社会交往和社会适应,如有组织的团体旅游或驴友旅游、交谊舞及各类舞蹈、歌舞大会、对春联、猜谜语、亲友团聚及社团活动、烹饪比赛等。旅游、烹饪等分别于雅趣养生、饮食养生中介绍。

(二)社交养生的常见形式

1. 交谊舞　交谊舞起源于西方的国际性的社交舞蹈,分为现代舞和拉丁舞。现代舞如华尔兹、探戈、狐步等,拉丁舞如伦巴、桑巴、斗牛舞等。原为西方国家宫廷舞,因其舞姿庄重典雅,舞步严谨规范,却又洒脱自如,颇具绅士风范,而得到人们的普遍喜爱,逐渐向大众普及,现已成为当今国际通用的社交舞。伴随着美妙的旋律、动人的音乐,或单独、或与舞伴翩翩起舞,身心得到彻底放松,心灵得到丝丝抚慰,达到健身养性的目的。其他如舞林大会及各类民间舞蹈表演等相对于特定的群体或特定地区的人们,起到了类似的健身养性、怡情悦性及社交作用。

2. 对对联　对联是中国传统文化瑰宝,又称楹联或对子、对偶、门对、春贴、春联、对子、桃符等,是写在纸、布上或刻在竹子、木头、柱子上的对偶语句。对联的本质特征是"对仗",是一种对偶文学,起源于桃符。对联对仗工整,平仄协调,字数相同,结构相同,其中最关键的是字数相等和平仄相拗,它是一字一音的中华语言独特的艺术形式,为国家级非物质文化遗产名录。通过对对联,可以促进人们的交往,增进了解,联络感情,愉悦身心。

3. 猜谜语　谜语主要指暗射事物或文字等供人猜测的隐语,也可引申为蕴含奥秘的事物。谜语源自中国古代民间,历经数千年的演变和发展,是中国古代劳动人民集体智慧创造的文化产物,也是国家级非物质文化遗产名录。一般由谜面、谜目和谜底三部分组成。谜面是灯谜的主要部分,是猜谜时以隐语的形式(通常由精炼而富于形象的诗词、警句、短语、词、字等组成)表达描绘形象、性质、功能等特征,供人们猜射的说明文字;谜目是给谜底限定的范围;谜底就是谜面所提出问题的答案。除民间谜语中少量的字谜以外,大部分是"事"或者"物"。谜语的猜法因谜面不同而不同,运用较多的如增损离合法、会意法等。

随着谜语的繁荣,还经常看到一些谜语故事、智力竞赛及益智游戏之类的竞猜题,它们和对对联、猜谜语一样,都能起到健脑益智、愉悦身心、怡情养性、增进社交等养生作用。

4. 社团活动　社团活动是在自愿基础上结成的各种群众性文化、艺术、体育及学术团体,由兴趣爱好、专业相近的人组成。形式活泼多样,依兴趣爱好、升华才艺、丰富业余生活及学术提升等不同要求而设立。目的是活跃学术氛围,交流思想,互相启迪,切磋技艺,增长才艺,丰富业余生活,增进友谊。如各类学术研讨会、论坛、文艺社、棋艺社、摄影社、美工社、篆刻社、歌咏队、文艺剧团、业余篮球队、业余足球队等。它在增进个人学术学识、身心健康的同时,能提升大众文化、生活品位,对促进社会进步与发展有积极意义。

八、雅趣养生

雅趣养生,又称为"情趣养生""兴趣养生""意趣养生""娱乐养生""休闲养生",是以休闲或趣味的方式来调节身心健康、陶冶情操,从而起到延年益寿作用的一种养生方法。

(一)雅趣养生的作用

雅趣,即风雅的意趣,又指情趣的高雅。元代张宇《赠皇甫德章》有诗曰:"雅趣钱神外,高情酒圣中"。雅趣虽是个人的一种休闲爱好,但由于受不同民族集体意趣的影响,它同时又涵盖了哲学、宗教、文学艺术及人文情怀、民间习俗等各个层面的内容。如《管子·内业》说:"止怒莫若诗,去忧莫若乐",《遵生八笺》说:"诗书悦心,山楼逸兴,可以延年",《北史》说:"取乐琴书,颐养神性"。雅趣养生,主要包括琴棋书画、音乐歌舞、花木园艺、旅游垂钓、收藏品茗、阅读写作等形式,具有主动调节身心、陶冶情操、怡神养性等作用。

(二)雅趣养生的主要内容

1. 琴棋书画　即文房"四艺",又称为中国四大娱乐和陶冶情操的瑰宝,古代文人墨客极为推崇。《老老恒言·消遣》:"笔墨挥洒,最是乐事。棋可消遣,琴可养性,幽窗邃室,观弈听琴,亦足以消永昼。"以抚琴为例,中医学认为,琴有五音,角、徵、宫、商、羽,应对木、火、土、金、水五行,与怒、喜、思、忧、恐五志相连,可调节肝、心、脾、肺、肾五脏(角,解郁制怒;徵,通调血脉;宫,助脾健运;商,舒达气机;羽,养神益志),于养生,可达"琴可养性"之效;于医道,则为"治疾除恙"之良具。弈棋,历代有"善弈者长寿"之说。可益智健脑,增进交往,条达心情。书画,自古以来就是一种高雅的文事活动,借文字和(或)物象之形表达作者的灵感顿悟、审美情趣及心灵体验,直抒胸臆,以意领气,意到笔随,寓静于动,气力连贯,一气呵成,融静心神凝、怡神健体、修养心性、天人和谐于一体。

2. 音乐歌舞　人们常常喜爱借助音乐歌舞陶冶心情、舒解情绪或升华自我,无论是自己唱歌跳舞,还是听音乐、欣赏各类歌舞表演演出,始终给人一种明快欢愉、身心放松、抒达胸怀的感觉。动形静神、强身健体、怡情养性,在音乐歌舞中得到升华,将人生的境界提高到一个新的高度。

3. 花木园艺　花木是人类在大自然中的亲密朋友。通过栽植花草、培育果园、塑造盆景或仿造山水景观等多种形式,"小小一片天地,汇聚大千世界",体现的是人与自然的和谐,除了舒缓筋骨、身体力行之外,也是陶冶情操、怡情养性、亲近自然,融健身、休闲、审美于一体的养生方法。

4. 旅游　现代人不可或缺的休闲娱乐、强身健体、怡情养性活动。包括人文旅游、自然景观旅游及人文与自然景观两者的结合,而以人文和自然景观相结合的最为多见。除了游历本身可起到的强身健体作用外,明媚的风光、大自然的气息、动人的传说与历史典故带给人们的永远是超凡脱俗、怡情益志、心旷神怡的溢美之情,每当人们

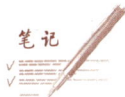

吟诵起诗仙李白的"梦游天姥吟留别"时,宛如置身于仙境,神游天下而烦恼、焦躁不再;结伴而行的游历与欢愉增进了相互之间的友谊与了解,快乐的歌声与旅途留影留给人的总是美好的回忆。

随着旅游目的地的不同,宜与环境养生中的海滨养生、高原山地养生及平原地区养生的注意事项结合起来;不同的出游季节,又当结合季节养生的要求做好各项准备工作。

5. 垂钓 远离城市的喧嚣,置身于景色宜人、空气清新的山水湖边垂钓是一项多么令人惬意的休闲养性活动。垂钓时的凝神固志、静气立定或静坐,是锻炼耐力、培养信心、静心养神、修身养性的好方法。

6. 收藏 古代富裕之家多爱收藏,现代由于经济条件的改善和百姓审美意识、鉴赏能力的提高,爱好收藏的人越来越多。通过收藏,情有所移,情有所思,对收藏品的甄别本身也是知识积累、素养提升的过程;同时持之以恒的收藏行为又锻炼了人的耐心和毅力,起到凝神固志、升华自我的养生作用。

7. 品茗 在中国被誉为"国饮",俗称"喝茶""饮茶""茶饮"。茶是一种起源于中国的由茶树植物叶或芽制作的饮品。也泛指可用于泡茶的常绿灌木茶树的叶子,以及用这些叶子泡制的饮料,后来引申为所有用植物花、叶、种子、根泡制的草本茶。茶叶历史悠久,《尔雅·释木》:"槚,苦荼(即原来的"茶"字)也";《神农本草经》中写道:"神农尝百草,日遇七十二毒,得荼而解之"。(饮)茶具有生津止渴、提神醒脑,消食去腻、降火明目、宁心除烦、清暑解毒之效。现代研究发现茶中含有茶多酚、咖啡碱、黄嘌呤、黄酮类及甙类化合物、茶鞣质、儿茶素、多种维生素、蛋白质和氨基酸等多种成分,经常饮茶能延缓衰老、抗癌、防辐射,对心、脑血管病等有益。还有,茶艺品茗的步骤包括备具、煮水、赏茶、温杯烫具、投茶、洗茶、冲茶、分汤、敬茶、赏汤、品茶、回味,每一步骤的操作皆有相应的要求,将茶品质的清新馥郁、茶中情怀、怡情养性发挥到了极致。周末闲暇时邀约三、五知己,品茗闲聊,俨然成为都市休闲社交新时尚。

8. 阅读写作 阅读写作虽是日常工作中常用的工具、手段,却也是闲暇时抒情畅怀、增进思维、凝神敛思、健脑益志、怡情养性的好方法。

九、环境养生

环境,是指空气、水源、阳光、土地、植被、住宅、社会、人文等因素综合起来形成的有利于人类生活、工作、学习的外部条件。人与自然的关系,是有机的统一整体。环境养生是中医养生学中的一个重要组成部分,它体现了"天人相应""形神合一"的中医养生学基本理论,强调人与自然的和谐相处。环境养生主要包括"地域养生""居住环境养生"以及"居室环境养生"三个方面。

(一)地域养生

1. 海滨 海滨日照充足,空气清新,气候宜人,翱翔的鸟,海浪的波涛声有益身心,加上水天一色的壮阔景观,令人心旷神怡。宽广松软的沙滩,为人们进行日光浴和海水浴提供了天然场所和适宜的气候条件,海滨气候所具备的特有的综合作用,可协调机体各组织器官的功能,对许多慢性疾患如神经衰弱、支气管炎、哮喘、风湿病、结核病、心血管系统疾患及各种皮肤病等都有一定的防治作用。海滨区域物产丰富,食物种类繁多,营养较全面均衡,很受大众喜爱。但夏秋季节,易遭台风侵袭,伴随的狂风暴雨、巨浪甚则海啸,威胁人类生命安全,需注意防范。

2. 高原山区　高原山区气候凉爽,云雨丰沛,植物性食物丰富,山区森林、树木植被好,负离子含量高(一般陆地负离子含量平均约 650 个/cm^3,而植被好的山区则可达 5 000~10 000 个/cm^3 以上),负离子可降解和中和空气中的有害气体,被誉为"空气中的维生素",使人感觉空气清新,对消除疲劳,改善生理功能有益;而经常登山、散步,又可促进新陈代谢、强健体质、增强免疫能力与呼吸功能。《素问·五常政大论》:曰"高者其气寿,下者其气夭。"加之高原山区峰峦和山涧起伏,鸟语花香,云蒸霞蔚,自然美景令人心旷神怡,有益身心,利于休闲、度假、避暑养生。但高原山区白昼夜间温差较大,须及时增减衣被;注意入住高度适中,避免高原反应;山间锻炼,须提防滚石、塌方等地质灾害。

3. 平原地区　平原地区的地势平坦,河流蜿蜒曲折,湖泊众多,空气清新、气候湿润宜人,物产富饶;秀丽的自然景色与湖光山色相映成辉,优美宜人的湖滨风景和气候疗养,令人心旷神怡,有益身心,特别适宜休闲、度假、养生。但需注意饮食物卫生,隔夜、隔餐的熟食尽量避免食用。

(二)居住环境养生

1. 地势　自建房者应选择地势相对较高的地方建房。地势低洼的地方,土地相对潮湿,特别是雨水、台风较多的地区,容易积水、淹水。中医认为居处潮湿是湿邪伤人的主要原因和途径。

2. 住宅周围环境　居住住所周围环境须安静清幽。环境安静,有利于心情安定;空气清新,外部通风条件好;有条件的则尽可能选择背山临水、风景宜人的地方,阳光充足,临水而居,大至江河湖海,小到山间溪流,有利于气候的调节;都市住宅可以优先考虑附近有公园或者自然山水的楼盘,或者重点考察小区的绿化和景观、楼宇间距、光照通风等,着眼于回归自然怡人的生态环境,远离或尽量避免各类环境污染(水土、空气、噪声、光等),改善优化居住环境。

(三)居室环境养生

1. 提倡绿色健康住宅理念　所谓健康住宅,是指在满足住宅建设基本要素的基础上,提升健康要素,保障居住者生理、心理、道德和社会适应等多层次的健康需求。对我国大部分地区而言,优先选择坐北朝南、室内通风住宅。室内装修须选择环保建材,绿色装修,保证室内采光,阳光中的紫外线有抗佝偻病、提高免疫力、杀菌消炎等作用。

2. 合理布置　居室主卧宽敞,家具不宜过多,室内物件摆放井然有序,有助于通风采光。厨房、卫生间通风,排气、排污管道设置合理。

3. 美化室内环境　室内外植物盆景、花卉、挂件的摆设,除了吸收甲醛、苯和氨等,亦可美化环境,有益心情愉悦,起到怡神养性的作用。

4. 减少室内污染　除装修污染外,导致室内空气污染的其他因素有:人的呼吸过程可使室内空气中氧含量减少,二氧化碳和水分含量增多;人体皮肤、衣履、被褥及物品,能发散出各种不良气体与碎屑等;人们谈话、咳嗽、喷嚏及生活活动,易使呼吸道的微生物和地面、墙面上的微生物及灰尘播散到空气中;使用煤炉、煤气或石油液化气灶以及生物燃料(木头、秸秆、稻壳等)做饭、取暖时,燃料燃烧产生有害气体,如二氧化硫、一氧化碳、二氧化碳和悬浮颗粒物;吸烟时产生的烟气中含有多种有害物,主要有一氧化碳、尼古丁、致癌性多环芳烃;室外污染空气进入室内时,将其所含的各种污染物带入室内。这些都要求人们在日常生活中时刻注意室内清洁卫生,采取有效措施,预防和减少室内空气污染。

第三节　外界辅助调摄

药物、针灸、推拿、沐浴等既是中医药防病治病的常用手段,同时也是中医养生有效的方法技术,承载着维护健康、防病治病的重任。本节从施术者角度,简要概述了药物养生、针灸养生、推拿养生、沐浴养生及音乐、色彩、芳香、辟谷和物理因子养生的方法技术。

一、药物养生

药物养生,又称中药养生,是以中医药理论为指导,运用具有保健类功效的中药来强身健体、却病延寿的方法,是中医养生保健的重要手段。中药养生源远流长,古代本草学家早就发现,很多药物具有延年益寿的功效。我国最早的药物学专著《神农本草经》中曾载有"久服不老""轻身延年""耐老"等功效药物百余种。魏晋时期,人们就普遍以服食草本药来祛病延年。明代李时珍著《本草纲目》所载养生类药物达四五百种,堪称养生药物大全。现代药理实验证明,中药的保健功能主要体现在增强免疫、辅助降血压、降血脂、抗氧化、改善睡眠、缓解疲劳、减肥、促进生长发育及改善营养性贫血,保护胃黏膜及化学性肝损害等。

（一）药物养生的应用原则

1. 补虚泻实,养正为先　补虚泻实即扶正祛邪,是药物养生的重要原则。中药养生,特别重视药物的补益扶正作用。年老体弱、正气不足之人,各种组织器官和整体的功能低下,无力抵御外邪,容易出现气血、阴阳及脏腑虚损或邪气盛实诸症,通过服用补益扶正药物,可以增强机体抗病能力,扶正以祛邪;而对于形体肥胖之人,多嗜食膏粱厚味,气血痰食壅滞,则泻实是其养生保健之法。只有补通结合,补偏救弊,损其有余而补其不足,才能恢复人体阴阳的动态平衡,达到延缓衰老的目的。

2. 调摄阴阳,健脾益肾　《素问·生气通天论》曰:"阴平阳秘,精神乃治"。阴阳失调时人体机体会出现偏盛偏衰的病理现象,利用相应的中草药可以调整脏腑功能,纠正阴阳的盛衰而致其平衡。中医学认为,肾为先天之本,内寄真阴真阳,为人体一身阴液和阳气的根本,肾精气充足则能使人健康而神旺,故古代医家创制的很多养生抗衰老方剂中,均以扶助肾阳,敛阴填精,助肾气化为主药。脾胃为后天之本,气血生化之源,人体脏腑功能的强弱总与脾胃功能相关,任何口服药物都必须由脾胃吸收利用,故而养生方中,多配补脾和胃、滋养中焦、助运脾胃之品,以维持后天化源的正常。且后天之本与先天之本具有相互化源、相互补充的作用,故健脾益肾成为自古以来中医养生的基本原则。

3. 辨证遣药,三因相宜　药物养生需辨证遣药,兼顾三因,合理施养。人有禀赋、体质、年龄、性别等的不同,中医学辨证论治原则强调对症遣方选药,方可纠正偏颇,达到固本补虚,强身健体之效。如气虚之人宜选用益气健脾,血瘀体质宜用活血化瘀等药;药物养生还需根据地理环境的特点、气候的不同,选用适宜的中药。如东南洼地,湿气偏重,常于方中加入藿香、苍术、厚朴等芳香燥湿健脾之品;而西北高原,多偏干寒,则常加入肉桂、干姜、熟地黄等温阳散寒益肾之物。四时阴阳气候的变化对人体生理功能和病理变化也有一定的影响,所谓"天人相应",药物养生当遵循四时阴阳变化的规律,合理选择四时适宜药物。如春季为肝旺之时,不宜过用"补药"扶正,宜选清淡温平药物;冬季寒冷,宜选温阳类,以助人体阳气潜藏。否则,随便用药,不但达不到养生效果,反而伤害机体。

4. 谨慎药补,忌偏忌滥 人类的生、老、病、死是不可抗拒的自然规律,药物保健作为一种辅助方法,运用得当,则对增强体质、防病抗衰确有良好作用。但养生保健的形式和方法多种多样,不可一味追求药物补养,对无虚无病者一般不提倡使用药物。用药的目的在于协调阴阳,凡药都有偏性,遣方用药需根据个体的体质和身体状况灵活选用,不辨虚实盲目滥服误补,可能会适得其反伤害机体,导致气血阴阳失调,脏腑功能紊乱,发生病变。因此,药补养生,需要循序渐进,根据具体情况合理使用,适可而止,切不可滥补滥服。

(二)药物养生方法

包括内服和外用两大类。

1. 内服 中药内服形式多样,传统方式以单纯中药加工制成各种剂型。一般根据养生者的状况和实际需求,辨证遣方,选择合适的药物和剂型。以服用方便,安全有效为原则。常见剂型:

(1)汤剂:最常用剂型。煎煮时要注意方法,尤其是一些特殊药材,如人参、西洋参等名贵药材,若与其他药同煎时,宜单独另煎取汁兑服。阿胶、鹿角胶等宜烊化服,而不宜与药同煎。

(2)丸剂:由药材细粉或提取物与其他辅料制成的球状制剂,分为蜜丸、水丸、蜡丸、浓缩丸、滴丸等多种,因其服用方便,深受养生者喜爱。如十全大补丸、六味地黄丸等。

(3)散剂:药材或提取物经粉碎、均匀混合制成粉末状制剂。其较丸剂容易分散和吸收,内服、外用皆可。如三七粉等。

(4)煎膏剂:由药材煎煮液浓缩,加炼蜜或糖制成。近年来比较流行的养生膏方属于此类。

(5)胶囊剂:分软胶囊和硬胶囊,如三宝胶囊、西洋参胶囊等。

(6)颗粒剂:由药材细粉或药材提取物与适宜辅料制成有一定粒度的颗粒状制剂,可单味颗粒或复方颗粒。如七宝美髯颗粒。

(7)茶剂:指药材或药材提取物与茶叶或其他辅料混合制成的内服制剂。可分为块状茶剂、袋装茶剂、可煎煮茶剂。也可以按药物的性能特点、配方要求等,直接将方药经煎煮或冲泡饮用。具有制作简便易行,有效成分溶出量大,饮服方便,服后易吸收,作用迅速,效果明显等优点。如:如益寿茶、减肥茶等。

(8)酒剂:古称"醪醴"。是将中药溶于酒中,通过一定的方法和工艺制成的液体制剂。酒为百药之长,具有善行药势而达于脏腑、四肢百骸之性,药借酒力、酒助药势可充分发挥其效力,达到防病治病、强身保健作用。药酒配制方便、药性稳定、安全有效。分为治疗性药酒和保健类药酒两大类。治疗性药酒以祛邪治病为主,有内服和外搽之分,主要有祛风散寒、止咳平喘、清热解毒、养血活血、舒经通络等作用,广泛用于临床慢性病的防治;保健酒以补虚强壮、延年益寿、调节和改善身体功能为主要目的,主要有滋补气血、温肾壮阳、养胃生精、强心安神、抗老防衰等作用,如人参酒、参芪酒、参茸酒等。

2. 外用　根据需求选择合适的中药,经一定的炮制和加工后,以不同应用形式施以体表或相关经脉、腧穴上,以达到养生保健的目的。常用方法有:

(1) 敷贴:包括膏药和穴位敷贴两种。膏药制法有多种,如橡皮膏、软膏等,多具有祛风除湿、温经通络、活血化瘀、消肿止痛、坚骨续筋等功效,用于肢体、关节、筋骨的运动功能障碍。穴位敷贴多具有补虚扶弱,协调脏腑、平衡阴阳的功能。根据不同选穴配药,达到一定的养生效果。

(2) 熏蒸:是将配伍好的中药加清水煎煮,利用沸腾后产生的温热和含药蒸汽熏蒸全身或局部,利用中药的有效成分微粒子雾化,使人体皮肤充分吸收,达到养生祛病作用的一种方法。

(3) 洗浸法:古称"浸渍法",属于"药浴"范畴。指选配某些中草药制成煎剂,浸泡全身或局部,以达到养生保健作用。

(4) 熨敷:用加热后的中草药熨敷于体表一定部位或穴位,借助热力和药力的双重作用,达到温通经脉,调和气血,养生保健目的的一种方法。本法可以将中草药加热直接热敷于局部,外加包扎,若凉了再用热熨斗热之。也可用布袋盛装炒热的药或用蒸锅蒸热外熨局部或穴位。每次热力保持 20~30 分钟为佳。根据病症还可采用葱熨法、蚕砂法、盐醋熨法等。

熨敷法多用于风寒湿痹所致的筋骨疼痛、肩颈背痛、腰膝关节酸痛等症,也可缓解疲劳、调节亚健康状态。

(三)常用养生方药

养生方药主要包括补益扶正和延缓衰老两方面。扶正方药以补益类药物为主,分为补气、养血、助阳、滋阴四类;抗衰药类则包括补益,利湿化痰、活血化瘀等作用的各类方药。现择要分述如下。

1. 补气类　具有补气功能,改善气虚体质或气虚证候。补气药可调节脏腑功能,增强机体活力和人体免疫力。常用于以食欲不振、大便溏薄、体倦神疲、自汗、少气懒言、活动时诸症加重,胸闷气短、畏寒肢冷等为主要特征者养生保健。

(1) 常用补气药:人参、党参、太子参、西洋参、黄芪、白术、灵芝、山药、茯苓、甘草、五味子、刺五加、大枣、蜂蜜等。

(2) 常用补气方:气阴两虚者宜选生脉散/饮;脾气虚弱者宜选四君子汤、参苓白术散、补中益气汤等;肺气虚易感冒者宜选玉屏风散、补肺汤;肾气虚夜尿频多者宜选肾气丸。

2. 补血类　具有滋养营血,改善血虚体质,调节免疫、抗衰延年、增强记忆力的保健作用。多用于体质虚弱、气血不足,以面色苍白或萎黄无华、唇爪苍白、头昏眼花、两目干涩、视力减退、心悸、失眠多梦,或月经量少色淡,甚则闭经等为主要特征者的养生保健。

(1) 常用补血药:熟地黄、何首乌、阿胶、当归、枸杞子、龙眼肉、楮实子等。

(2) 常用保健方:心脾两虚宜选归脾丸;温补气血宜选八珍汤、十全大补丸等。

3. 补阳类　以补助人体阳气为主要功能,具有改善虚寒体质及阳虚症,扶正强壮和抗衰老作用。本类药以温补肾阳、强壮筋骨为主。多用于以形寒肢冷、腰膝酸软冷痛、性欲淡漠、老人咳喘、尿频、女子不孕、生长发育迟缓或早衰为主要特征者。因药性温偏燥，易助火伤阴，阴虚火旺者慎用。

（1）常用补阳药：紫河车、冬虫夏草、鹿茸、肉苁蓉、锁阳、巴戟天、补骨脂、胡桃仁、淫羊藿、益智仁、菟丝子、杜仲、蛤蚧、仙茅等。

（2）常用补阳方：资生大造丸、河车丸、保养延寿不老丹、全鹿丸、龟鹿二仙胶汤、延生护宝丹、金匮肾气丸。

4. 滋阴类　以滋养阴液、生津润燥、清心安神为主要功能，改善阴虚体质及阴虚火旺证候，部分药物还具有抗衰、抗癌作用。多用于以形体消瘦、口燥咽干、眩晕失眠、五心烦热、潮热盗汗等为主要特征者。本类药多为甘寒质润，脾胃虚弱，腹满便溏者慎用。

（1）常用滋阴药：枸杞、南北沙参、麦冬、天冬、玉竹、百合、石斛、黄精、旱莲草、女贞子、五味子、龟板、山茱萸、银耳等。

（2）常用滋阴方：心阴虚宜选天王补心丸；肝肾阴虚宜选大补阴丸、左归丸；养神益智、填精化气、滋补强壮、延年益寿可选用龟鹿二仙胶；补腰膝，壮筋骨，滋阴养血，乌髭黑发宜选二至丸、七宝美髯颗粒；驻颜延年宜选二精丸。

5. 其他保健抗衰方药

（1）清热利湿类：具有清热解毒、祛湿通泻的作用，可改善湿热体质及证候，多用于以身体酸痛、内蕴湿热、发炎、二便不畅为主要特征者。常用药物有黄连、黄芩、茵陈、车前草、淡竹叶、滑石等。中成药有甘露消毒饮、清热祛湿颗粒等。

（2）化痰降浊类：具有健脾、利湿、化痰的作用，可改善痰湿体质及证候。常用的祛痰利湿药有薏苡仁、茯苓、陈皮、山药、赤小豆、冬瓜皮、莱菔子、白芥子等；降脂减肥药物有绞股蓝、荷叶、茯苓、泽泻、赤小豆、薏苡仁、山楂、五加皮等。中成药有二陈汤、参苓白术散、陈夏六君子丸、排毒养颜胶囊等。

（3）活血化瘀类：具有活血化瘀、通络止痛的作用，可改善血瘀体质及证候。如桃仁、红花、当归、三七、川芎、益母草等。常用方剂有，血府逐瘀汤、身痛逐瘀汤、少腹逐瘀汤、膈下逐瘀汤、通窍活血汤等。中成药有丹参片、血塞通片等。

（4）疏肝解郁类：具有疏肝解郁、调畅气机的作用，可改善气郁体质及证候。一般在阿胶、地黄、当归、枸杞子等补养肝血之品的基础上，辅以香附、佛手、柴胡、枳壳、青皮等行气解郁之药。中成药有逍遥丸、柴胡疏肝散、越鞠丸等。

二、针灸养生

针灸养生，又称经络调理，是以中医经络学说为指导，运用针刺、艾灸、拔罐等手段，通过刺激人体的经络、腧穴，以达到增强体质、防病延年、养生保健目的的一种外治方法。经络系统纵横交错，入里出表，通上达下，将人体脏腑组织器官、皮肉筋骨联系成有机的整体。《灵枢·经别》曰："夫十二经脉者，人之所以生，病之所以成，人之所以治，病之所以起。"说明人的生长与健康，病的形成与痊愈，都与人体经络关系密切。《灵枢·经脉》载："经脉者，所以能决死生，处百病，调虚实，不可不通。"也说明经络在人的生理功能、病理变化和疾病防治方面有着重要作用。养生就是调护、保养生命，即采用各种方法调节人体的脏腑、阴阳、气血，使之保持平衡，维护生命健康。针灸养生历史悠久,备受历代养生家重视。春秋战国时期人们就用灸法养生保健、防治疾病。《素问·刺法论》曰:"是故《刺法》有全神养真之旨,亦法有修真之道,非治疾也。"说明了针术具有保全精神,调养真气,维护人体自然状态的养生作用。针灸养生具有操作简便、绿色安全、无毒副作用等优点,是现代养生保健的一种重要手段。

(一)针灸养生作用

针灸养生是通过经络系统和腧穴发挥作用的。大量研究显示:针灸可以调节人体免疫功能,提高机体新陈代谢,改善血液循环和血液黏稠度,促进微量元素吸收,改善内分泌和神经等功能,对循环、神经、呼吸、消化、生殖等系统都有等具有一定的良性促进和调节作用。刺激相关经络和腧穴可达到如下作用:

1. 通经络,畅气血 经脉是人体气血运行的通道,疏通经络是传统养生之根本。《灵枢·本脏》载:"经脉者,所以行血气而营阴阳,濡筋骨,利关节者也。"经脉通畅,气血则旺。全身各脏腑组织器官得以濡养,方能精力充沛,神清气爽。当机体经脉及局部经络阻滞不通时,在体表特定部位施以针灸等方法,外来刺激通过经络传注于里,从而调节脏腑功能活动,达到防病保健的目的。

2. 理脏腑,调虚实 保持脏腑正常功能状态是养生的重要环节。当脏腑功能失调,出现虚实偏盛时,人体相应部位和经络腧穴,会出现酸、麻、胀、痛、色泽、形态等变化,以及身体不适等症状。适当地刺激相应的经脉和腧穴,通过经络的联络沟通、传导感应,可以调整虚实、平衡脏腑,达到防治疾病的目的。

3. 扶正气,抗病邪 经络具有激发经气,鼓舞正气,抗御病邪作用。当病邪侵犯人体时,孙络和卫气首先起到防御作用,防止了外邪从皮毛腠理传于脏腑。经络还能调动机体潜在自身调节能力和抗病能力,改善不良功能状态。如人体正气虚时,针灸可以起到扶正补虚作用;邪盛状态时,针刺可起到祛邪泻实作用,从而保持了人体形、神的健康,达到祛病延年的目的。

4. 平阴阳,防衰老 《素问·生气通天论》曰:"阴平阳秘,精神乃至。"阴阳调和是人体健康的关键,也是经络养生大法。经络调理具有双向的调节作用,可以调整阴阳偏盛偏衰,损其有余,补其不足,达到养生保健作用。

(二)针灸养生方法技术

针灸养生的方法技术众多,各有所长,综合运用效果较好。

1. 针刺养生 是以经络腧穴理论为指导,选择不同的针刺器具,应用不同的手法和方式,刺激身体一定部位,以激发经络气血、调节脏腑功能,从而达到祛病延年的一种养生方法。常用方法有:

(1)毫针:适用于全身各部腧穴。使用时根据不同养生需求选取适宜的穴位、针具和针刺手法,以达最佳针刺效果。毫针法疗效显著,适用范围广,其养生作用取决于机体的功能状态、针刺的补泻手法、腧穴作用的相对特异性三个方面。养生针刺多选用关元、气海、肾俞、足三里、膏肓、百会、大椎、三阴交等能鼓舞人体正气,具有保健作用的穴位。使用毫针要注意:

1)把握宜忌:施术时要避开重要脏器和组织器官,以及一些禁针穴位,以防意外。如出现晕针、滞针、弯针、折针、血肿等情况,应及时对症处理。

2)辨证施穴:养生选穴宜少而精,效宏力专。

3)手法和缓:刺激强度适中为宜,刺激的深度和留针的时间要因人而异,酌情选择。

（2）皮肤针：又称梅花针，七星针。是运用皮肤针叩刺人体表皮上的腧穴或经络，使局部皮肤充血红晕或渗出微量血液，以防治疾病、养生保健的方法。皮肤针叩刺强度根据人体的体质、年龄及身体状况选用。养生保健常叩刺以下部位：

1）循经叩刺：以督脉、足太阳膀胱经为主；其次是四肢肘、膝以下部位，特定穴所在的循行部位为主。

2）穴位叩刺：多选用具有养生保健作用的特定穴，如背俞穴、八会穴、华佗夹脊穴、合穴等。

3）局部叩刺：皮肤针法具有疏通经络、开窍泄热、调和气血等作用，多用于养生保健和亚健康状态的调理。如近视、感冒、头痛、失眠、脱发等。使用皮肤针应注意：检查针具、严格消毒，局部皮肤有溃疡或破损者，不宜使用。

（3）三棱针：是用三棱针刺破血络或腧穴，以达到通经活络、养生保健作用的方法。三棱针法以开窍泄热、活血化瘀见长，常选用委中、曲池、大椎等穴。在养生保健中，凡见机体有明显经脉瘀阻可选用此法。如高热、中暑、咽喉肿痛、目赤、头痛、肢体麻木等。

使用三棱针需无菌操作，动作快，部位浅，出血不宜过多，避免刺激大血脉；气血虚弱或有出血倾向者不宜使用。

（4）耳针：是指采用针刺或其他方法刺激耳郭的相应部位，以养生保健的方法。耳与经络、脏腑有着密切的联系，人体脏腑或躯干有病变时，可在耳郭相应部位出现变化或特异性反应，常用望诊、压痛、电测等探测方法辅助诊断。耳针可以调节脏腑功能，具有抗衰、保健、减肥、养颜等作用，常用于调整内分泌失调、失眠、镇痛、减肥、戒烟、戒酒等。耳穴的刺激方法较多，目前常用毫针、埋针、刺血、压丸等方法防治疾病。其中耳穴压丸因其无副作用，刺激持续，疼痛轻微，在养生美容方面最为常用。

2. 艾灸养生　是指借灸火的热力和药物的作用，在身体某些特定穴上施灸，以达到扶正固本，防病保健、延年益寿的一种养生方法。古人对艾灸养生推崇备至。《扁鹊心书》"人于无病时，常灸关元、气海、命门、中脘……虽未得长生，亦可保百余年寿矣。"艾灸养生还有补益气血、温经散寒的作用。不仅用于常人强身保健，也可用于久病体虚之人的调养，是行之有效的养生方法。常用养生灸法有：

（1）艾炷灸：分为直接灸和间接灸两种。

1）直接灸：又分瘢痕灸和无瘢痕灸。艾炷大小及壮数根据穴位所在部位酌情选用，一般3~9壮不等。瘢痕灸常选用足三里、关元、气海等穴。

2）间接灸：用姜片、蒜片、盐粒或药物等将艾炷与施灸腧穴皮肤之间隔开施灸的方法。此法可自行施术，养生保健多用此法。

（2）艾条灸：分为悬起灸和实按灸两种。

1）悬起灸：属于无创灸法。一般每穴灸15~30分钟，至皮肤红晕为度。此法操作简便，可自灸神阙、足三里等穴，提高人体免疫能力。

2）实按灸：将艾条或在艾绒里加入配方药末制成的艾卷点燃，隔数层布或绵纸实按在穴位上，使热力透达深部的一种灸法。此法多用于虚寒、风寒湿痹体质的人养生保健。

（3）温针灸：将艾绒或艾条段置于毫针针柄上，点燃施灸，使热力通过针身传导

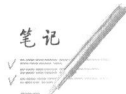

到腧穴内。是一种针刺与艾灸相结合的方法,具有较好的宣通气血、温通经脉的养生作用。

（4）温灸器灸:将艾绒或艾条放置专门的施灸器具里,点燃后置于腧穴进行熨灸的方法。此法具有温中散寒、调和气血的作用。其操作方便、安全有效,对居家养生保健及畏灸者尤为适宜。

3. 拔罐养生　是利用加热或吸抽等方法,形成罐内负压,使吸附部位或穴位处充血、瘀血,以达到调整机体功能、防病保健目的的一种养生方法。《素问·皮部论》"凡十二经脉者,皮之部也。是故百病之始生也,必先客于皮毛。"拔罐法是常见保健疗法之一,是皮部理论的具体应用。罐疗通过经络系统作用于脏腑,具有疏通经络,开泻腠理、行气活血、消肿止痛作用。多用于风寒、痰湿等体质人群,具有养颜排毒、养生保健作用。现代研究认为,拔罐对机体有双向调节作用,可增强人体的免疫能力,局部血管的扩张,可促进新陈代谢,调节脏腑功能,有效地预防疾病。罐的种类很多,操作方法也不断改进和发展。用于养生保健常用罐法有:

（1）火罐法:用火在罐内燃烧,利用罐内负压吸附在皮肤上。常用火吸法有:闪火法、投火法、贴棉法、滴酒法、架火法等。根据不同养生需要和施术部位,操作时可选择留罐、闪罐、走罐、刺络拔罐、留针拔罐等方法。

（2）抽气法:将抽气罐扣在施术部位上,利用抽气筒或机械装置抽出罐内空气,形成负压而吸附皮肤。此法多用于家庭保健,负压可控,使用安全。目前,市场也出现一类利用现代科技研制的新型多功能拔罐仪,可同时具有负压和磁、热等物理刺激作用等。

（3）水罐法:通过水煮或蒸汽等方法加热罐内空气,利用罐内空气冷却时形成的罐内负压,吸附体表的一种方法。此法多选用竹罐。也可以根据养生需求,在水中加入适量的中药,使药物在皮部直接吸收,增加拔罐效果。

拔罐常选穴位:背俞穴、涌泉、三阴交、足三里、关元、大椎。

4. 刮痧养生　是运用刮痧器具在体表一定病位反复刮拭、摩擦,使皮肤局部出现红色粟状或黯红色出血点等变化,以达到养生保健作用的方法。刮痧是中国传统自然疗法之一。因其简便易行,效果显著,近年来,被广泛运用到亚健康调理、养颜美体等养生保健领域。现代研究证明,刮痧可刺激神经末梢或感受器而产生效应,促进微循环,通过神经反射或神经体液的传递,调节全身组织器官的功能活动,加强新陈代谢,促进毒素排出,改善亚健康状态。刮痧器具一般用水牛角或玉石制作。刮痧配合针灸、拔罐等方法,可加强活血化瘀、祛邪效果。

（1）常用养生刮痧方法

1）头部刮痧:可依次循侧头、前头、后头沿头部少阳经、阳明经、太阳经脉刮拭,或以百会为中心,呈放射状向全头发际刮拭。可以改善头部血液循环,疏通全身阳气,预防头痛、脱发、失眠、感冒等。

2）颈部刮痧:从哑门至大椎穴,从风池经肩井、肩髃穴,分别刮拭督脉和颈部两侧。具有育阴潜阳、补益正气的作用,可预防感冒、头痛、五官科病症等。

3）背部刮痧:一般由上向下,先刮正中线的督脉,再刮两侧膀胱经和夹脊穴。具有良好的养生保健作用,可调节全身气机和五脏六腑功能。

4）胸胁部刮痧:自上而下从天突穴经膻中至鸠尾穴刮拭胸部任脉。由内而外,沿两胁肋刮拭少阳胆经和厥阴肝经循行线。具有舒调上焦,宽胸理气的作用。

5) 四肢刮痧:一般按照先上肢后下肢,沿经络由上而下,先外侧后内侧的顺序刮拭。具有调理全身经络气血和脏腑功能的作用。

(2) 注意事项:刮痧时,需涂少量介质润滑皮肤,用力要均匀;两次刮痧时间间隔3~6天为宜;刮痧时注意避风保暖;注意刮痧禁忌证,妇女经期、妊娠妇女腹部均不宜刮痧;一旦出现晕刮,要立即停止操作,并及时处理。

5. 敷贴养生　又称穴位敷贴,属中医外治法之一。该法是将调制好的中药施于体表特定的部位或穴位,借以达到养生保健及防治疾病的目的。穴位敷贴多采用具有一定刺激性及芳香走窜的药物,通过皮肤对药物的吸收,发挥药物和经络穴位的双重效应。有些药物如斑蝥、甘遂、白芥子等还具有一定"发疱疗法"的特征。例如,"冬病夏治"所用的三伏贴由白芥子、延胡索、细辛和甘遂等药物调制而成,其过强的刺激性,可使皮肤局部充血、起疱,犹如灸疮,又被称为"天灸",其对慢性虚寒性咳喘、过敏性鼻炎、关节痹痛等有较好的防治作用。

穴位敷贴一般用新鲜草药捣烂成泥,或干药研末成粉,加适量水或醋、蜜、酒、姜汁等溶剂,调和成膏或制成丸、散等剂型,直接敷贴选定的穴位上,用纱布或胶布固定。敷贴时间视药性及刺激强度和个体敏感性不同,适当调整。

敷贴养生常选穴:神阙、大椎、关元、涌泉、足三里、膻中、至阳、肺俞、心俞、膈俞、膏肓俞、肾俞、天突、中府等穴。

三、推拿养生

推拿养生,又称保健按摩法,古称"按跷",是指通过各种手法刺激体表经络或腧穴,以达到培补元气、益寿延年的一种方法,是我国传统养生保健常见方法之一。《圣济总录》指出,推拿按摩可使"气运而神和,内外调,升降无碍,耳目聪明,身体轻强,老者复壮,壮者益治。"唐代医家孙思邈十分推崇按摩导引,他在《备急千金要方》记载:"……老人日能据此三遍者,一月后百病除,行及奔马,补益延年,能食,眼明轻健,不复疲乏。"推拿按摩简便易行,效果可靠,绿色安全,近年来日益受到养生保健者的关注和运用,但若能和气功结合,养生防病效果会更好。

(一)推拿养生作用

推拿具有疏通经络,活血化瘀;舒筋活络,缓急止痛;调和营卫,平衡阴阳;调理脏腑,通畅气机等作用。推拿具有较好的养生保健效果,研究发现推拿可以加快血液循环,改善微循环和淋巴循环;可以改善局部组织间代谢,提高机体整体新陈代谢能力;可增加血液中白细胞总数和白细胞的吞噬能力,具有调节机体免疫能力,增强人体抗病能力及抗炎、退热作用;推拿手法产生的摩擦力可改善皮肤呼吸,增加局部皮肤的光泽和弹性,减少皱纹;可提高局部组织的痛阈,放松肌肉,减轻或消除肿痛;还可以调节神经系统功能,对中枢神经和周围神经有抑制或兴奋作用。

(二)常用推拿手法

推拿手法施行时需掌握一定的技巧和特点,只有在持久、有力、均匀、柔和、深透的条件下,才能保证推拿的感应透达体内,产生效应。保健推拿手法较多,根据手型动作的不同,可分为以下六大类。

1. 按压类　是以手指端或指腹、掌面或掌根等部位,在体表施术部位,逐渐用力

笔记

向下垂直按压,按而留之的一类手法。可用于全身各部保健。此类包括按法、揉法、点法、掐法等,几种方法可结合起来使用。如点按足三里、关元、涌泉等保健穴用于日常养生。

2. 摩擦类 是以摩擦的方式在肌肤表面进行的一类手法。主要有摩法、擦法、推法、搓法、抹法等。此类手法可通过单方面直线推移运动,或有节律性的环旋运动,作用于机体胸胁、腹部、肩背、腰臀及四肢各部位,具有加强血液和淋巴液循环,促进新陈代谢,调节脏腑功能作用。

3. 摆动类 通过腕部有节律的摆动,使压力轻重交替地呈脉冲式持续作用于机体的一类手法。包括㨐法、揉法、一指禅法等。适用于全身各部,其中㨐法多用于肌肉丰厚部位。此类手法可改善血液循环,缓解肌肉疲劳,提高机体免疫力,减肥消脂,轻身延年。

4. 捏拿类 用挤压提捏肌肤的方式作用于机体的一类手法。包括拿法、捏法、挤法、拧法、扭法等。此类手法多适用于颈项、肩部、脊背和四肢部。具有舒筋通络、解痉止痛、健脾和胃等作用。

5. 叩击类 以虚掌有节奏地拍击作用于机体体表,或使机体产生振动感应的一类手法。包括拍、击、捶(叩)、捣等手法。这类手法适用于肩臂、腰背及四肢部。具有疏通经络、调和气血的作用,常用于肩颈、腰背痛、头痛等亚健康状态的调理保健。

6. 运动类 根据关节结构特点,对肢体关节进行屈伸、内收、外展、旋转、牵拉,使其被动运动的一类手法。包括摇法、扳法、拔伸等。操作时,使施术部位肌肉放松,关节活动幅度和力量要适度,以免造成拉伤。此法具有滑利关节、舒经通络作用,常用于长期从事固定体位办公,患有关节屈伸不利,肌肉酸痛等亚健康症状的调理。

(三)常用部位和方法

1. 头面部 具有通经活络、安神醒脑、祛瘀止痛、聪耳明目、健脑益智、消除疲劳、活血养颜、乌发防脱等作用。常用于用脑过度、失眠健忘、头晕耳鸣、脱发早白、养颜美容等。常用手法:

(1)点按穴位:根据需求选取攒竹、阳白、太阳、睛明、四白、迎香、地仓、上星、百会、风池、率谷、头维等穴,用大指或中指指腹按揉,每穴 10~15 次。

(2)按摩面额、拿头、栉头、击头、摩面、推眼眶等。头部按摩沿督脉、膀胱经、胆经循行线施术效果较佳。

2. 肩颈部 有助于消除颈部疲劳,预防和治疗肩周炎、颈椎病及上肢部疲劳等症。常用手法:

(1)点穴:点按或点揉风池、风府、肩井、曲垣、天宗、肩贞、肩髃、曲池、少海、合谷、支正、后溪、会宗等穴,每穴点按 1~2 分钟。用双手搓热,捏揉颈劳穴,再全掌交替擦颈项部,可以防治血管性头痛、脑血管病。

(2)拿揉肌肉:放松颈部肌肉,拿头夹肌、斜方肌,揉拔肩胛提肌、拔摇头项、击肩背、抖上肢。

3. 腰背部 可以缓解腰背的劳损,解除疲劳,强腰壮肾,调节脏腑功能。常用手法:

(1)推背点穴:可分推背部督脉、两侧夹脊线,足太阳膀胱经第1、2 侧线,共七条,每条线 3~5 遍。配合点按背俞穴、华佗夹脊、命门等穴。

（2）按揉腰背：可泛揉腰背、弹拨腰背肌、按揉髂腰角、掌揉臀部、轻拍腰骶部、横擦腰骶部。

4. **胸腹部** 可以调节上、中、下三焦的脏腑功能，起到养生保健的作用。常用手法：

（1）开胸顺气：自胸前正中线沿肋间隙向两边分推5~10遍，可配合摩运膻中、中府、期门等穴。具有通调血脉、保健心、肺功能的作用，以预防或减少心肺疾患的发生。

（2）摩腹推肋：从腹部正中线沿肋弓向两侧分推约1分钟，双掌摩腹5分钟，配合搓大包，摩中脘等穴。有健脾和胃、疏肝理气作用；

（3）拿腹揉穴：拿腹或掌振小腹1~2分钟，配合点揉腹部中脘、丹田、气海、关元、水道、归来等穴。具有培补元气、调畅三焦、通调腑气、消脂减肥作用。

5. **上肢部** 具有舒筋活络、活血化瘀、消除疲劳，缓解上肢疲劳，预防肩臂及心血管疾病发生的作用。常用手法：

（1）拿捏上肢：从肩至手，先内侧后外侧，反复拿揉10次。配合拍打舒搓上肢，活动肩、肘关节，捻揉、拔手指，环摇腕部等手法。

（2）推经揉穴：用掌根来回推上肢心经部位，约3分钟。用指尖按揉肩髃、肩前、肩髎、曲池、少海、孔最、内关、合谷、劳宫等穴。

6. **下肢部** 具有活血化瘀、强筋健骨、缓解下肢疲劳，保持关节正常活动，预防下肢病变的作用。常用手法：

（1）揉拿、掌推下肢：自上而下先揉拿下肢后侧3~5遍，可分别在下肢外侧、内侧、前部进行操作。然后拍打下肢后侧部、前部。行屈膝曲踝、屈膝屈髋顿拉、直膝屈髋伸踝等手法。可以缓解肌肉疲劳。

（2）擦揉点穴：来回摩擦大小腿、膝关节，以局部发热为度；依次点揉髀关、伏兔、血海、阳陵泉、足三里、三阴交、昆仑、太溪等穴。擦涌泉可补肾健脑，预防失眠、心悸的发生。

（四）注意事项

推拿时可根据季节、施术部位等选择适当的搽剂作为介质，以增加疗效和润滑作用。施术时要思想集中，身心放松；取穴准确，手法适当；快慢结合，刚柔相济；力度先轻后重，轻重适度；次数由少渐多，注意避风。

四、沐浴养生

沐浴养生是指利用水、日光、空气、泥沙等有形或无形的天然物理介质作用于人体，通过其理化作用，达到防病健身、延年益寿的养生方法。沐浴保健疗病在我国具有悠久的历史，其方法种类众多。以介质形态，可分为水浴和非水沐浴两种。水浴是以水为介质，利用不同温度、压力和溶质含量的水，借助不同方式作用于人体，以防治疾病的方法。水浴根据内含成分不同可分为淡水浴、海水浴、矿泉浴、药浴等；以水温的差异可分热水浴、冷水浴和蒸汽浴等；以沐浴类型，可分为淋浴、浸浴、熏蒸浴和干浴等。非水浴是以空气、阳光、泥浆等非水因子作为介质进行沐浴的养生方法，主要包括空气浴、日光浴、沙浴、森林浴、泥浆浴、香浴等多种方法。

（一）沐浴养生作用

1. **促使人体汗腺、毛孔通畅** 沐浴具有促进皮肤及机体新陈代谢能力；加快血液循环,改善呼吸功能和心血管系统功能;有利于消除疲劳和损伤组织的修复,对神经系统功能起调节作用。

2. 调和营卫、升发阳气,振奋气机,滋阴润燥,利水消肿　在沐浴环境下,人体全身毛孔张开、毛细血管扩张,药物离子通过皮肤充分吸收,有效地渗透到机体全身或局部,从而调节神经、肌肉、器官的功能,促进炎症性物质排泄,增强人体的体液免疫和细胞免疫能力。

（二）常用沐浴养生方法

沐浴养生的方法众多,各有所长,本节择要介绍以下几种。

1. 熏蒸浴　又称蒸汽浴、药物熏蒸。指在具有特殊结构的空间内,将水加热气化,使人在弥漫的蒸汽里以发汗为主的沐浴。操作时在水中加入熬好的中药,又作"中药熏蒸"。近年来,人们将传统的熏蒸疗法和现代科技手段相结合,采用特制的中药熏蒸床,将中药的局部熏蒸、药物渗透、热疗和理疗等多重功能集一体,使作用直达病变部位。熏蒸也需辨证遣方,所选方药多为活血化瘀、温经散寒、除湿痛痹之剂。

熏蒸浴副作用小,安全性高,应用价值广泛。在温通经络、松弛骨骼关节、缓解疲劳、镇痛、美容驻颜、减肥健美、抗衰防老等方面具有良好的养生保健效果。常用于:①痹证所致的关节肿胀、疼痛和活动受限等;②慢性劳损、关节及韧带退行性改变、过度劳累所致的各类痛症;③男女生殖器系统病症;④免疫力及代谢低下等症状。

熏蒸时间一般不超过20分钟,结束后30分钟内需饮适量温开水。熏蒸后注意保暖,不宜外出,避免风寒,多休息;少食油荤,戒烟酒。

2. 药浴　传统的外治方法之一,是指在浴水中加入一定浓度的中药煎液,浸泡洗浴全身或熏洗局部的养生保健方法。药浴方法很多,作用范围广泛,可根据不同身体状况选用药物。药浴主要是借助药力和温热的作用,使药液中的有效成分,直接作用于体表,并通过皮肤吸收进入血液循环,达到人体各个组织器官而发挥作用。药浴多用于改善风寒湿邪所致的经络、筋骨病症;同时,也可以激发人体正气,增强人体抗病能力,目前被广泛地运用在养生保健领域中。

常用的药浴包括浸浴、熏蒸、烫敷三种。其中,局部浸浴具有很强的针对性。如目浴、头面浴对消除眼袋、增强视力、美容护发等有一定的效果;坐浴可改善肛门及男女生殖器等炎症疾患;足浴可以提高机体的新陈代谢,提高睡眠质量,其防病、防衰作用一直倍受历代养生家推崇。

3. 热水浴　温热水浴的统称。水温在35~38℃之间者称温水浴;38℃以上者称为热水浴;热水浴与冷水浴交替施行则称为冷热水交替浴。温热水浴方法很多,有盆洗、浸泡、淋浴等方式;按部位有全身沐浴、面浴、足浴、湿热敷裹等;根据习惯和需要也可以加入各种添加剂以增强保健效果。如酒浴、醋浴、茶浴、盐浴、奶浴、艾叶浴、香浴等。热水浴具有清洁肌肤、活血通络、减轻疼挛,缓解疲劳、增强机体的抵抗力作用。一般而言,热水浴有振奋精神作用;温水浴则可松弛紧张情绪,起到镇静、催眠作用。热水浴是一种良好的保健方法,但要科学运用,灵活选择入浴方式、水温和时间,才能达到保健的目的。

4. 冷水浴　又被称作"血管体操""呼吸体操"。是让沐浴者全身或局部浸入水温低于20~25℃的水中,施行擦浴、淋浴身体的方法。冷水浴身方式包括浴面、擦身、浴足、浸浴、冲淋、冬泳等。冷水浴锻炼四季皆可使用,一般需掌握从夏到冬、从温到凉、从局部到全身，一个循序渐进的适应过程。冷水浴可以促进机体的新陈代谢，增强机体的耐寒能力及抗病能力，增强心血管和中枢神经系统功能，对于防治心脑血管、呼吸系统、消化系统疾病都有一定的好处。长期坚持冷水浴，对强身健体，美容养颜、延年益寿，防治疾病有良好的作用。

5. 矿泉浴　即温泉浴。古称汤泉、沸泉。指利用由地壳深层自然流出或钻孔涌出地表、含有一定量矿物质和温度的地下水，通过发挥水和水温的物理效应，以及矿泉中特殊化学成分的生物学双重效应，以达健身疗病的一种沐浴方法。矿温泉多性味辛热有微毒，外浴可以除疥癣诸疮毒，并具有温通经络、和畅气血、化瘀舒筋之功。温泉浴还能使人情志舒展，增强体质、促进食欲和睡眠。温泉浴不宜在空腹或饱餐、疲劳后进行，每次入浴时间的长短因人的体质和症状不同而异。一般以发汗、自觉舒适为度。

6. 日光浴　又称"晒疗"。指利用太阳照射在人体上，引起一系列的生理、生化反应，以达到保健作用的养生方法。古人很早提出"对日坐定""晒以朝阳"等养生法。日光中含有紫外线、红外线和可见光线 3 种不同波长射线。其中，紫外线可以杀灭皮肤上的病原微生物，能增加维生素 D 的合成和吸收，有助于骨的生长发育，可预防成人骨质疏松症和小儿佝偻病；红外线主要是温热效应，能提高局部皮温，扩张血管，促进新陈代谢和组织再生，并能消炎镇痛；可见光照射人体时，可通过视觉和皮肤感受器作用于中枢神经，能使人身心舒适、愉快。经常接受日晒或进行日光浴，还可以增进皮肤代谢，使皮肤红润健美。日光浴包括背光浴、面光浴、全身光浴、局部光浴等几种方法。一年四季均可进行，但要选择适宜的气温、时间和地点，日照时间不宜过长，以免过度造成晒伤。

7. 泥浆浴　亦称泥浴。是以矿泥、井底泥或沼泽地里的淤泥作为介体，敷在人体局部或全身浸埋，以达到防病健体的作用。泥浴是利用泥类物质其本身固有或加热后的热度、化学成分、微生物共同作用于人体而产生作用的。泥浆中含有大量有益的矿物质，如硅、氧化镁、氧化锌及氧化钙等，有振奋精神、清洁皮肤、收紧毛孔以及美白肌肤的效果；温热的泥浆能刺激和调节机体的神经和体液，调节机体内分泌，抑止各种有害酶，改善新陈代谢，具有消炎、止痛等作用。对皮肤病、风湿性关节炎和运动后造成的扭伤，有消除肿胀、恢复体力的显著效果。泥浴一般选择在夏季(室外)或室内温热状态下进行。罹患各种皮肤感染和开放性损伤者均不宜进行。

8. 沙浴　是以沙子为媒介与身体接触，利用其热能和机械按摩等作用，达到祛病养生的一种方法。包括自然沙浴和室内沙浴两种。室内沙浴是利用红外线加热原理使沙产生热量。沙浴是通过磁疗(沙子里含有磁性物质)、热疗(干燥高温和红外辐射)、按摩、日光浴等发挥综合疗效的。沙浴有利人体气血运行，经络通畅，攻邪外出；能够有效促进人体的血液循环、扩张血管、调整全身的生理反应，缓解肌肉和结缔组织的紧张，提高人体新陈代谢和免疫能力。对类风湿关节炎、慢性腰腿疼和血管栓塞性脉管炎等具有良好效果。

五、其他养生

(一)音乐养生

音乐养生是指人们通过聆听音乐，来调节情绪，改变行为，从而调养身心、保持健康的一种方法。音乐不仅是一种满足听觉享受的艺术形式，也是一种集娱乐、医疗、心理为一体的自然养生法。古今中外不乏许多应用音乐养生疗病的经验。2000 多年前《乐记》就记载"乐者乐也,琴瑟乐心;感物后动,审乐修德;乐以治心,血气以平。"明确了中国古代音乐体系的医学价值。《史记·乐书》云"音乐者,所以动荡血脉,通流精神而和正心也。"说明音乐能够流通气血,疏通经络、通畅精神和心脉。《黄帝内经》将五音与自然界五行及人的五脏、五志有机地对应,并提出"五脏相音""五音疗疾"观点。中医认为:角为木音通于肝,在志为怒;徵为火音通于心,在志为喜;宫为土音通于脾,在志为思;商为金音通于肺,在志为忧;羽为水音通于肾,在志为恐。根据五脏的生理节律,以五音调为基础,配合选择不同乐器所施不同调式的乐曲,可以维持生命活动中的阴阳平衡,保持精气神的统一,促进身心健康。古代养生家一直将琴列为"琴棋书画"等养身术之首,也说明了音乐在修身养性,雅趣养生方面最具魅力和效果。置身于音乐中,既可怡养心神、陶冶性情,还能平衡脏腑、调和阴阳气血,达到延年益寿之效。

1. 音乐养生作用　音乐主要是通过物理、生理和精神心理等途径对人体产生积极作用的。研究表明:

(1) 音乐的物理特性可影响人的生理节奏:音乐作为一种声波,当频率、节奏、强度与人体内部的心率、脉率等振动频率、生理节奏相一致时,会产生同步的和谐共振,使人体脏腑功能得到调整。

(2) 音乐可调节人体生理功能:音乐信号通过听觉系统作用于大脑,使脑的若干重要部分的活动保持协调、平衡,并对人体各脏腑器官、内分泌和酶活动产生影响,使血循环、肌张力、胃肠蠕动、血压、心率等发生变化,从而改善机体各功能的紊乱状态。

(3) 音乐具有心理调节作用:音乐特殊的艺术感染力和音乐的变化,可激发人的情感,调节内心的情志,改善人的行为,开发人的智力,培养人的创造力。恰当的音乐还具有平稳心率和血压,解除精神疲劳,镇静催眠、唤起回忆和联想,延缓大脑衰老等诸多养生作用。

中医学认为,五音应五脏,五脏可以影响五音。通过五音可调节相应五脏功能,而五脏又分属五种不同的情志状态,不同的音乐可以通过对五脏的影响改变人的精神,进行情绪调控。根据不同情绪状态施乐,可对应五脏系统产生调节作用,以促进人体脏腑功能和气血循环的协调统一。

2. 音乐养生内容　包括欣赏音乐、演奏歌咏、戏剧表演、音乐冥想、音乐电疗、音乐气功等基本内容和形式。运用音乐养生时首先要营造一个良好的环境,最好能选择静谧、优雅、空气清新的地方,闭目养神,排除心理杂念,用心体验音乐作品所表现的意境,使音乐在生理、心理上产生共鸣,方可取得良好的养生效果。

音乐的形式多种多样,对脏器系统的影响各不相同,有振奋也有抑制效应,选曲时以能让欣赏者感到身心舒畅,很快调整好心情为原则。亦可根据人体的体质、性格特点以及对音乐的感受,运用中医的五行、五志、五音的相制关系,以五音调脏、以情胜情,顺情舒调等为养生要领,选择适当的乐曲,来调整机体身心健康,达到顺情养生的效果。

(二) 色彩养生

色彩养生,是通过人的视觉系统,利用不同的色彩影响个体的生理和心理,从而促进健康,达到养生保健作用的一种方法。色彩养生属于自然疗法一种,与心理学有着密切关系。在日常生活、自然欣赏、社会活动中,色彩客观上是对人们主观视觉的一种刺激和象征,进而影响人们的反应与行为。人们对色彩的认识,从视觉开始,到感知、情感进而到记忆、思想、意志、象征等,其反应与变化极为复杂,并影响着人们的心理和情绪。

1. 色彩养生的作用　人类关于色彩及其对人体影响的研究已久。临床实践也证明了色彩对人的身心有很好调治作用。现代身心科学研究认为,不同的颜色具有不同频率的光波和能量,通过视觉神经的反射,作用于大脑,促进内分泌激素的分泌,从而对人体相应组织器官及心理状态产生不同的影响。比如曾有研究发现在红光的照射下,人的脑电波和皮肤电活动都会发生改变,致听觉的感受性下降,握力增加。心理学研究认为,色彩影响人的情绪,可以起到养心疗病的作用。色彩分冷暖系。冷色如绿色、蓝色,给人感觉清凉、镇静、使人抑制的作用。适用于烦躁易怒、失眠诸症;暖色如红色、橙色,易使人兴奋、喜乐、心跳加快,血压升高,产生激动情绪等,可用于心情抑郁、嗜睡等症的调理。有益的颜色对于减缓焦虑,平衡阴阳,调理脏腑,怡养身心等有促进作用。

2. 色彩养生的内容　中医学很早就利用五色的不同特征,对应人体进行养生和治病。五行学说将自然界的五色与人体五脏、五志等联系起来,使人体的内外环境成为一个有机的整体。《灵枢·五色》"青为肝,赤为心,白为肺,黄为脾,黑为肾。"根据五行理论,青、红、黄、白、黑五色各有其脏(腑)所属。五色养生就是利用不同的颜色,分别调整相应的脏腑功能,并根据五行生克理论,调节各脏腑间的平衡,以达到调畅气机、平衡阴阳、怡养身心的作用。

色彩养生使用范围较广,从衣着、家居、学习和工作环境,到饰品、灯光、装潢、陈设等,可以根据具体情况科学设计,合理调配,灵活选用各种颜色。每个人都有其独特的个性,生活中选择能代表自己个性的颜色装扮自己,对提高自信心和亲和力很有帮助。科学化的养生应根据个体的体质特征、性格气质、思维及行为模式、兴趣偏好及不同时期的身心状况等,制定个性化的色彩养生方案。

(三)芳香养生

芳香养生,也称芳疗、香熏疗法,指通过使用植物芳香精油和其他一些芳香物质,以舒畅精神、缓解压力、辟秽祛邪、促进健康的一种养生方法。盛行于近现代欧洲的香疗,多采用从天然植物中提出精油。所谓芳香,即渗透入空气中的一种看不见但闻得着的精细物质,为植物精油的芳香挥发成分,亦指精油本身。芳香疗法是利用植物精油的芳香气味和植物本身所具有的药力,通过嗅觉与直接接触两种途径发挥作用。吸嗅是经鼻子将芳香分子传递到大脑,促使神经系统的化学物质释放信息;直接接触是通过精油按摩,经皮肤吸收后,由血液与淋巴的循环送达全身,从而产生各种效应。

1. 芳香养生的作用　精油萃取于大自然中多种具有"草药"性能的芳香植物,具有调节情绪、消除疲劳、焕发精神、促进睡眠、增强机体免疫力、调节内分泌,促使人体内外环境保持平衡等作用。不同植物、花卉的气味有着不同的功效。例如,薰衣草能减轻健康成人的焦虑,有益脑、美容、护肤、抗衰老功效。薄荷能安抚愤怒和恐惧,具有提神醒脑、提振精神、清凉镇痛作用;而丁香香味具有净化空气、杀菌等作用。

2. 常用芳香养生方法

(1)蒸熏法:将芳香精油滴于熏香灯或熏香炉中,点燃无烟蜡烛,令芳香精油受热。古代蒸熏法多以燃点艾叶、沉香、檀香、玫瑰花等芳香物,以驱逐秽气、杀虫灭菌。

(2)热敷法:将精油放于满水的盛器中,浸湿毛巾,扭干敷于身体。

(3)按摩法:让身体吸收香精油,直接通过按摩以促进血液循环。

(4)芳香 SPA:利用植物芳香精油,将香熏、按摩、沐浴等诸多方法结合起来,通过满足人体的嗅觉、视觉、味觉、触觉和冥想等愉悦感觉的基本要求,从而对人体的生理和心理进行有益的调整。

芳香养生可使人的躯体、心理及精神、思维活动三者之间达到平衡和统一,解除心理和精神上的压力,启发思维,舒畅身心。不同的芳香气味会影响人们的情绪,使用时应根据各人的喜好、性格和体质、居住环境等,选择不同的香料和方法,以达到调整身心的最佳效果。

(四)辟谷养生

辟谷术起于先秦,又称却谷、断谷、绝谷、绝粒、休粮、清肠等,是古代道家秉持的一种修炼方法。辟谷养生,是运用道家、古代医家的辟谷术,通过特殊的训练方法,让受试者不进食物只喝水,来清除体内垃圾,促进新陈代谢,排出毒素,调节全身身心,培补人体正气,达到怡养身心、美容排毒、健脑益智,开发人体潜能的一种方法。

1. 辟谷养生作用 研究表明,营养摄入控制是延缓细胞衰老的途径之一。

(1)辟谷状态下,肠胃因进食很少而得到调节和休养,肝脏负担变轻,转而清除血液里的毒素,使体内毒素降低,并合成有益于身体免疫的活性物质,使人的吞噬细胞和免疫系统活跃加强。

(2)辟谷时人体细胞处于"缺食吸气"的状态,通过加速细胞与外界物质和能量的交换,促进体内新陈代谢,调动人体潜能和自然能量,以维持正常生理活动。

(3)辟谷状态还可降低体温,减缓人体脉搏跳动的次数,延缓衰老。

(4)辟谷可有效而快速转化体内多余脂肪,达到减肥目的;辟谷后,血液中高密度脂蛋白会升高,能修复血管粥样硬化,对冠心病、高血压等有益。

2. 辟谷养生方法

(1)服气辟谷:以服气与辟谷相配合,并以服气为基础,通过采气,内养精神达到辟谷目的。

(2)服药辟谷:即用服食药物以代替谷食。药方甚多,有取高营养而消化慢的豆、枣、芝麻、栗及茯苓、葛根、黄精、白术、人参、蜂蜜等配伍,制成丸膏,于断谷后口服一到二丸,以代谷食。

辟谷养生最好选择在气温适中的春季与秋季进行。一次全辟的时间因人而异,一般在 7~21 天,长期辟谷的周期一年进行 2~4 次较宜。辟谷养生不同于断食,要在专业人士指导下,合理制定辟谷养生方案,明确禁忌及注意事项。辟谷期间要正确掌握服气、吞气、静坐冥想,吸收能量的方法,保持心情舒畅,情绪稳定。辟谷需循序渐进,不可太过,恢复饮食后也不要马上进补,以免对身体造成的伤害。

(五)物理因子养生

物理因子养生,又称物理疗法,是应用自然界或人工物理因子作用于人体,并通过人体的神经、体液、内分泌等生理调节机制的作用,达到促进健康、防治疾病的方法。物理因子主要包括声、光、电、磁、冷、热、机械等。物理因子法属于一种刺激性的外治法,作用深在透达,常用于临床诊断、预防和治疗。

笔记

1. 物理因子养生作用　物理因子通过对机体组织器官和致病因子的直接作用，或对神经反射、血液和淋巴等体液循环方面的作用，来促进、调节、维持或恢复人体各种生理功能。各种物理能量，包括电能、光能、热能、机械能等作用于机体，对人体产生下列反应：

（1）温度刺激：传导热、辐射热、深部透热，还有热外作用电磁振荡作用等，具有增强血液循环、加强代谢、降低兴奋性、降低肌张力、增强免疫力等作用。

（2）机械刺激：超声波、针刺、按摩、擦浴等，具有调节中枢神经功能，加速血液和淋巴循环，改善肌肉、关节活动等作用。

（3）化学刺激：蜡疗等，能改善皮肤营养，提高新陈代谢，消除炎症等。

（4）电磁刺激：各种低频、中频电流等直流电，引起机体内带电微粒的定向移动，对人体各系统产生影响。

2. 常用的物理因子养生方法

（1）人工物理因子：①电疗法：如直流电药物离子导入法，包括低频、中频和高频。②静电疗法：如电离空气疗法、人工的或自然界。③光疗法：红外线、紫外线、激光等。如半导体激光疗、光波汗蒸等。④超声波疗法：如超短波疗法、微波治疗等。⑤水疗法：浸浴、漩涡浴、蒸汽浴、药洗等。⑥温热疗法：石蜡、化学热袋、药喷等。⑦磁疗法：磁片、磁块、旋磁、电磁感应等，如特定电磁波（TDP）。⑧冷疗法。⑨手法、按摩及牵引。

（2）应用大自然的物理因子：日光疗法，空气疗法、海水浴疗法、温（矿）泉疗法等。

物理因子法具有适应证较广，省时方便，无痛无损的特点。传统上常用于一些有慢性功能障碍及疼痛性病症者的辅助治疗及养生康复。近年来，随着国内外医学界对物理因子特性与作用的更深入研究与了解，物理因子被日益广泛地应用于医疗、养生保健等各领域，如各种可穿戴磁疗饰品、诊断仪、视力矫正、磁疗睡眠系统等新型保健用具及器械等。但使用时需注意掌握各自的适应范围和禁忌证，根据各人的自身状况，合理选用。

学习小结

本章的学习内容主要包括：①中医养生方法技术可分为自我主动调摄和外界辅助调摄，其特点有：源于实践，贴近生活；简便易行，绿色亲和；博采众长，综合运用；自辅配合，养治结合。②自我主动调摄：情志、饮食、起居、房室、运动、气功、社交、环境、雅趣等养生的概念、作用和具体方法技术，以及情志对健康的影响、饮食之中医五行养生等。③外界辅助调摄：药物、针灸、推拿、沐浴等养生的概念、应用原则、作用与方法技术；音乐、色彩、芳香、辟谷、物理因子等其他养生的概念、作用与方法技术等。

（周时高　郑培永　周传云）

复习思考题

1. 中医养生方法技术的特点是什么？你是如何理解其"绿色亲和"的特点的？

2. 何谓"情志"？情志养生主要从哪几方面入手进行？你是如何理解"恬惔虚无"养生方法的？

3. 饮食养生的原则和方法是什么？如何做到饮食有节？

4. 日常生活起居如何顺应四时阴阳的变化？

5. 传统运动养生的原则与方法要领是什么？静暝养生中如何通过调身、调息、调心的调控达到"三调合一"？

6. 药物养生的应用原则是什么？

7. 常用的经络养生方法有哪些？

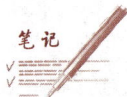

第七章

中医养生的应用

学习目的

通过本章的学习,知晓中医养生的应用途径,以及健康状态、亚健康状态、疾病状态和康复状态人群的养生应用方式,从而制订出科学合理的中医养生方案,针对性地指导养生实践活动。

学习要点

掌握健康、亚健康状态人群的养生应用方式;熟悉中医养生的应用路径、疾病状态人群的养生应用方式;了解康复状态人群的养生应用方式等。

人之生命以阴阳平和为贵,正如《素问·至真要大论》提出的"谨察阴阳之所在而调之,以平为期",即强调整体平衡。人有男女老幼之不同,时有春夏秋冬之四季,地有南北高低之悬殊,故养生要求辨体施养,不拘于一功一法,应充分注意因地理环境、气候条件、风俗、饮食习惯等形成的个体差异,集"五方之法",分别选用针砭、艾灸、导引、按摩、药饵等疗法,加之静神、动形、固精、调气、食养等综合调摄,方能内养外调、扶正祛邪、补偏救弊,以取得养生的最佳效果。养生方法技术可以预防疾病的发生和促进机体功能的恢复,适用于所有未病之人、患病之人或病愈之人。本章的主要内容包括中医养生在健康、亚健康、疾病及康复状态人群中的应用。

第一节　中医养生的应用路径

中医养生的方法技术丰富多彩,实践经验卓有成效。养生应用的关键在于辨体施养,通过望、闻、问、切的诊法收集人体的健康信息,经过分析判别人体在脏腑、气血、阴阳等方面的体质状态,再进行健康评估,选取适宜的养生方法技术并实施具有针对性的养生方案。

一、中医健康信息的采集

中医健康信息采集,是在中医学理论指导下,通过望、闻、问、切的诊法采集受检者临床信息,从而为健康评估、健康状态调理提供依据的方法和过程。

(一)望诊信息采集内容

1. 全身望诊

望神:两目、神情、气色、体态;

笔记

望色：面部、皮肤的颜色光泽；

望形体：强弱、胖瘦；

望姿态：动静姿态、体位变化、异常动作等。

2. 局部望诊

望头面、望五官、望颈项、望胸胁、望腹部、望腰背、望四肢、望皮肤等。

3. 望舌

望舌质：舌神、舌色、舌形、舌态；

望舌苔：苔质、苔色；

望舌下络脉：络脉颜色、形状、充盈情况等。

4. 望小儿指纹

小儿指纹的长度、沉浮、颜色、淡滞、粗细、分支情况等。

（二）闻诊信息采集内容

1. 听声音

发声：听语音改变，有无喑哑、鼾声、呻吟、惊呼、喷嚏、呵欠、太息。

语言：听有无谵语、郑声、夺气、独语、错语、狂言、言謇。

呼吸：听有无咳嗽、呼吸音异常、喘、哮、短气、少气、啰音。

胃肠异常声音：听有无呕吐、呃逆、嗳气、肠鸣、矢气等。

2. 嗅气味

病体及病室气味，如口气、汗气；痰、涕、呕吐物之气；二便之气；经、带、恶露之气等。

（三）问诊信息采集内容

1. 一般情况　姓名、性别、年龄、籍贯、婚否、民族、职业、住址。

2. 主诉　主要不适症状、体征及持续时间。

3. 现病史　开始情况、演变过程、诊治过程、刻下症状等。

4. 其他　既往史、过敏史、外伤史、手术史、输血史、个人生活史、婚姻史、家族史、传染病接触史、预防接种情况，女子询问月经、胎产情况，儿童询问喂养情况等。

（四）切诊信息采集内容

1. 脉诊

脉象要素：辨识脉象的位、数、形、势；脉象的浮沉、长短、宽度、速度、均匀度、流畅度、紧张度、力度。

脉名：辨识单因素脉、复合脉等。

2. 按诊

按颈部：动脉搏动，颈静脉充盈度，瘿瘤、瘰疬、淋巴结；

按胸部：肺界、心界、乳房、虚里；

按胁部：肝脏、胆腑；

按脘腹：腹部冷热情况、软硬程度、紧张程度、是否喜按或拒按；

按肌肤：疼痛、寒热、润燥、汗出、弹性等。

二、中医体质的辨识

体质现象是生命活动的一种重要表现形式。体质的不同表达，是内在脏腑、经络、气血、阴阳之偏颇和功能活动的外在反映，是辨体施养的前提之一。对体质的充分把握,是养生的关键。

(一) 体质差异的影响因素

体质形成受先天禀赋和后天因素等多方面影响,体质差异取决于脏腑经络气血之盛衰,故影响脏腑经络、气血精津功能活动的因素,均可影响体质。

1. 先天因素 即禀赋,"人之始生……以母为基,以父为楯"(《灵枢·天年》),形体始于父母,包括种族、家族遗传、婚育、种子,及养胎、护胎等诸多因素,先天禀赋是体质形成的基础。

2. 后天因素 主要包括五运六气、饮食习惯、生活起居、精神状态等方面,这些因素既可影响体质强弱变化,也可改变体质类型。

(1) 五运六气:五运六气推论气候、物候、病候的变化,故其对体质的影响不可忽视。不同运气格局对人体脏腑经络的靶向影响不同,当先天体质叠加不同气运格局时则表现出不同的体质状态。如丁未年出生者,大运风木不足,末之气主气、客气均为太阳寒水,属"木不及"体质;而在壬辰年四之气,大运风木太过,客气厥阴风木加临时,由于"得天之助",可表现为"平和"体质。

(2) 饮食习惯:"人以水谷为本",饮食习惯是体质构成的重要部分。如长期摄入不足,或饱食无度,易致形盛气虚体质;长期偏嗜温热,易致阴虚体质;长期偏嗜寒凉,易致阳虚体质;长期偏嗜甘甜,易致痰湿体质;长期嗜食肥腻,易致湿热体质。

(3) 生活起居:生活起居主要包括劳逸、起居等日常生活和工作情况。长期的劳神、劳力及房事过度或缺少活动,起居不规律,都不可避免地影响脏腑功能、气血运行和阴阳平衡,使体质发生变化。如过劳易致虚性体质,过逸易致痰瘀型体质等。

(4) 精神状态:人的精神状态受到情志因素的直接影响。如《素问·阴阳应象大论》所说"怒伤肝""喜伤心""思伤脾""忧伤肺""恐伤肾",情志的异常变化会时刻影响脏腑气血的功能活动,进而影响体质。如长期忧伤过度易致气郁体质等。

(二) 体质状态的辨识

体质分类最早见于《黄帝内经》,称之为"五态人""五形人",其论述较为系统,后世医籍所论者,均未出其轨范。现代医家,由于对体质认识不同,分型标准各异,形成了三十余种体质类型学说,其分类包括阴阳五行分类、阴阳脏腑分类、气血阴阳功能综合分类、正气强弱分类、病证性体质分类、心理特征分类等。《中华中医药学会标准·中医体质分类与判定》,根据人体的生理和病理性质,将中国人体质分为平和质、气虚质、阳虚质、阴虚质、痰湿质、湿热质、血瘀质、气郁质、特禀质等9种体质类型,目前应用较多。这些分类方法大多以人体生命活动的物质基础,即阴、阳、气、血、津液的盛、衰、虚、实变化为主。由此可见,体质辨识以"证"为关键,体质辨识实际上是中医辨证论治体系的一部分。

体质辨识欲揭示人的一种稳定性的存在,但基于上述对形成体质差异的各种因素的认识,体质不是固定不变的。人因先天禀赋、后天环境、人格的不同,其健康状态及疾病易感性、对外界环境的适应能力和反应能力都不同,因而感受同一致病因素,不同的人发病与否、患病程度及发病的证型也会不同。体质是动态变化的,在应用时不必拘泥于人的基本体质是何种分类。同一病因,受到各种因素影响后,表现的证候也不同,正如《医宗金鉴》记载:"人感受邪气虽一,因其形藏不同,或从寒化,或从热化,或从虚化,或从实化,故多端不齐也。"因此,体质辨识应以中医四诊为基础,动态结合五运六气、饮食习惯、生活起居、精神状态等因素进行综合辨识,才能全面客观反映个体的体质状态。

三、中医健康状态的评估

健康状态是人体在一定时间内所表现的躯体形态,脏腑阴阳气血津液与精神的状态,以及人与自然、社会相适应的综合状态。因此,健康的评估应包括形体健康、心理健康、道德健康和社会适应性健康。

(一)形体健康

形是人体生命存在的基础,"人生有形,不离阴阳"(《素问·宝命全形论》),阴阳平衡和谐,形则健康。形体健康的具体特征为:

1. 形体适中 健康人的体格壮实,体型适中。中医认为,胖人多气虚,多痰湿;瘦人多阴虚,多火旺。

2. 行动灵便 肝主筋,肾主骨,腰为肾之府,四肢关节之筋皆依赖肝血濡养,故行动灵便,腰腿活动自如,说明肾精充足,肝血充盈。

3. 面色红润 "十二经脉……其血气皆上于面而走空窍"(《灵枢·邪气脏腑病形》),面色是脏腑气血的外荣,面色红润表明气血旺盛,脏腑功能良好。

4. 毛发润泽 "肾者……其华在发"(《素问·六节藏象论》),发为血之余,毛发润泽则人体肾精旺盛,血液充沛。

5. 听力灵敏 "肾气通于耳,肾和则耳能闻五音矣"(《灵枢·脉度》),耳与肾关系密切。若听力减退或失听,说明肾的功能减退。

6. 双目有神 "五脏六腑之精气,皆上注于目而为之精"(《灵枢·大惑论》),目是精气神的外在表现,目光有神,说明精充、气足、神旺。

7. 呼吸平稳 "呼出心与肺,吸入肝与肾"(《难经》),呼吸从容,平稳和缓,表明脏腑功能良好。

8. 声音洪亮 "诸气者皆属于肺"(《素问·五脏生成》),肺气足,全身之气旺盛,则声音洪亮,铿锵有力。

9. 食欲良好 "胃司受纳,脾主运化,一纳一运,化生精气"(《景岳全书》),食欲良好,饮食正常,说明脾胃功能强健。

10. 二便正常 "二便为一身之门户"(《景岳全书·传忠录》),大便正常,小便通利,则气机通畅,脏腑功能良好。

11. 脉象和缓 "夫脉者,血之府也"(《素问·脉要精微论》),脉象从容和缓,节律均匀,流利有力,反映人体气血充盈,运行通畅。

(二)心理健康

心理健康是一种比形体健康更高层次的健康要求,属中医"神"的范畴。正如《遵生八笺》所云:"……形者,载神之车也,神去人即死,车败马即奔也。"心理健康的具体特征为:

1. 智力正常 智力与脑、肾、肝、心的关系密切。"脑为元神之府""脑为髓海",肾生髓充脑,肝乃谋虑之官,心为君主之官,智力正常则脑、肾、肝、心的功能强健。

2. 心态平和 做到"和喜怒而安居处"(《灵枢·本神》),无七情太过和不及,则"阴平阳秘,精神乃治"(《素问·生气通天论》),脏腑功能正常。

3. 情志舒畅　"人有五脏化五气,以生喜怒悲忧恐"(《素问·阴阳应象大论》),情志过度会扰乱气机,损伤脏腑功能。健康的人情志舒畅,气和志达,营卫通利。

(三)社会适应性健康

社会适应性健康是人体健康的高级状态,是中医整体观的体现。"上知天文,下知地理,中知人事,可以长久"(《素问·气交变大论》),表明人不仅要顺应天地的规律,还要融入社会。与人交往需"常以深心至诚,恭敬于物,慎勿诈善以悦人,终生为善"(《备急千金要方·道林养性》),始终保持谦逊态度,与人为善,使精神、行为和社会环境的和谐相处。

(四)道德健康

道德健康属于健康的高层次范畴。《备急千金要方·养性序》中说道德可使百病不生,道德健康胜过服用药饵,即"性既自善,内外百病皆悉不生……故养性者,不但饵药餐霞,其在兼于百行,百行周备,虽绝饵药,中以遐年,德行不充,纵服玉液金丹,未能延寿……"品德高尚的人能遵守社会道德准则,正直仁义,如此,则可健康长寿。

四、中医养生方法技术的选用和干预

在中医理论指导下,中医养生学形成了一系列养生方法技术,主要包括自我主动调摄养生、外界辅助调摄养生。具体养生方法技术的选用应"顺势而为",遵循因人施养、顺应四时等原则。

(一)养生方法技术的选用原则

1. 天人相应,顺应四时

(1)顺一年之四时:春季"天地俱生,万物以荣",夏季"天地气交,万物华实",秋季"天气以急,地气以明",冬季"水冰地坼",因此,养生方法技术的选用应围绕"春夏养阳,秋冬养阴"进行。

(2)顺一日之四时:"以一日分四时,朝则为春,日中为夏,日入为秋,夜半为冬",故病情在一日之中有旦慧、昼安、夕加、夜甚的变化,养生方法技术的选用应遵循此阴阳消长的差异。

2. 不拘一格,因人施养

(1)因体质施养:"人之生也,有刚有柔,有弱有强,有短有长,有阴有阳"(《灵枢·寿夭刚柔》),人体的体质具有不同的特性,这些差异正是采取不同养生方法技术的出发点。

(2)因年龄施养:"人生十岁,五脏始定,血气已通,其气在下,故好走……五十岁,肝气始衰,肝叶始薄,胆汁始减,目始不明……百岁,五脏皆虚,神气皆去,形骸独居而终矣"(《灵枢·天年》),人体各阶段有不同的生理特点,需依据不同的年龄阶段选择不同的养生方法技术。

(3)因性别施养:"今妇人之生,有余于气,不足于血,以其数脱血也"(《灵枢·五音五味》),女性有气盛血虚的特点;"男子以精为本,女人以血为原"(《宋氏妇科秘书》),概括了男性、女性生理特点的不同,养生应据此施以相应的方法技术。

(二)主要养生方法技术的干预范围

1. 自我主动调摄

(1)情志养生:"大喜、大怒、大忧、大恐、大衰,五者接神则生害矣"(《吕氏春

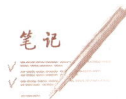

笔记

秋·尽数》），情志失调可导致各种疾病。人总会面对求学、择业、工作、家庭等诸多问题，因此情志养生的干预范围很广，包括健康人群、心理亚健康人群，以及抑郁症、焦虑症、恐惧症、癔症等心理疾病患者。

（2）饮食养生："古者，民茹草饮水，采树木之实，食蠃蚘之肉"（《淮南子·修务训》），饮食是生存之本。人都需要通过正常饮食，从食物中获得营养物质以预防疾病、保持健康，因此饮食养生广泛适用于各类人群。同时，应注意配食、药食禁忌，孕期、产后人群的禁忌。

（3）起居养生：在中医理论的指导下，通过调节人体的日常生活作息，使之符合自然界和人体的生理规律的一种养生方法。包括居住环境、劳逸适度、调摄睡眠等方面，适应所有人群。

（4）房室养生：房室养生应始于男女的阳精和阴血发育完备之时，止于年老肝肾精亏之时，且根据不同年龄适度进行，应遵循"欲不可绝""欲不可早""欲不可纵""欲不可强""欲有所忌""欲有所避"。

（5）运动养生："户枢不蠹，流水不腐"，人之形体亦犹如是。运动养生导引之术，可以行血气、利关节、辟邪外干，使恶气不得入吾身中。因其动作缓和柔韧，故男女老少皆宜。

（6）静瞑养生："精神安乎形，而年寿得长焉"（《吕氏春秋》），静功能安定心神、意导气行，疏通经络、协调脏腑，有助于增强体质，广泛适用于各类人群，尤其对慢性疾病起到针对性的预防作用。

（7）社交养生：人际交往与人们的身心健康密切相关，参与各种有益的社会活动是养生中不可或缺的部分。社交养生适合广大人群，特别是性格孤僻的儿童、老年人，以及具有人格缺陷，性格内向、偏执等神经症的易感人群。

（8）雅趣养生：清代养生家石成金总结养生"八乐"："静坐之乐，读书之乐，赏花之乐，玩月之乐，观画之乐，听写之乐，狂歌之乐，高卧之乐。"雅趣养生是机体放松愉悦状态的一种休养方式。因此，雅趣养生适宜所有人群。

（9）环境养生："流水之声可以养耳，青禾绿草可以养目"（《采芝堂文集》），寄情于山水之间能令人心旷神怡，疲惫、郁闷等负面情绪烟消云散。工作压力大、节奏快的办公室人员，在交际中遇到巨大困惑的人群等均适宜进行环境养生。

2. 外界辅助调摄

（1）药物养生："药食同源"，药物养生包括药膳及中药。药膳以食物形式存在，但有药物的功效，故可用于健康人群的养生，亚健康人群的调理，各种疾病的预防、辅助治疗。中药能起到聪耳、明目、固齿、乌发、强筋、美容、轻身、安神、增智、壮阳、益寿等功效，广泛用于促进儿童生长发育、青春期增强体质、孕妇及产后养护、更年期的调养、老年的延年益寿、常见病的预防、大病后的康复、慢性病的治疗，以及亚健康状态的人群。

（2）针灸养生："四肢才觉重滞……针灸、膏摩，勿令九窍闭塞"（《金匮要略·脏腑经络先后病脉证》），指出用针灸防治疾病。针灸方法适应范围很广，亚健康状态、机体功能失调及各种病证均可应用。其中，皮内针常用于疼痛性疾病和久治不愈的慢病；耳针常用于变态反应性疾病；灸法常用于虚证、寒证、阴证为主的疾病等。

（3）推拿养生："按之痛止，按之无益；按之痛甚，按之快然"（《圣济总录》）。推拿可广泛用于痛证、痹证等气机不畅、瘀血阻滞的病证,其手法使人舒适愉悦,有助于身心健康,对各种身体和心理疲劳,以及情志不遂的病证有较好的防治效果。

（4）沐浴养生:"温泉主治诸风湿、筋骨挛缩及肌皮顽疥,手足不遂……"（《本草纲目》）。沐浴养身适合于大部分人群,但以下几种人群慎用:孕妇、年长者及幼儿,哮喘等气管疾病者,癫痫、心脏病、糖尿病等患者,对浴汤中所加芳香物质过敏的人群等。

（5）其他养生:除了上述的养生方法外,中医传统的和现代的其他养生调摄方法,如音乐养生、色彩养生、芳香养生、辟谷养生等,需因人而异,根据不同情况,适当选用。

第二节　健康状态人群的养生应用方式

《素问·经脉别论》说:"生病起于过用。"人体生命过程的生、长、壮、老各阶段总是处于无太过、无不及的动态平衡之中,而平衡贯穿在衣、食、住、行、坐、卧之间。因人施养既强调从自然环境到衣食住行,从生活爱好到精神卫生,从药饵强身到运动保健等综合调摄,又十分重视根据不同年龄、不同性别、不同职业进行有的放矢的调养,以保持身心的健康。

一、健康状态的概述

（一）健康的定义

在汉语中,"健"是身体强壮有力（《晋书·郭璞传》）,"康"为平安、安乐（《尚书·洪范》）,从词义上看,中国传统文化对健康的定义是体格强健、心理安乐和适应社会。

健康观早在《黄帝内经》中已明确记载,主要体现在对"天人合一""形神合一""阴平阳秘""正气为本"等的阐述。"天人合一"指人的活动与自然界相通相应,不论是日月运行,地理环境还是四时气候、昼夜晨昏,都对人体产生影响,人类顺应自然才能养生防病;"形神合一"乃是强调形与神的密切联系,开朗的性格、平和的心态是健康的根本所在;"阴平阳秘"表示阴阳既各自处于正常状态,又具有相互协调的关系,这相当于现代科学对健康状态所要求的内稳态的稳定,如酸碱平衡、代谢平衡等相对平衡的状态;"正气为本"要求维护健康需以固护正气为前提,即"正气存内,邪不可干"。

（二）中医养生在维护健康状态中的优势

中医养生学在长期的实践基础上,逐渐形成了以预防为主、终生养护的观念,这种养生观念对于维护健康状态具有重要意义。

1. 预防为主　在健康人群中,中医强调预防疾病,此为中医养生的核心内容之一。"圣人不治已病治未病,不治已乱治未乱,此之谓也。夫病已成而后药之,乱已成而后治之,譬犹渴而穿井,斗而铸锥,不亦晚乎"（《素问·四气调神大论》）,表明古人很早就认识到养生之道就是预防疾病。历代医家关于未病先防的论述很多,如"恬惔虚无,真气从之,精神内守,病安从来"（《素问·上古天真论》）;"善养性者,先饥而食,先渴而饮"（《备急千金要方》）,这些都说明古人非常重视顺应自然,养生防病,防患于未然。《"健康中国2030"规划纲要》中强调,在预防保健、维护健康中着重发挥"中医治未病"的主导作用,这种认识具有长远的战略意义。

2. 终身养护　人自妊娠于母体之始,直到耄耋老年,每个年龄阶段都应该重视养生。张介宾在《类经·藏象类》中强调胎孕养生:"凡寡欲而得之男女,贵而寿;多欲而得之男女,浊而夭"。刘完素根据不同年龄段特点,给出了相关养护措施:儿童及青少年应"节饮食,适寒暑,宜防微杜渐";成年人应"其治之之道,辨八邪八劳";老年人应"顺神养精,腑和脏行";高龄之人应"餐精华,处奥庭"。可见,中医养生体现了对人的终身养护,这与当今国家对人的健康进行全方位、全生命周期的健康管理要求是一致的。

二、健康状态人群全生命周期养生

"君子有三戒:少之时,血气未定,戒之在色;及之壮也,血气方刚,戒之在斗;及之老也,血气既衰,戒之在得"(《论语·季氏》)。养生贯穿生命的全过程,应重视不同生命周期的生理特点,进行个体化的健康指导,并选择与之相应的摄生保健之法,以达到顺应四时、调养五脏、维护健康的目的。

（一）婴幼儿养生

"婴儿者,其肉脆血少气弱"(《灵枢·逆顺肥瘦》),表明婴幼儿脏腑娇嫩,尤以"肺常不足""脾常不足""肾常虚"更为突出。因此,婴幼期保健应以固护脾肺、充养肾气为主。

1. 谨调冷暖,固护肺卫　婴幼儿"肺常不足",宜常见风日,使血气刚强,肌肉致密。应顺应天时寒温增减衣物,"一要暖背,二要肚暖,三要足暖,四要头凉……"(《小儿病源方论·养子十法》),提出了头宜凉,背、肚、足宜暖的养护原则。再者,衣被忌厚热,"薄衣之法,当以秋习之"(《诸病源候论》),宜"三分寒",勿因厚衣令其大汗出,恐致表虚肺卫不固,风邪易入。

2. 饮食调养,固护脾胃

（1）母乳喂养:6个月以内的以母乳喂养为主。"盖儿初生,借乳为命"(《幼幼集成·出生护持》),婴儿生长迅速,对营养物质的需求量大质高,母乳营养丰富,适合婴儿消化吸收,可增加抗病能力。

（2）添加辅食:在母乳喂养的同时,适时添加辅食以均衡营养。"养子若要无病,在乎摄养调和。吃热、吃软、吃少,则不病;吃冷、吃硬、吃多,则生病"(《小儿病源方论·养子调摄》),婴儿"脾常不足",食物宜细、软、烂、碎。

（3）饮食有节:"若要小儿安,常带三分饥和寒",饮食不节易引起积滞,固护脾胃应注意节制饮食。食贵有时,宜三餐规律,使脾胃充分消化吸收。婴幼儿虽为"纯阳之体",但脾胃虚弱,应忌食生冷,以免稚阳受损,脾胃更虚。

3. 充养肾气,促进发育　婴幼儿肾气充盛,脏腑功能才能正常,身体才能健康少病,智力才能聪明慧达。肾气足是婴幼儿生长发育的根本。充养肾气除了调养脾胃,还可根据婴幼儿生长特点进行早期教育,如训练抬头、翻身、爬行、独立行走、语言、睡眠等能力,以促其能力、智力的开发。

（二）儿童养生

儿童"五脏六腑,成而未全……全而未壮"(《小儿药证直诀》),"和气如春,日渐滋长"(《素问病机气宜保命集》),说明儿童的两大生理特点:脏腑娇嫩和发育迅速。而《幼科发挥·五脏虚实补泻之法》又云:"盖肝乃少阳之气,儿之初生,如木方萌,乃少阳生长之气,以渐而壮,故有余也",指出在发育过程中伴随"肝常有余"。因此,儿童期保健的重点是保养元真,养教并重。

1. **膳食指导**　"纯阳之体",生长发育迅速,此时期的饮食以营养充足为原则。"五谷为养,五果为助,五畜为益,五菜为充,气味合而服之,以补精益气"(《素问·藏气法时论》),主张合理的膳食结构。又"肝常有余","肝主春……肝苦急,急食甘以缓之……肝欲散,急食辛以散之,用辛补之,酸泻之"(《素问·脏气法时论》),故应在春季多食甘味养脾,以防肝乘。

2. **体格锻炼**　脏腑娇嫩,胃气若虚,脾无所禀受,则四脏经络皆病。儿童应重视体格锻炼,也可进行八段锦、五禽戏等导引术的训练,以达到通调经络气血,调和脏腑气机,维护健康状态。"经脉者,所以行气血而营阴阳,濡筋骨,利关节者也"(《灵枢·本脏》),说明养生功法可调理气血,使气行则血行。脾胃为后天之本,可学习应用简易的摩腹保健术,以固护脾胃功能,强身壮体。

3. **早期教育**　儿童期进入逻辑思维阶段,但仍存在幼稚、冲动等特点。主张接受传统文化教育,如通读《三字经》《弟子规》《道德经》等,使其主动约束自身行为。同时,儿童分析判断能力处于增强期,情志致病也不容忽视。所欲不遂,思念伤脾,产生厌食或食积;学习负担重,家长望值高,使其焦虑、恐慌;教师的责罚,玩伴的欺侮等,均可使其情志抑郁,肝失调达,必变症百出。应及时进行心理辅导,提倡应用中医干预,如进行中医五音治疗,辨证施乐,以调节脏腑失和,调和情志失常。

(三)青少年养生

青少年期是一生中发育最旺盛的阶段,特点是体重迅速增加,第二性征发育明显,心理行为也随之变化。此期的养生保健应围绕这些特点展开,可为一生的身心健康打下良好的基础。

1. **全面合理膳食**　青少年期生长速度快,代谢旺盛,应增加各种营养的摄入。值得注意的是,"阴之所生本在五味,阴之五脏,伤在五味,口嗜而欲食之,必自裁制,勿使过焉,过则伤其正也"(《脾胃论》),应养成良好的饮食习惯:进食适量、节律,不偏食、节食。此外,女生经期应忌食辛辣、寒凉食物,不宜饮茶、喝酒。

2. **科学的性教育**　贯穿青少年前期的最大特征是性发育,其心理的最大变化也与之相关:性意识萌发,处于朦胧状态。"丈夫……二八,肾气盛,天癸至,精气溢泻","女子……二七而天癸至,任脉通,太冲脉盛,月事以时下"(《素问·上古天真论》)。青春前期性教育,包括性生理知识和性道德教育。通过传授性生理知识,解除青少年对性的好奇、困惑和羞涩心理;通过传授性价值观念、性行为规范和道德责任,性法律界限与防止性暴力等知识,帮助青少年树立正确的性观念。

3. **健康心理保健**　青少年的心理是在各种矛盾中形成并趋于成熟,家长须改变居高临下、命令式的单向教育为平等、探讨式的双向教育。此外,青少年因接触社会增多,遇到不少新的问题,如学习中压力过重,出现失眠、精神紧张;生活中父母离异、再婚等家庭不和谐;以及择业中面临的就业压力等。因此,应加强心理疏导,养成坚强稳定的个性,能不断进行自我心理平衡调节。另外,要加强法制教育,知法、懂法、守法,杜绝青少年违法犯罪的发生。

(四)中年养生

"四十岁……腠理始疏,荣华颓落,发颓斑白……五十岁,肝气始衰,肝叶始薄,胆汁始减,目始不明"(《灵枢·天年》),中年期生命活动开始由盛转衰。"人于中年左右,当大为修理一番,则再振根基,尚余强半"(《景岳全书·中兴论》),中年养生至关重要,调理得当则可延年益寿。

1. 平和心态　进入中年期,心身负担繁重,各种矛盾、困难和挫折均可引起较大的情绪波动。思虑伤脾、郁怒伤肝而耗伤精气心神,导致多病早衰。"人生逆境十之八九",应学会调节情绪,增强心理适应能力,不计较名利得失,避免为生活琐事过分损伤心神。情绪不佳时,可向亲朋好友倾诉,或适当参加文体活动,力求做到"喜不得意忘形,悲能声色恰当,怒不暴跳如雷,惊能镇定自如"。

2. 合理膳食　中年时期身体逐渐衰退,合理的膳食结构可延缓衰老。"少年长骨,青年长肉,中年长膘",肥胖是慢性病产生的温床,中年人饮食应以健脾、益肺、补肾之品为主,少食肥甘厚腻,避免肥胖。同时,注意预防疾病,如多进食含钙丰富食物以防骨质疏松;少吃盐,"咸入肾",避免过食盐增加患高血压的风险。

3. 劳逸结合　人到中年勿"苛求",人到中年莫"恐老",人到中年莫"硬熬",人到中年莫"过劳"。中年人要养成规律的工作、生活习惯,注意劳逸结合。"起居有常,养其神气,不妄作劳,养其精也。夫神气去,形独居,人乃死。能调养神气,故能与形俱存,而尽终其天年也。"保证充足的睡眠,是中年人防止过于疲劳、恢复精力必不可少的条件。同时,应加强体育锻炼,但"养性之道,常欲小劳,但莫大疲及强所不能堪耳"(《备急千金要方》),运动强调适度,不宜过量。

4. 节制房事　中年后气血渐亏,应节育保精,避免房事频繁,以免阴精亏耗,损伤肾气。"三十者,八日一施泄;四十者,十六日一施泄,其人弱者,又宜慎之……人年五十者,二十日一施泄……"(《泰定养生主论》),应根据实际情况,节制房事,以固秘精气,维护生命之根基。

(五)老年养生

老年人"精耗血衰,血气凝泣","形体伤惫……百骸疏漏,风邪易乘"(《素问病机气宜保命集》),说明老年人以虚为主,阴精肝血不足、阳气渐衰。"六十岁,心气始衰,苦忧悲……八十岁,肺气衰,魄离,故言善误"(《灵枢·天年》),生理功能的衰退会产生孤独垂暮、忧郁多疑等心理变化。因此,此期的养生应在情志、饮食、起居等方面共同调摄。

1. 知足谦和,调和情志　年老是不可逆的生理过程,知足谦和、调和情志是老年养生的关键。"积善有功,常存阴德,可以延年","谦和辞让,敬人持己,可以延年"(《寿世保元·延年良箴》),要求老年人明理智、存敬戒、常知足,处事宜豁达宽宏,谦让和善。此外,老年人多孤独垂暮、忧郁多疑,应多与孩子沟通交流,更多地融入生活,保持良好的心态。

2. 饮食有节,膳食保健　"高年之人,真气耗竭,五脏衰弱,全仰饮食以资气血。若生冷无节,饥饱失宜,调停无度,动成疾患"(《寿亲养老新书·饮食调节》),强调补益食养的原则。阳气日衰,宜食温热之品固护脾胃,以"热不灸唇、冷不振齿"为宜。

老年人机体功能衰退,对健康的期望较为迫切,常滥用各种中药、保健品来滋补身体,追求长寿。应进行合理引导,科学服用药膳,药食并举,如此,才能防病延年。

3. 起居有常,运动适度　老年人机体虚衰,当谨慎调摄生活起居,"凡行住坐卧,宴处起居,皆须巧立制度"(《寿亲养老新书》)。生活起居,应科学合理,符合其生理特点,这是老年养生之大要。此外,老年人肾气衰退,房事应随增龄而递减。

年老之人,气血运行迟缓,宜进行适度运动。"养生者,形要小劳,无至大疲……频行不已,然宜稍缓,即是小劳之术也"(《保生要录》),老年人活动应由"多动"变成"少动",进行太极拳、五禽戏、气功、八段锦等运动保健,以促进机体气息运行,延缓衰老。

三、女性养生

女性在脏器上有胞宫,生理上有经带胎产,冲、任、督、带四脉及脾、肝、肾三脏与女性生殖功能关系密切。因此,女性养生要从"四脉、三脏"着手。

(一)月经期养护

月经期养护以保持经血行泄有度为主。行经期间,血室开放,极易感邪,应当在情志、饮食、起居各方面谨慎调摄。

1. 注意保暖,免受寒凉　"寒温乖适,经脉则虚,如有冷风,虚则乘之。邪搏于血,或寒或温,寒则血结,温则血消,故月经乍多乍少,为不调也"(《女科经纶》),寒凝则血脉拘急,血热妄行或煎熬阴血而成瘀,经期应避免过寒或过热。素体阳虚、气虚、血瘀、痰湿之人,切勿涉水、坐卧湿地;素体阴虚、湿热等热性体质之人,应避免长期暴露在高温、烈日环境下。

2. 饮食有节,劳逸适度　"若经来时,饮冷受寒,或吃酸物,以致凝积,血困不流"(《女科玉尺》),经期应食清淡营养之品。阳虚者忌生冷、寒凉食物;阳热者忌辛辣燥热、动血之品。经量多属实热者,宜用清热、凉血之品;阴血不足者,可食用益气养血之品。此外,经期应适当活动,利于经血运行,但不宜剧烈运动及重体力劳动。

3. 调摄七情,心怡情畅　"忧思过度则气结,气结则血结……急怒过度则气逆,气逆则血亦逆,气血结逆于脏腑经络,而经于是乎不调矣"(《女科经纶》),强调情志对月经的影响。若经期恼怒、抑郁、忧伤,肝失疏泄,则出现乳房胀痛、小腹坠胀不适。应避免七情过度,否则易引起气血运行逆乱,导致月经失调,重则闭经。

(二)妊娠期养护

孕妇的情志、饮食等变化直接影响胎儿的生长发育,故"妇人受胎之后,所当戒者,曰房事,曰饮食,曰七情,曰起居,曰禁忌,曰医药"(《万氏妇人科》)。

1. 调畅情志,戒除恼怒　气调则胎安,气逆则胎病。"受胎之后,喜怒哀乐,莫敢不慎,盖过喜则伤心而气散,怒则伤肝而气上,思则伤脾而气郁,忧则伤肺而气结,恐则伤肾而气下,母气既伤,子气应之,未有不伤者,其母伤则胎易堕,其子伤则脏气不和,病斯多矣"(《妇人秘科》)。故妊娠期宜舒畅情志。"恼怒则否塞不顺,肝气上冲则呕吐、衄血、脾肺受伤。肝气下注则血崩带下,滑胎小产"(《竹林女科证治》),强调不良情志中尤当戒除恼怒。

2. 谨戒房事,劳逸适度　中医认为保胎以绝欲为第一要策。"纵情交接,以扰子宫,有触动胎元一月而堕者"(《胎产心法》),妊娠期应戒房事以免损伤胎元。"妇人受胎之后,常育行动往来,使气血流畅,百脉合畅,自无难产,若好逸恶劳,好静恶动,贪卧美娇,则气停血滞,临产多难"(《万氏妇人科·胎前章》),妊娠期讲究劳逸适度,不宜过劳以免堕胎、小产等;也不可贪逸卧床,易引发难产、胎位不正等。

3. 饮食合理,用药宜慎　妊娠期需充足的营养供胎儿生长发育。早期存在妊娠反应,宜以清淡易消化之品少量多餐。呕吐较重者,宜选消导和胃之品;呕吐剧烈者,多伤津耗液,宜食滋润生津之品。中、晚期,饮食宜营养丰富,但不可贪食,"胎之肥瘦,气通于母,恣食厚味,多致胎肥难产,故孕妇调摄饮食,宜淡薄不宜肥浓,宜清虚不宜寒热"(《竹林女科证治》)。此外,不可过食生冷,勿食辛辣与肥甘厚味,以防化热伤阴损及胎元。

妊娠期间用药宜慎。"妊娠有疾,不可妄投药饵,必在医者审慎病势之轻重,药性之上下,处以中庸,不必多品,视其病势已衰,药宜便止,则病去于母,而子亦无须矣"(《育婴家秘·养胎》),中药破血、行散、滑利、峻下、有毒之品亦应慎用。

4. 怡情养生,实施胎教　历代医家均提倡怡情养生,"宁静即是胎教"(《竹林女科》),"周王妃妊成王于身,立而不跛,坐而不差,笑而不渲,独处不据,虽怒不詈,胎教之谓也"(《新书·胎教》),"弹琴瑟,调心神,和性情,节嗜欲,庶事清净"(《备急千金要方·养胎》),表明孕妇宜陶冶性情,心静于内,使气血和顺,利于胎儿生长发育。

(三)产褥期养护

产后6~8周为产褥期。"妇人产讫,五脏虚羸"(《备急千金要方·求子》),分娩耗气失血,在虚的基础上,气血不畅而生瘀,故补虚和祛瘀为产后调养原则。

1. 知静养,勿过逸　产后机体虚弱,宜静养以恢复元气。不宜过早操劳,尤其负重、努责,以免发生恶露不绝、阴挺下脱等。产后虚弱常有气血瘀滞,一般顺产后24小时可下床活动,以促恶露畅流,子宫复原。此外,产后血室正开,易感邪毒,"凡产后满百日,乃可合会。不尔……百病滋长,慎之"(《备急千金要方·妇人方》),强调产后百日之内严禁房事。

2. 节寒暑,避外邪　产后气血俱虚,易受外邪侵袭,故强调避风寒,保温暖。正如《景岳全书·妇人规》云:"产妇产室,当使温凉得宜,若产在春夏,宜避阳邪,风是也。产在秋冬,宜避阴邪,寒是也……若冬末春初,余寒尚盛,产室不可无火,务令下体和暖,衣被亦当温厚,庶不为寒气所侵。"

3. 宜食补,忌生冷　产妇饮食以滋补不碍胃、补虚不留瘀为原则。产后1~3天,因气血骤虚,脾胃运化功能不足,可多饮汤汁丰富、易消化食物;产后1周,因大量亡血伤津,多为阴虚火旺,以清补为主;产后2周,多偏于虚寒之象,可予温补。根据个体化施以药膳,忌食生冷油腻之品,以防损伤脾胃、乳汁郁积或恶露不下。

4. 畅情志,防抑郁　产后多虚多瘀,血虚则神失所养,血瘀则气血失畅而情志抑郁。《女科秘旨》曰:"产后月内,宜戒怒气,勿受惊恐,勿劳神力,谨慎饮食。"气血郁结易引起产后郁证、恶露不行、缺乳等,过度愤怒、惊恐,则气血逆乱而致恶露不尽、产后血晕等。因此,产妇要保持情怀舒畅,使气血平和,防止产后多种病变。

(四)哺乳期养护

哺乳期指产妇以乳汁哺育婴儿的时期,通常为10个月至1年左右。

1. 哺乳卫生　产后8~12小时即可开奶。开始哺乳时可能出现蒸乳,乳房胀硬疼痛,可实施中医按摩手法促其通乳,以防乳汁淤积影响泌乳或发生乳痈。哺乳要定时,间隔3~4h/次,可预防婴儿消化不良。哺乳期不宜过长,易耗伤乳母精血,至10个月左右可考虑断奶。

2. 饮食营养　"乳汁为气血所化,而源出于胃,实水谷之精华也"(《类证治裁》),哺乳期应重视调养脾胃,辨证施膳。产后缺乳有虚实之别,但总以滋补气血为主。如气血壅闭、经络不通之缺乳,可辨证选用王不留行、穿山甲等;如气血不足之缺乳,可辨证选用黄芪、党参、当归等。勿食肥甘厚腻之品,以免伤及脾胃,影响乳汁的生成与分泌。

3. 起居保健　疲劳过度,情志郁结,均可影响乳汁的正常分泌。乳母应起居有时,保持心情舒畅,劳逸适度。此外,许多药物可通过乳母血液循环进入乳汁影响婴儿,如长期服用,恐伤及婴儿。如麦芽、大黄等药物哺乳期间需慎服。

（五）更年期养护

妇女在45~55岁进入更年期,也称围绝经期。此期由于肾气渐衰,冲任二脉虚衰,部分妇女会出现头晕目眩、心悸失眠、烦躁易怒等症状,称为更年期综合征。如调摄适当,可缓解更年期综合征的症状,且对维护之后老年期的健康具有积极意义。

1. 情绪乐观稳定　更年期由于肝肾阴精亏虚,易出现诸如烦躁、易怒、悲伤、忧郁等情志改变。《乐记》载:"乐至而无怨,乐行而伦清,耳目聪明,血气平和,天下皆宁",表明五音可以达到调节情志的目的,更年期妇女可接受五音调节干预。

2. 注重饮食调养　更年期肾气渐衰,冲任不足,天癸渐竭,故应食用补益肾气之品。天癸既绝,治在太阴,应顾护脾胃,以助气血生化之源,宜多进食健脾益胃之品。禁烟限酒,少食辛辣、油腻之品。

3. 适度运动锻炼　妇女进入更年期,脏腑功能逐渐衰退,气血运行缓慢,容易疲劳乏力、畏寒肢冷等症状,甚则痰湿停滞、气滞血瘀而发胸痹、中风等。此时,宜进行适度的运动、锻炼,倡导接受功法练习,如太极拳、八段锦等导引术,以达到调节气血运行,愉悦身心,维护健康状态的目的。

四、不同职业养生

在劳动过程中,可能产生多种职业病危害因素。《素问·宣明五气》有"久视伤血,久卧伤气,久坐伤肉,久立伤骨,久行伤筋,是谓五劳所伤"之论。因此,应根据职业的不同选择适宜的养生方式,以减轻因职业造成的健康伤害。

（一）体力劳动者养生

1. 注意防护,劳逸结合

（1）注意劳动防护:高温环境中工作,应穿宽松、透气工作服,离开炎热环境前,在大量汗出情况下需穿戴好衣帽,以防突遇风寒之邪而生它变。低温环境中,注意保暖。噪声环境中,应使用护耳器。在充满粉尘、有害气体或辐射的环境中,应佩戴口罩、防毒面具或防护服等。

（2）实行工间休息:体力劳动者工作时,通常采取某个固定姿势或重复同一动作,易使局部筋骨肌肉长时间处于紧张状态,出现劳损。休息时宜选择双侧肢体平衡的运动,对局部紧张的肌肉筋骨进行反向静力拉伸,以到达放松的目的。注意循序渐进,不可操之过急。

（3）定期健康体检:在噪声环境中的工作者应定期检查听力。接触有毒化学物质的工作者应视毒物浓度情况,定期体检血、尿、肝肾功能等指标。从事放射工作的人员定期体检时,尤其应注意皮肤、血液、神经系统的功能变化,出现严重异常者应接受治疗。

2. 调节膳食,代谢平衡

（1）高温环境:高温作业以阳气消耗为主,能量代谢增加,易发生中暑、日射病,可在工间饮用绿豆汤、赤小豆汤以利湿清热;可适当以黄芪、西洋参、沙参等中药代茶饮以防长期汗出耗气伤津;忌饮酒,避免酒性辛温耗伤津液。

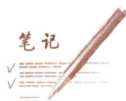

（2）低温潮湿环境：寒冷、潮湿易使脾困失运，应多摄取辛温化湿、芳香醒脾之品。酒、辣椒、花椒的辛温之性虽可在一定程度上散寒除湿，却易在脾运失司时酿湿生热，故不宜常食。

（3）噪音环境：噪声不仅引起听觉损害，伴随头痛、记忆力减退、失眠等症。"肾气通于耳，肾和则耳能闻五音矣"（《灵枢·脉度》），肾精充足，听觉灵敏，肾精不足，则耳鸣、听力减退。应多食补益肾气、滋养肾精之品。

（4）粉尘环境：长期在粉尘环境下作业，易吸入水泥、棉絮等导致慢性鼻炎、咽炎、支气管炎，严重者出现肺尘埃沉着病、硅沉着病。责之于痰浊阻肺，肺失宣降，应注意肺脏的养护，多食宣肺之品，有助于减轻伤害。

（二）脑力劳动者养生

1. 学会科学用脑

（1）合理安排工作：子午流注学说认为，巳时主思虑的脾经最旺，申时入脑髓的膀胱经最旺，酉时主藏精的肾经最旺，因此，最适合思考和高效地完成工作为巳时和申时，适合进行记忆性工作为酉时。

（2）保持充足睡眠：睡眠质量的保证和睡眠时间的充足是良好工作的保障。现代人的夜间睡眠时间主要集中在子时至卯时，提倡戌时，尤其是亥时入睡。亥时三焦经当令，华佗《中藏经》认为三焦"总领五脏六腑、荣卫经络、内外左右上下之气；三焦通，则内外左右上下皆通，其于周身灌体，和内调外，荣左养右，导上宣下"，亥时入睡则百脉休养。

2. 饮食健脑益智　脑力劳动者长时间使用大脑进行思维活动，长期思虑过度，影响气机运行。"脑为髓之海"，而"精生髓，髓养脑"，故多食滋养阴精之品以健脑益智。此外，脑力劳动者在工作时过度使用眼睛，宜多食补血明目之品，也可用菊花、决明子等煮水代茶饮。

3. 运动按摩保健

（1）适度运动：脑力劳动者多在室内工作，光照不足，久之易出现缺钙、情绪抑郁等，故应保证每天半小时以上的户外运动时间。工作时常保持单侧手活动的姿势，易出现脊椎侧弯，应多进行太极拳、五禽戏、游泳等运动调畅全身气机。

（2）按摩保健：脑力劳动者因长时间保持坐姿使气血停聚，宜用保健按摩手法帮助气血运行。如头顶按摩，即以两手十指分开从前发际至后发际的梳头动作；头侧按摩，用两手拇指按住太阳穴，以酸胀为宜，其余四指从头两侧由上至下做直线按摩。

第三节　亚健康状态人群的养生应用方式

亚健康是健康与疾病之间的过渡阶段或中间状态，既无法明确诊断为某种疾病，也显然不是健康状态。亚健康可分为身体亚健康、心理亚健康和社会交往亚健康。关注亚健康状态和改善亚健康状态对于健康促进具有重要意义，中医养生学理论与方法应当发挥主导作用。

一、亚健康状态的概述

在世界卫生组织（WHO）的 1948 年宪章所提出健康概念中，特别指出"健康不仅为疾病或赢弱之消除"。从这个概念出发,健康的人是没有疾病的。但是,"没有疾病"还不是健康状态的充分条件。理论上说,存在一种状态:人既没有疾病,也不是健康的。1987年,前苏联药理学家N. 布赫曼著文指出:"有些人处于健康和疾病之间的状态,他们既是健康的,又是有病的。古代医学经典作家加连早就称这种状态为第三状态。"此后,人们开始关注所谓"第三状态"。20世纪90年代,中国医学界,特别是中医学和预防医学的专家,提出"亚健康状态"的概念。1996年,《健康报》组织专家对"亚健康"进行理论研讨,由此拉开亚健康研究的序幕。2006年,中华中医药学会发布了《亚健康中医临床指南》,将亚健康定义为:"亚健康是指人体处于健康和疾病之间的一种状态。处于亚健康状态者,不能达到健康的标准,表现为一定时间(3个月)内的活力降低、功能和适应能力减退的症状,但不符合现代医学有关疾病的临床或亚临床诊断标准。"需要提出的是,我们讨论健康、亚健康和疾病时,特别是疾病的诊断和判断均是西医学的范畴。相对于疾病具有明确的诊断标准,亚健康状态的范畴、分类与判定尚未达成共识。

由WHO健康概念出发,亚健康是健康质量的低下状态,包括人的身体、心理和社会等维度的不完善。亚健康既可以是一种独立的持续的稳定状态,又可以是由健康向疾病转化或由疾病向健康转化的动态过程。

（一）亚健康与疾病前期

在健康状态向疾病状态转化的动态过程中,可能出现身体、心理或社会交往等维度的健康质量的低下,但达不到诊断为疾病的标准。这种情况下的亚健康状态与疾病发生可能存在因果联系或相关性,可能成为疾病发生前的常见状态。也就是说,如果亚健康状态得不到有效改善,不能恢复到健康状态,持续发展下去,将转化为疾病前期,最后发展为疾病。这意味着,如果对亚健康状态人群进行正确的评估和积极的干预,有可能减少疾病发生率,起到预防疾病的效果。

疾病前期,也可称为亚临床期,与疾病期密切相连。如糖耐量受损是糖尿病的疾病前期;临界高血压是原发性高血压的疾病前期。处于某种疾病前期的人群较其他人群更容易发展成为该种疾病。

亚健康状态与疾病前期的不同之处在于,亚健康可能向不同疾病转化,如肥胖或超重状态可能产生不同的疾病后果,如糖尿病、非酒精性脂肪肝、冠心病、高血压、代谢综合征等;睡眠紊乱状态,可能进一步发展成为睡眠障碍,睡眠障碍所致的睡眠时间过短和睡眠质量较差是肥胖的危险因素,也可能导致免疫功能受损、内分泌功能紊乱。由于亚健康状态是比疾病前期更早的阶段,若在亚健康状态就及时采取预防性干预措施,有可能阻止向疾病前期发展,从而有效减少疾病的发生发展,真正做到预防重心的提前。

与疾病前期概念相比,关注亚健康不仅仅具有防治疾病的意义,更为重要的是贴近和注重"健康"的理念,强调身体、心理和社会等维度的完全健康状态。认识、研究和调治亚健康状态,对于人类健康事业具有非常重要的意义。

（二）身体、心理和社会交往亚健康

亚健康状态可分为身体亚健康、心理亚健康和社会交往亚健康等三类。

身体亚健康,指身体功能水平低于或异于正常的生理状态:较多地表现为躯体自觉症状,如肢体疲劳感、肌肉骨节疼痛感;也可表现为生物节律紊乱,如睡眠节律紊乱、胃肠节律紊乱;也可表现为系统功能的失衡与紊乱,如内分泌紊乱、消化不良、免疫功

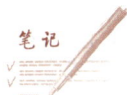

能低下、性生活不满意;也可表现为局部器官的失调或不适感,如眼睛疲劳、眼睛干涩、咽部不适、头晕昏沉。在亚健康人群中,肢体疲劳感是最为常见的表现,大约占四分之三。故许多研究者直接将美国疾病预防与控制中心(CDC)所定义的慢性疲劳综合征归属于亚健康状态。这种疲劳感,不会因为休息而得到缓解,并持续3个月以上。长期的疲劳感往往同时伴生着精力不足、活力下降的状况,继而产生工作效率和工作能力下降。

心理亚健康,指精神、心理状态失衡:与疲劳感相应,较多表现为情绪低落、抑郁,生活态度消极、悲观;也可表现为缺乏自信心,有空虚感、恐惧感;或者注意力不集中,记忆力下降,对周围事物缺少兴趣;或者精神应激反应相对亢奋,表现为烦躁、焦虑、易怒、易激惹。心理亚健康临床表现较为主观,一方面会与身体亚健康症状合并出现,另一方面没有具体生化检测指标和诊断标准。心理亚健康的判别和诊断是当前亚健康研究的重点和难点。一般认为,需要排除精神障碍的诊断。目前,关于心理亚健康的诊断仍以量表测量为主,主要包括症状自评量表、自制调查问卷以及特定领域量表等。其中,常见的症状自评量表有康奈尔医学指数(CMI)以及90项症状自评量表(SCL-90)。上述量表针对的都是某一特定人群,量表类型较为单一。因此,需要结合中西医对心理亚健康的认识,制定出既包含临床症状又有中医证候指标及体质评价的心理亚健康量表,设定合理的临界值,并由专业人士对量表问卷进行评估。

社会交往亚健康,指人的社会交往能力和适应能力低于普通水平,对社会交往过程存在焦虑、紧张,甚至恐惧的情绪,由于不善于人际交往导致工作能力下降和工作压力增大,导致不能适当地承担相应的社会角色。人是生活在社会中的人,在社会分工越来越细的时代,每个人的生活、工作都离不开与他人的相互联系、相互协调和相互帮助。社会交往亚健康主要受到个人性格、社交技能和自我认知,以及个人经历、家庭背景、教育背景和社会阶层等多层面的复杂影响。社交焦虑是其中一种常见的负面情绪,是指当个体与他人进行社会交往或是被人关注时出现的一种交织着紧张、害怕、忧虑、焦急甚至出现社交回避行为的一种复杂的负面情绪体验。社会交往亚健康首先影响人的适应能力,继而影响人的心理状态和生活态度,乃至于生活方式。

总之,身体亚健康以疲劳或睡眠紊乱,或以疼痛等躯体症状表现为主;心理亚健康以抑郁寡欢,或焦躁不安,急躁易怒,或恐惧胆怯,或短期记忆力下降、注意力不集中等精神、心理症状表现为主;社会交往亚健康以人际交往频率减低,或人际关系紧张等社会适应能力下降表现为主。不仅生理状态会影响心理状态,心理状态也会影响生理状态。类似的,社会交往、工作压力会影响心理状态,进而影响生理状态;身心失调状态会影响人的社会适应能力和工作能力。因此,亚健康状态也往往会同时出现以上三类症状表现,变得错综复杂,相互交联。

(三)中医养生在改善亚健康状态中的优势

中医养生在维护健康、延年益寿方面,不仅有博大精深的理论渊薮,更加有丰富多彩的实践经验。《黄帝内经》早就提出"形与神俱"的观点,强调身心协调,明确指出了健康的生理与心理两大维度。中国古代哲学里的"天人合一"和"天人相应"的学说,使古代养生家们非常重视人的生命活动与自然、社会环境的协调与统一,"法于阴阳,和于术数"成为中医养生的法则。如果说西医学模式正在转向"生物-心理-社会医学",那么中医养生理论与实践早在两千年前就已经明白正确的健康观和生命观。亚健康表现为健康质量的低下状态,包括人的身体、心理和社会等三个维度的不完善。

正确的认识、干预亚健康状态,是中医养生的重要关注方向。例如,在《素问·上古天真论》指出了出现亚健康状态的几个基本成因和过程:"今时之人不然也,以酒为浆,以妄为常,醉以入房,以欲竭其精,以耗散其真。"可以说,亚健康发生的根本原因就是"以妄为常"。认识亚健康,进行个体化分析,就不能仅仅机械地依赖量表和套用诊断标准,而是必须了解什么行为是妄为的,并且明白什么样的习惯是正常的、什么是养生之道,这是中医养生区别于普通干预技术和方法的根本所在。

许多时候,亚健康表现为生物节律的紊乱,如睡眠节律和胃肠节律紊乱。究其原因,往往在于没有做到"饮食有常节,起居有常度"(《黄帝内经太素》)。干预此类亚健康状态,必须首先恢复饮食、起居和睡眠的基本规律。在此基础上,再加以导引、食疗和药物等养生方法,使之恢复到阴阳平和、气血协调和形神俱佳的健康状态。而调和阴阳、疏通气血和安神定志正是中医养生改善亚健康状态的主要原则。如此谨道如法,则能达到"骨正筋柔,气血以流""阴平阳秘"的健康境界,自然消除亚健康状态。传统的养生理念和方法也有助于减少亚健康的发生。西方谚语亦云:"一盎司的预防胜过一磅的治疗。"正是对治未病理念最好的注解,预防可以事半而功倍。与其临渊羡鱼,不如退而结网;与其病已成而后药之,不如未病而先防之。中医养生之术博采众方,兼容并蓄,上至修身行道,下至衣食住行;静以养心,动以养形;书画怡情,花草悦目,被不断传承和发展。养生绝不仅仅是关注身体,更加重要的是一种生活态度和生活方式。而良好的生活方式正是预防亚健康最好的方法。因此,中医养生对于正确认识亚健康和改善亚健康具有独特的优势与价值,能够发挥主导作用。

二、亚健康的原因与干预原则

(一)原因

亚健康是一种介乎于健康状态和疾病状态之间的中间状态,包括了各种不同类型的状态。因此,亚健康的原因必然是多样化的,而且与影响健康状态和疾病状态的因素相关。世界卫生组织曾明确指出,在人类健康长寿的相关因素中,遗传因素占15%,社会因素占10%,医疗因素占8%,气候因素占7%,以上4项影响因素占40%,而生活方式因素占60%。亚健康状态的发生原因也与以上影响因素有关。若把遗传因素和生活方式因素归为内因的话,则占75%,说明亚健康的发生主要是内因在起作用。

中医学认为,亚健康状态的发生是由于先天不足、劳逸失度、起居失常、饮食不当、情志不遂、居处不慎、年老体衰等因素,引起人体阴阳失衡、气血失调、脏腑功能紊乱、经络瘀滞、神气不宁等引起的。这与现代整体健康观念是一致的。下面主要从遗传因素、生活方式、社会因素和环境因素四个方面阐述亚健康的主要原因。

1. 遗传因素　随着分子遗传学的研究进展,人们发现基因是影响人类健康和疾病的决定性因素之一。除了单一基因所致的遗传性疾病外,许多疾病,包括慢性非感染性疾病(如高血压、糖尿病和冠心病等)和精神疾病(抑郁症、情感障碍等)的发生往往受到多基因的调节和影响,而且存在一定的家族遗传因素。重视遗传因素在亚健康状态发生的作用,有助于人们改善生活方式和关注自身健康,尽早发现个体化的亚健康状态并进行有针对性的预防干预措施,减少亚健康状态向疾病状态的转化,提高健康水平和生存质量。还有一部分亚健康人群的抗病能力较弱,稍有不利因素就会患病,类似于"健康"概念中的羸弱或虚弱状态,往往有先天不足的因素。中医发病学认为,"正气存内,邪不可干",所谓"正气"概念实质上包涵了先天遗传因素。遗传因素还表现在不同人种和人群之间的亚健康状态的类型和程度上存在差异。了解个体的基因组背景及其与亚健康和疾病状态的相关性,将是未来精准防治亚健康状态的重要方向之一。

2. 生活方式因素 虽然亚健康的原因很多,一般认为不良生活方式(如吸烟、饮酒、营养不均衡、运动不足)是导致亚健康状态的主要因素。营养不良或营养过剩均可引起疾病,而营养结构不均衡也是导致亚健康状态的重要因素,目前的主要倾向是:膳食能量摄入超过能量消耗,脂肪、蛋白和糖类摄入过多,膳食纤维摄入不足,钠盐摄入过量,钙、铁等微量元素摄入不足,维生素摄入不足或不均衡,饮水不足或过量。吸烟和饮酒对健康的影响已众所周知。吸烟伤肺,饮酒伤肝。此外,烟酒都会对神经系统造成慢性损伤,与多种疾病状态密切相关,并减少预期寿命。随着人们工作方式的改变,坐得多、动得少已经成为普遍现象,由此产生一系列的问题。长期缺乏运动,气血失于流通,经络容易出现阻滞,久而久之,各种肌肉、关节疼痛将紧跟而至。中医学认为,"百病生于气",气机不调,不仅会出现疲劳、疼痛等躯体表现,还会影响心理情绪变化,导致郁郁寡欢、烦躁易怒等心理表现。这也就能解释为何亚健康状态时躯体症状和心理表现会同时存在且相互影响。现代研究也表明,运动本身除了能强健肌肉、活动关节,还能缓解抑郁和焦虑情绪,令人产生愉悦的心情。

3. 社会因素 随着社会文明程度的提高和竞争态势的加剧,工作和学习压力越来越大,社会和社群中的焦虑情绪也越来越成为问题。在外界竞争压力、经济压力和工作压力下,个体适应能力不能满足社会要求,心理状态从而可能失衡,产生挫折感,逐渐使神经-内分泌-免疫功能出现失调,抗病能力下降,陷入恶性循环,从而由健康状态向亚健康状态转化。随着社会形态的急剧变化,家庭关系和人际关系也发生变化。人是社会的人,人际关系(特别是亲密关系)是影响人的健康和幸福的核心因素。一方面,现代社会中人们可能忙于工作,主观上疏忽了人与人之间的情感交流;城市化和阶层化客观上也疏远了人与人交流的机会。另一方面,交通和通讯的便利性,使得社交生活复杂化,对恋爱、婚姻、家庭生活的稳定性产生了越来越多的冲击,增加了情感受挫的机会,降低了人们对感情生活的信心,影响着人们情感生活的质量。某些特定情感事件可能是导致亚健康状态的重要诱因。《黄帝内经》告诉我们要懂得"御神",崇尚"恬惔虚无",讲究静以养神,如此则真气运行如常,百病不生。若能够努力做到"精神内守",就不会轻易受到外界的纷扰,从而避免亚健康状态的产生。这是中医形神整体观在养生实践中的应用。

4. 环境因素 环境因素既包括所在地区的地理、气候特征,也包括具体的局部的生活和工作环境。工业文明提高了经济和人民生活水平,也带来了环境污染的文明病。人所赖以生存的自然环境(阳光、空气、水)受到各种各样、层出不穷的人为污染和人类活动的影响和破坏。饮用水的质量,农作物的农药残留、重金属污染、加工食品的化学物污染,室外空气 PM2.5 超标、室内空气甲醛超标,每一天都在影响着人们的健康。当达到一定阈值后,这些环境影响因素将产生严重的后果,首先可能是亚健康状态的出现。食品和药品安全因素也可归为环境因素。此外,噪音污染、光源污染和电磁辐射也会对人体造成危害,产生一类不可归为疾病的亚健康状态。例如,噪音会导致人更容易疲劳、精神紧张、情绪波动,甚至产生头痛、头晕、耳鸣、心悸、注意力不集中、记忆力减退等亚健康症状。

中医养生学非常重视环境因素对健康的影响，如风、寒、暑、湿、燥、火等六淫邪气可直接伤人致病，也可潜伏累积后导致相应的气血阴阳等变化。以湿邪为例，湿属阴邪，最易伤人于无形，损人阳气，阳气受损，百病丛生。湿邪往往与不同季节、地域的环境空气湿度有关，如春夏之交的梅雨季节和夏秋之交的长夏季节，或中国南方常年的湿热气候，或居处于低洼湿冷的地方，皆可受到湿邪的侵袭。亚健康状态中常见的肢体疲劳症状，往往有湿困经络、阳气受损的因素。用中医辨证的方法分析导致肢体疲劳的病因，在纠正亚健康的同时，更应强调如何改善起居环境，预防和避免亚健康状态的发生。

（二）干预原则

亚健康的干预原则，首先要分析具体原因，然后有针对性地开展健康教育，提高健康意识，掌握健康技能；改善生活方式、改善生活环境；减缓紧张压力，消除心身疲劳和增强自我心理调适能力；筑牢五大健康基石：合理膳食、适量运动、心理平衡、充足睡眠和戒烟限酒等。

中医养生干预原则是辨证与辨体调摄相结合，即根据处于亚健康状态者的体质、症状和证候的特征与轻重，制定相应的、个体化的干预方案，包括食疗药膳、中药内服、外治、针灸、推拿按摩、健身气功和心理疏导等手段，标本兼顾，重在治本。具体的中医治则有：调和阴阳、平调气血、疏通经络和安神定志等。

小贴士

今天，你洗冷水澡了吗？

在现实生活中，"洗澡"是每个人每天基本都会做的事，洗过澡后，带着神清气爽的精神状态去学习与工作，往往事半功倍。现代医学研究表明，洗澡可以促进皮肤新陈代谢，提高皮肤的抵抗能力，可松弛肌肉，加速血液循环，有调节体温，改善神经系统功能状态的作用。但现代人大多喜欢洗热水澡，对于洗冷水澡较为排斥，有些人甚至一年四季都洗热水澡，这其实是不对的，洗冷水澡的好处可大着呢！

俗谚有云："要想身体好，每天冷水澡。"洗冷水澡能提高机体对寒冷刺激的适应能力。当人体一接触冷水刺激时，皮肤血管急剧收缩，使大量血液流向人体深部组织和器官；继之血管扩张，大量血液又流向体表。这一过程就像让人体血管"做体操"一样，不仅能够增强机体的适应能力，还有利于防治动脉硬化、高血压和冠心病等循环系统的疾病。

但洗冷水澡也要讲究科学方法，首先要循序渐进，从自身能够承受的水温开始，逐步降低水温，这是机体在不断适应寒冷刺激的过程，有利于提升自己的体质。其次要注意洗澡的时间是宜早不宜晚，早晨进行冷水澡锻炼，可以振奋精神；而睡前洗冷水澡则会刺激大脑过度兴奋，影响睡眠。还需注意的是，洗冷水澡前，一定要做准备活动，以免引起抽筋和腹痛，洗完后要马上擦干水迹，穿好衣服，洗浴时以不出现寒战和口唇青紫为宜。

洗冷水澡能够影响人的情绪、调节心理、培养坚强意志和不怕困难的精神，对促进人们的身心健康具有独特的积极作用。从这一点来看，洗冷水澡对于亚健康人群而言，不失为一种促进身心健康发展的锻炼方式呢！

笔记

三、常见亚健康状态的养生调理

（一）肢体疲劳的养生调理

1. 症状表现　周身倦怠,虚弱乏力,伴胸闷,气短,动则气喘,初发时睡觉或休息可缓解疲劳感,发展到一定阶段疲劳不可缓解。或伴眼睛疲劳、眼睛干涩、咽部不适、头晕昏沉、哈欠连连,耐缺氧能力下降。慢性疲劳还可引起性功能障碍,如阴茎勃起不坚或不能,性欲降低。

2. 养生调理方法　此类亚健康状态者,以气虚体质为主,或伴湿热,或伴气郁。调理原则是益气升阳,健脾化湿,疏肝解郁。

（1）药食同施:可根据调理原则选择人参、西洋参、补中益气丸、生脉散、金匮肾气丸等,应在辨证的基础上单独使用或合方应用。若兼有湿热,可以扁豆花、三仁汤之类清热化湿;兼有气郁,可以玫瑰花、逍遥丸之类疏肝解郁。食疗药膳方面,可以选择山药、扁豆等健脾益气药材制作汤膳。

（2）运动导引:五禽戏中的鸟戏和鹿戏,能调节气机升降,可重点练习。《素问·宣明五气》曰:"久视伤血,久卧伤气,久坐伤肉,久立伤骨,久行伤筋。"应该结合个体情况,注意劳逸适度,过犹不及。

（二）骨节疼痛的养生调理

1. 症状表现　颈项强痛,肩背疼痛,腰部酸痛,四肢关节疼痛,疼痛处或局部穴位有压痛点,或有筋索及结节,如在风池穴、风府穴、大椎穴、肩髃穴、肩井穴等穴位附近。骨节疼痛与气候变化可能相关,常伴恶风、恶寒,甚至局部关节活动受限;或伴头晕、心悸、疲劳等表现。

2. 养生调理方法　此类亚健康状态者,主要是筋骨不利,经络不通。调理原则是正骨柔筋,舒经活络,调畅气血。

（1）端正姿势:经常伏案或面对电脑工作的人,容易发生颈肩腰痛。正确的坐姿是:端坐位,机体自然舒缓,上身挺直,收腹,下颌微收,两下肢并拢,头部略微前倾,脊柱保持自然生理曲线。注意桌椅的高度与距离要与身材相适应。看电脑屏幕,以平视为好,不要仰视,可以轻微俯视。睡觉的姿势和卧具也会影响背部关节,如侧卧位优于仰卧位和俯卧位,枕头宜选用记忆棉材质的,可以舒缓局部肌肉张力和压力。

（2）导引按摩:工作一段时间,如30~40分钟左右,应该起身活动一下筋骨,特别是颈椎和腰椎部分,所谓"动以养形"。颈项部保健,轻微耸肩、双臂划圈有助于颈肩部肌肉的放松。古代导引术有"回头望月""摘星换斗""与项争力"等。颈项局部练功,能增加颈部肌力,恢复颈部两侧的肌力平衡状态;有助于滑利颈部各关节,使之协调复位;有助于流通气血,解除疼痛和眩晕。腰部保健,可以用两手掌面向下,紧贴腰部脊柱旁肌肉,上下往返按摩,重复108次,可以行气活血、壮腰益肾。腰部导引,还可以做"飞燕式""仰卧架桥"等。

（三）精神困顿的养生调理

1. 症状表现　精神困顿,无精打采,持续的空虚感,不满足感,感觉无聊,对工作和生活没有激情和兴趣;生活目标不明确;感觉非常疲劳和劳累;缺少良好的人际关系和社交圈,觉得朋友不能帮助他,而是在利用他;对于失去身体健康的恐惧,特别是对体力和性能力减弱的担忧。

2. 养生调理方法　此类亚健康状态者,以情志调节为主,中药和营养疗法为辅,重在养神怡情,宣郁畅怀。

（1）养神怡情:健康的开怀大笑是消除疲劳的最好方法;沉默有助于减压,在没必要说话时,最好保持沉默;放慢生活节奏,有助于舒缓紧张压力;冷静地处理各种复杂问题,有矛盾有问题时,不纠结不计较;不要害怕承认自身能力有限,学会适当的时候说"不",缓解自身压力;对待未来要乐观其成,顺其自然。

（2）宣郁畅怀:通过自己的核心社交圈,如亲人、朋友,把平时心中不愉快的或者长期隐藏的想法宣泄出来,从而得到支持或帮助。这往往是非常有效的缓解精神困顿的途径。对于生活中的困难,心有余而力不足的时候,要做一些心理防卫,如自我解嘲、自我安慰,降低预期目标,可以避免失望和不满的情绪。有时帮助别人也是一种获得快乐的方式。另外,也可以向专业的心理医生和心理学专家咨询和求助。

（3）修身省思:生活态度与成长经历、教育背景和家庭教育有关;它决定了人的思维方式,个人需要反躬自省,认识到自身思维上的不足,努力调整不良思维习惯。生活方式与当前生活环境、人生道路和职业生涯有关;如果导致精神困顿的原因是生活方式,个人必须做出选择和妥协,改变生活方式。相对而言,生活方式的改变更容易一些。

（4）中药调治:可用玫瑰花茶、逍遥丸疏肝解郁,调畅情志,也可适当加用补气的人参或西洋参,以增强安神定志的功效等。

（5）营养调摄:可补充硒等微量元素,以改善抑郁、焦虑、对周围环境的兴趣以及疲劳。或者选择富含硒的食品或药品,如富硒米、黄芪等。

（四）情志抑郁的养生调理

1. 症状表现　情绪抑郁,生活态度消极、悲观,缺少愉快和满意的情绪,容易生气,不能乐观其成;或者注意力不集中,记忆力下降,对周围事物缺少兴趣;或者精神应激反应相对亢奋,表现为焦虑,坐立不安,烦躁易怒、易被激惹。且情志抑郁与其真实处境并不相称。

2. 养生调理方法　此类亚健康状态者,以心态调理为主,中药疗法为辅,总以恬恢虚无为要,知足而常乐。

（1）恬恢虚无:情绪抑郁必然事出有因,情绪的波动是主体对客观事物的反映。正确客观地看待周围的人与事,学会从旁观者的角度看待自己,凡事不要求全责备,既要宽以待人,也要宽以待己。如此,逐渐能够做到看淡一些事物,"嗜欲不能劳其目,淫邪不能惑其心""为无为之事"。如此,就能做到精神内守,情志恢复正常。

（2）仁爱宽容:古语有云"仁者无忧""仁者寿"。仁就是有推己及人的爱人之心。首先,要有同情心,也就是"恻隐之心";其次,要常作"换位思考",见到不幸之人和不幸之事,换位思考以激发仁爱之心,同时产生知足之心,知足而常乐;第三,把仁爱、仁慈之心转化为行动,尊老扶弱,从帮助别人的行动中获得快乐,同时把注意的重点转移到有意义的事情上,从而减少不必要的烦恼。

（3）移情雅趣:通过学习书画艺术、选择喜好的运动形式,可以达到改变人的情绪和意志的目的,使之与不良刺激因素脱钩,继而自我解脱达到自由自在的境界。所谓"七情之病也,看花解闷,听曲消愁,有胜于服药者矣"(《理瀹骈文》)。现代研究发现,体育活动能够以形体的紧张消除精神的紧张。特别是当情志抑郁与肢体疲劳等症

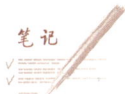

状伴发时,更应该积极地走出户外,通过四肢的运动使气血流畅运行,气血流畅则情志亦畅,达到生理改变心理的效果。

(4)中药调治:中医认为,许多情志抑郁状态的病因往往与痰湿、痰热、气郁、血瘀等有关,故可以针对性地选用温胆汤、黄连温胆汤、逍遥丸和血府逐瘀汤等予以调治。

(五)睡眠不安的养生调理

1. 症状表现　表现为睡眠时间缩短和睡眠质量降低,常见:睡眠时间低于6小时,伴有入睡困难(卧床30分钟以上仍未入眠)、睡中易醒、睡眠早醒、醒后难以入睡;伴随症状有:睡眠时烦躁不安,或辗转反侧不得眠,夜尿频繁,醒后有明显的疲惫感,头昏脑胀,情绪波动,既容易兴奋也容易抑郁,注意力不集中,工作效率低下。有的人,睡眠过程容易受到外界的干扰因素的影响,如微小的钟声,窗外的灯光。

2. 养生调理方法　睡眠不安的养生调理原则是通过规律作息等以交通阴阳、安神定志。

(1)规律作息:保持每日下午5~6时进行适量运动,如散步或慢跑,以身体轻微疲劳感且微微汗出为度。这样可以起到调节生物钟,恢复先兴奋再抑制的大脑与身体节律,从而促进改善晚上的睡眠状态。相反,日落之后不宜进行激烈运动或过量运动,睡觉前1~2小时,不宜用脑过度或过多思维活动,如脑力工作、阅读小说、观看视频等。

(2)合理膳食:睡觉前4小时不宜进食,晚餐不宜过饱、过杂,使得胃气不和,"胃不和则卧不安"。睡前4小时也不宜吸烟、服用含咖啡因的食物,因其有一定的兴奋作用。适当饮用葡萄酒可以帮助入眠,但过量饮酒则可能导致睡眠多梦、睡眠浅和早醒的现象。

(3)改进习惯:养成有助于睡眠的习惯:睡前,用温水或药浴沐足,按摩涌泉穴,或听些舒缓的轻音乐。卧室里的灯光要偏暗,窗帘能遮光,床头可以放一些有淡淡芳香的植物或花朵。改进不利于睡眠的习惯:睡前,情绪大起大落,大惊大忧,大喜大悲;下午睡觉时间太长或者睡觉时间太晚,导致睡眠-觉醒节律紊乱;夜间宵夜,增加胃肠道负担等。

(4)安神药饵:体质阴虚者,可以用百合、银耳、莲子等煲糖水或制作成羹粥;血虚者,可加用桂圆肉;气虚者,可选用太子参、合欢花;气郁者可选用玫瑰花。烦躁不得眠者,栀子豉汤或酸枣仁汤主之;心肾不交者,可用交泰丸或黄连阿胶汤;痰扰心神、胆气不和者,宜温胆汤;血瘀阻络、神不守舍者,宜用血府逐瘀汤;肝郁脾虚者,加味逍遥丸主之;心不藏神、脾不藏意者,归脾汤主之;肝阳上亢,相火用事,心君不宁者,可试服珍珠末等。

第四节　疾病状态人群的养生应用方式

人类的疾病会随着社会、经济的发展而不断变化。目前,我国已经进入老龄化、城市化社会,当前主要影响人民健康和寿命的疾病已由过去的传染性疾病转变为非传染性慢性疾病。疾病谱的改变,促使医疗的目的正在从消除疾病向促进健康转化,这为中医养生学的发展提供了新的契机。

一、疾病状态的定义

疾病是在一定病因作用下自稳调节紊乱而发生的异常生命活动过程,并引发一系列代谢、功能和结构的变化,表现为症状、体征和行为的异常。中医对于疾病的认识,首先可以从"疾"与"病"字的含义看出端倪。"疾"与"病"虽然意义相近,但"疾"从"矢",寓意某些外来因素导致异常,通常发展快,传变快;"病"从"丙",丙的五行属性为火,五脏中心属火,丙实际上指的是心,病字的含义近似于精神或心身功能障碍。由此可见,从字义上看"疾病"可以分为外感和内伤类,功能障碍表现方面也有身体功能和心理功能改变的分别,并且疾病的发生、发展和转归有一个过程。疾病状态就是在遭受致病因素作用后,机体处于结构和功能明显异常的状态。处于疾病状态时,患者会有明显的症状、体征和行为的异常表现。

二、中医养生在疾病治疗过程中的作用

大多数疾病的发生、发展和治愈都有一个相对漫长的过程,正如民谚所言,"病来如山倒,病去如抽丝"。在这个过程中,正邪的斗争贯穿其中。"正气存内,邪不可干""邪之所凑,其气必虚"。面对疾病,选择正确及时的治疗首当其冲,在疾病治疗过程中,正确、合理地养生方法技术能够增强正气,远离病邪,缩短病程,提高患者生活质量。

通过积极的精神调节、饮食调摄、功法调养、经络养生、药物补益以及沐浴、娱乐等各种养生措施,能够对机体功能障碍或衰退进行恢复,防止和减轻脏腑功能损害,防止和减少并发症,达到提高和改善患者生命质量的目的。临床实践证明,在众多疾病治疗过程中,尤其是一些慢性疾病如高血压、糖尿病、脑卒中、慢性阻塞性肺疾病等进行正确的养生调摄,可以极大地提高治疗效果,提高患者的治疗信心和生活质量。

三、慢性非传染性疾病的中医养生

慢性非传染性疾病,简称"慢病",指的是以高血压、糖尿病、冠状动脉粥样硬化性心脏病、恶性肿瘤、慢性阻塞性肺疾病等为代表的非传染性疾病,其发病原因复杂,病程长,有的可伴随患者终生,这些是目前影响我国人民健康、生活质量和寿命的主要因素。

对于慢病,现代医学多采用生物-心理-社会医学模式,并提倡"合理膳食,适量运动,戒烟限酒、心理平衡"健康的生活方式。中医养生学认为,以患者为中心,充分沟通互动,调动患者的积极性,因人制宜,辨体施养,指导患者开展适宜自身体质条件和疾病状态的养生方式,可以减少或消除慢病的危害,这是实现慢病防治管理的有效方法。

(一)原发性高血压的养生

高血压主要是指动脉血压超过正常值的异常升高,收缩压≥140mmHg 和(或)舒张压≥90mmHg。高血压通常可以分为原发性高血压和继发性高血压,作为慢病的高血压多数为原发性高血压。原发性高血压相当于中医的"眩晕""头痛"等范畴,常因饮食不节、情志不遂、生活失调、先天禀赋、久病体虚、年高肾虚等引发,临床常见的证型有阴虚阳亢、肝火上炎、痰湿困扰、瘀血内阻、肾精不足、气血两虚以及冲任不调证

（更年期前后）。原发性高血压通常比较隐匿,持续若干年后对患者的心、脑、肾等重要器官造成严重损害,积极的养生调摄对于控制原发性高血压发展,减少并发症具有重要的作用和价值。

1. 精神养生　"恬惔虚无,真气从之,精神内守,病安从来",宁静平和的心境有助于平稳降压,防止血压波动。通过反躬自省或者向他人倾诉,舒畅情怀,升华开悟,对于稳定血压具有重要价值。

2. 起居养生　起居作息关乎人与昼夜乃至四时阴阳变化的和谐统一,正常情况下人的血压在一天当中会有规律的小幅升降变化,这种变化是人与自然相适应的结果。十二经脉气血在十二时辰内规律的流动变化,因此顺应四时与昼夜的变化,养成与之相适应的起居作息习惯,将有利于提升脏腑和经络功能,有利于将高血压降至正常范围。

3. 药食养生　低盐饮食对于高血压的控制十分重要,饮食均衡并适当素食对于高血压的恢复也会比较有利。经常食用某些饮食物如玉米、荞麦、绿豆、芹菜、海带、菊花脑、菠菜、苦瓜、冬瓜、洋葱、木耳、萝卜、西红柿、香蕉、鲜牛奶、山楂、橙子等,对于防治高血压比较有益。另外,按照辨证的原则在日常生活中采用中药尤其是药膳,对于防治高血压有积极作用,如天麻乌鸡汤、海参淡菜瘦肉汤、醋泡海蜇头,药茶如决明子枸杞菊花茶、决明子罗布麻茶、菊花罗汉果普洱茶、山楂菊花荷叶茶等。

4. 经络腧穴养生　针灸、推拿等经络腧穴刺激方法,可以调整人体阴阳平衡,起到扶正祛邪的作用,对高血压的防治有重要功效。辨证选用能够滋阴潜阳、活血化瘀、健脾化痰、活血利水等作用的穴位,采用恰当的针灸、推拿或刮痧手法,对于高血压的防治十分有益。

5. 功法养生　传统的运动养生如八段锦、五禽戏注重调神、调息和调形的协调统一,身心同调,既有利于增强心肺功能、通行血脉,也有利于心理平衡,对于程度较轻的高血压有直接防治作用,对于较严重的原发性高血压也有协同防治作用。

6. 雅趣养生　中国传统文化中陶冶身心的琴棋书画,现代娱乐生活的中看电影、聆听音乐会、观赏舞台剧表演,以及郊游踏青、登高望远等文体娱乐活动,都有利于对高血压的防治。

（二）冠状动脉粥样硬化性心脏病的养生

冠状动脉粥样硬化性心脏病,简称冠心病,是冠状动脉血管发生动脉粥样硬化病变而引起血管腔狭窄或阻塞,造成心肌缺血、缺氧或坏死而导致的心脏病。世界卫生组织将冠心病分为5大类:无症状心肌缺血(隐匿性冠心病)、心绞痛、心肌梗死、缺血性心力衰竭(缺血性心脏病)和猝死5种临床类型。冠心病的发作常常与季节变化、情绪激动、体力活动增加、饱食、大量吸烟和饮酒等有关。

冠心病属于中医学的"胸痹""卒心痛""厥心痛"等范畴,其发生多与寒邪内侵、饮食不当、情志失调、劳倦过度、年老体虚等因素有关,发病时病机主要在于寒凝心脉、气滞心胸、痰浊闭阻、瘀血痹阻、心气不足、心阴亏虚和心肾阳虚等,临床上常依据证型分别调治。针对冠心病开展相关养生教育和养生调理,对于控制冠心病发作,降低冠心病死亡率具有重要价值。

1. 精神养生　冠心病的发作与情绪失常关系密切,长期的精神压抑、暴躁、苦闷、忧郁、焦虑等都有可能诱发或加重冠心病。通过参加一些文体活动,如慢跑、乒乓球、羽毛球、欣赏音乐、阅读文学作品等都可能舒畅情怀,避免冠心病的发作。

2. 起居养生　寒气是诱发冠心病发作的重要因素,冠心病的患者要格外注意四时昼夜冷暖,注意及时增减衣物。另外,不要贪凉饮冷,不要过饱饮食,冰冷饮食和胃脘饱胀都可能诱发冠心病发作。冠心病患者应该养成定时排便的习惯,尽可能避免便秘。同时,睡眠时尽可能选择右侧卧位。

3. 饮食养生　冠心病患者应该减少肥甘厚味的摄入,饮食尽可能清淡、营养,定时定量,少食多餐,多素少荤。戒烟限酒,适当饮用绿茶、红茶或黑茶。多食有助于改善冠心病的食物,如生山楂、瓜蒌子、黑木耳、黄豆、茄子、玉米、海带、西红柿等。

4. 药物养生　药物养生应该以辨证为前提,冠心病在慢性期常见的证型有瘀血痹阻型、心气不足型以及痰浊闭阻型等。瘀血痹阻型为主的患者常见心胸刺痛、脉象结代等症状,可以用丹参山楂茶(丹参、山楂各 15g,用沸水冲泡 15~20 分钟);心气不足型患者常见心悸气短,易疲乏汗出等症,可以用黄芪粳米粥(黄芪 30g,粳米 50g,将黄芪药汁加入泡好的粳米中,小火熬粥);痰浊闭阻的患者通常体型肥胖,血脂较高,心胸闷痛,咳吐痰涎,舌苔浊腻,可以用瓜蒌薤白莲子粥(瓜蒌 15g、薤白 10g、莲子 15g、粳米 60g,将瓜蒌、薤白药汁加入洗干净的莲子、粳米中煮粥)。

5. 经络腧穴养生　冠心病患者可以以宽胸理气、活血化瘀、行气化痰为法,选择内关、神门、三阴交、心俞、脾俞、肝俞等穴位进行针灸、推拿、刮痧和拔罐等方法进行调养。在日常生活中,也可常按揉和刺激如手厥阴心包经、手少阴心经等经络,以减少了冠心病等心脑血管疾病的发生。

6. 功法养生　在能够耐受的情况下,冠心病患者进行适度的有氧运动有助于提高心功能,五禽戏、六字诀、太极拳等传统养生功法对冠心病患者十分有益。此外,散步、快步走、广场舞等健身方法也值得冠心病患者长期坚持。

（三）糖尿病的养生

糖尿病是一组以高血糖为特征的代谢性疾病,常见的临床表现有多饮、多尿、多食和消瘦或疲乏无力、肥胖等。空腹血糖大于或等于 7.0mmol/L,和(或)餐后两小时血糖大于或等于 11.1mmol/L 即可确诊。糖尿病可以分为 1 型和 2 型糖尿病等。长期存在的高血糖状态将导致各种组织,特别是眼、肾、心脏、血管、神经的慢性损害和功能障碍。糖尿病可归属于中医学的"消渴"等范畴,其发生主要与禀赋不足、饮食不节、情志失调、劳欲过度、外感六淫等因素有关。根据临床表现不同,中医辨证分型主要有肺热津伤型、胃热炽盛型、中气亏虚型、肾阴亏虚型、阴阳两虚型等。糖尿病患者群的增多与生活方式有极大关系,中医养生在糖尿病的管控方面可发挥显著的作用。

1. 精神养生　西医学证实,精神紧张、焦急思虑、发怒恐惧是糖尿病发作和病情加重的重要因素,糖尿病被确诊后,随着病程的进展,很多患者会出现悲观失望、焦虑烦躁等不良情绪状态,宋代《圣济总录》中对消渴的治疗就强调要"减思虑",《儒门事亲》则进一步指出"不减滋味,不戒嗜欲,不节喜怒,病已而复作"。故在糖尿病的养生中,保持情绪的乐观,保持积极的正面情绪是很重要的调摄方式。

2. 饮食养生　糖尿病的患者应该积极管控饮食,注重膳食平衡,遵守"薄滋味"原则,严格限制肥甘厚味的摄入,少油少糖少盐,避免吸烟、饮酒,控制淀粉和脂肪食物的摄入,少吃或不吃甜食,主食宜粗不宜细,搭配时令蔬菜、鱼、瘦肉、鸡蛋等。饮食应该定时定量,保持摄入和消耗的热量基本平衡。另外,苦瓜、南瓜、山药、魔芋、大蒜、黑木

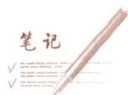

耳、麦麸、荞麦、紫菜、洋葱、蚌肉、玉米须等药食两用食物具有辅助降血糖功效,可以经过适当烹饪发挥食治药疗之效,如苦瓜蚌肉汤、麦麸饼、荞麦茶、魔芋糕、玉米须煲排骨等。

3. 药物养生　目前糖尿病患者一般会服用降糖的西药或注射胰岛素,因此中药养生不再以追求降糖为主要目的,而应该以防治并发症和减轻西药的毒副作用、降低用药剂量为目标。可以辨证选用人参、川贝母、知母、麦冬、党参、葛根、黄芪、桑叶、山楂、生地黄、熟地黄、太子参、天花粉、薏苡仁等药物,煎取汤汁,或做成药膳、药茶等,这对于减少糖尿病带来的危害十分有益。

4. 功法养生　糖尿病患者可以选择练习易筋经、五禽戏、二十四节气导引法、太极拳等,通过适当的功法锻炼,有助于活血化瘀,增强末梢组织对胰岛素的敏感性;有助于健脾化浊,改善脂质代谢和减轻体重;有助于行气利水,预防水肿等并发症的发生发展;有助于养护正气,增强机体免疫功能,消除应激紧张状态,增强社会的适应能力。

5. 经络腧穴养生　针刺或推拿调节血糖时,应该辨证选穴:上消(肺热津伤):肺俞、脾俞、胰俞、尺泽、曲池、廉泉、承浆、足三里、三阴交(烦渴、口干加金津、玉液);中消(胃热炽盛):脾俞、胃俞、胰俞、足三里、三阴交、内庭、中脘、阴陵泉、曲池、合谷(大便秘结加天枢、支沟);下消:肾阴亏虚:肾俞、关元、三阴交、太溪(视物模糊加太冲、光明),阴阳两虚:气海、关元、肾俞、命门、三阴交、太溪、复溜。需要注意的是,对糖尿病患者在进行针刺调养是时一定要严格消毒,避免感染。还有,糖尿病患者一般慎用灸法,以免引起烫伤。

(四)恶性肿瘤的养生

恶性肿瘤即癌症,具有细胞分化和增殖异常、生长失去控制、浸润性和转移性等特征的一类疾病,其发生是一个复杂过程,与吸烟、感染、职业暴露、环境污染、不合理膳食、遗传因素等密切相关。

恶性肿瘤属于中医学的"积聚""癥瘕""失荣""癌症""岩证"等范畴,其发生主要与正气亏虚、饮食不节、情志失调、外感病邪等因素有关。根据临床表现,通常辨证分型为热毒蕴结证、气滞血瘀证、痰凝毒聚证以及正气亏虚证。大多数恶性肿瘤与生活方式和所处环境密切相关,尽管恶性肿瘤致死率相对较高,但和其他慢性病一样是可防可控的。

1. 精神养生　恶性肿瘤与患者的性格和情绪的关系非常密切,暴躁和易怒的性格比较容易诱发肿瘤的产生,情绪如果经常紧张,可能加速肿瘤的发展和转移。因此,恶性肿瘤患者要保持乐观的精神和平和的心态,树立乐观向上的人生态度,消除紧张、焦虑和悲观等心理状态。同时,患者应该树立战胜疾病的决心,不断开阔眼界,心境保持豁达,使机体的抗病能力能够有效发挥。

2. 起居养生　起居应注意生活规律,居住环境采光良好而不潮湿。经常通风换气而不当风坐卧;注意保暖,尤其是腿脚、头颈部保暖。避免熬夜,睡好子午觉,使人体的阴阳能与昼夜和四时阴阳转换相一致,保证正气能得以收藏和生发。

3. 饮食养生　恶性肿瘤患者的饮食,首先要尽可能多样化,种类要齐全,比例适当;其次要注意寒热温凉和阴阳平衡,为顾护脾胃起见,多宜温热熟软。此外,切忌食用易致癌食物,如变质肉类、腌制食物及烟熏食品等。

4. 药物养生　恶性肿瘤在药物养生方面宜辨病、辨证、辨体相结合,切忌盲目进补。以辨体为例,如阴虚体质患者可食用甘凉滋润、养阴生津的养生药品,如灵芝孢子粉、甲鱼、山药、百合、太子参、麦冬、五味子、石斛、玉竹、黄精、天花粉等;阳虚体质的患者可服用温阳的药食物,如鹿角胶、菟丝子、生姜、龙眼肉、核桃、羊肉、鸡肉等。

5. 功法养生 对恶性肿瘤患者而言,第一,要选择适合的运动锻炼方式,如太极拳、八段锦、五禽戏或是步行、慢跑、游泳,动静相宜,刚柔相济,能够提升正气;第二,运动锻炼力求适度,正如华佗所言"人体欲得劳动,但不当使极耳",以运动到全身微发热、神清气爽为宜;第三,不轻言放弃,亦不勉强为之,应当持之以恒,久久收功。

(五) 慢性阻塞性肺疾病的养生

慢性阻塞性肺疾病,简称慢阻肺,是一种常见的以持续气流受限为特征的可以预防和治疗的疾病,气流受限进行性发展,多因气道和肺脏对有毒颗粒或气体的慢性炎性反应增强引起。流行病学调查发现吸烟是本病的主要致病因素,另外环境污染在本病的发生发展过程中也扮演了重要角色。慢阻肺患者群以中老年人为主,这与老年人免疫力低下,抗病能力差,呼吸系统容易受到感染有关。

慢阻肺大体上属于中医学的"肺胀"范畴,其发生主要与久病肺虚、痰瘀潴留、年老体弱、复感外邪有关,临床辨证根据证候表现可以分为外寒内饮证、痰热郁肺证、痰瘀阻肺证、痰蒙神窍证、肺肾气虚证、阳虚水泛证等。积极地养生调摄,对于控制本病的发生发展具有重要作用。

1. 功法养生 "春嘘明目夏呵心,秋呬冬吹肺肾宁"。六字诀是一种呼吸吐纳法,它是通过呬、呵、呼、嘘、吹、嘻六个字的不同发音口型,唇齿喉舌的用力不同,以牵动不同的脏腑经络气血的运行。适度练习六字诀等健身气功,对慢阻肺患者十分有益。此外,腹式呼吸、适度步行、渐进性慢跑等有氧运动也有利于改善呼吸功能,增强机体恢复能力和抗病能力。

2. 起居养生 第一,起居有度,减少外感。注意及时增减衣物,冬季要防寒保暖,外出宜戴口罩、帽子。第二,戒烟防尘,保持空气清新。避免不良的空气环境,必要时采用空气净化设备改善居室空气状况。第三,充分吸氧,适当进行耐寒训练。保持氧气充足,必要时坚持吸氧。适当进行冷水浴面,循序渐进进行室外锻炼,增强抗寒能力。

3. 饮食养生 由于维生素 A 有助于提高呼吸道黏膜的免疫能力,因此慢阻肺的患者在保证平衡膳食的基础上,可以适当增加鸡肉、鸡蛋、动物肝、瘦肉、鱼类等富含维生素 A 的食物,青椒、胡萝卜、南瓜等食物也可以适当增加。另外,新鲜的瓜果蔬菜能保证充足维生素 C,有助于加速受损组织的修复。还有,在秋冬季,应增加一些热量高的肉食如牛肉、羊肉、狗肉等以扶助人体阳气,增强抗寒能力。

4. 药物养生 在辨证的基础上选用适宜的中药并进行合理配方,这对慢阻肺的调养极为有利。例如:①人参蛤蚧粥:蛤蚧粉 2g,人参粉 3g,糯米 50~100g,生姜 5 片,大枣 5 枚。先将糯米、生姜、大枣煮成稀粥,待粥熟时加入蛤蚧粉、人参粉搅匀,趁热服。补肺肾,益元气,平虚喘,适用于肺肾两虚型病情稳定患者。②黄芪红枣茶:黄芪 20~30g,红枣 10 枚。将两者共煎汤代茶饮。健脾益气,适用于缓解期患者。③金橘饮:金橘 3~5 个,冰糖适量。金橘去核,加入冰糖,放在水中煮开后用文火炖煮 10 分钟,喝汤吃橘。理气化痰,止咳平喘,适用于咳嗽气喘、痰多色白的患者等。

5. 精神养生 慢阻肺患者由于病程较长,缠绵难愈,容易复发,发作时患者呼吸

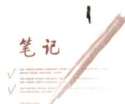

笔记

困难,活动能力急剧下降,患者在这种反复的变故后往往悲观失望,烦闷抑郁。不良的心理状况不利于疾病恢复,甚至让不少治疗徒劳无益。"喜则气和志达,营卫通利"。慢阻肺患者应该树立战胜疾病的信心,保持积极健康的心理状态,将有利于疾病的恢复。

四、传染性疾病的中医养生

传染病是由致病微生物或寄生虫引起的一类在人际或人与动物之间具有传染性的一类疾病。

古代中医称传染病为疫疠、疫病、瘟疫。明代吴有性《温疫论》提出的"瘟疫",现已成为中医对传染病的统称。《素问·刺法论》曰:"五疫之至,皆相染易,无问大小,病状相似",明代虞抟《医学正传》说:"其侍奉亲密之人,或同气连枝之属,熏陶日久,受其恶气,多遭传染,名曰传染",说明了本病的"传染"这一根本特点。中医防治传染病的历史悠久,"圣人之教下也,皆谓之虚邪贼风,避之有时,恬惔虚无,真气从之,精神内守,病安从来"(《素问·上古天真论》)。中医养生注重内养正气,外避虚邪,能够有助防控传染病的流行。

(一)流行性感冒的养生

流行性感冒,简称流感,是由流感病毒引起的、经飞沫传播的急性呼吸道传染病。其潜伏期一般为1~3日。起病急骤,初始症状以高热、畏寒、头痛、乏力、身体酸痛等为主要表现,呼吸道症状可不严重;2~3日后,全身症状逐渐减退,但鼻塞流涕、咽痛、干咳等上呼吸道症状较显著,少数患者可有鼻出血、食欲不振、恶心以及便秘或者腹泻等轻度胃肠道不适症状。中医认为流感属"时行感冒",一般按风寒、风热、暑湿三种情况论治。

1. 起居养生　患病期间,应适当休息,注意保持室内空气清新流通,多饮水,避风寒和避免繁重劳作。

2. 饮食养生　患病期间,饮食要清淡,多饮水。忌食生冷、肥甘厚腻的食物,以免加重病情。

3. 药物养生　在流感易发的季节,尤其要重视预防。可以辨证选用一些中药进行防护。如:冬春风寒多发季节,可用贯众、紫苏、荆芥各10g,甘草3g,水煎顿服;夏日暑湿当令季节,可用香薷、佩兰各5g,薄荷2g,煮汤代茶饮。

4. 经络腧穴养生　通过恰当方法刺激经络,激发卫气,调和营卫,均有助于预防流感或促进机体恢复。一般首选足太阳膀胱经或手太阴肺经以及手阳明大肠经上的穴位,如风池、大椎、列缺、合谷、外关等。兼风寒者,配风门、肺俞;风热者,可配曲池、尺泽;暑湿者,可配中脘、足三里。此外,也可在所选穴位等处进行拔罐,或用刮痧板在背部督脉、足太阳膀胱经脉上刮痧,或走罐出痧,待痧点出即可。

(二)乙型肝炎的养生

乙型肝炎由乙肝病毒(HBV)引起的感染性疾病,是世界上最常见的感染性疾病之一,居全球死因的第九位。全球有超过20亿人口曾感染过HBV,目前约有3.5亿为HBV携带者,我国HBV携带者约有1.3亿。有些人感染HBV后,终身携带病毒而不发病;有些患者感染后则进入慢性活动期,以食欲差、厌油、乏力、肝区疼痛和肝脾肿大为主要临床症状和体征,迁延不愈,以致成为困扰终身的疾病。乙型肝炎可归属中医"胁痛""脘痞""黄疸"等范畴,肝郁脾虚是其最主要的病机。

1. 精神养生　乙型肝炎迁延难愈,多与肝气郁结有关,肝主疏泄,调畅气机,因而情志调理对乙型肝炎的防治具有很大的作用。如有不良情绪产生,则需要学会及时排遣。其中,音乐是进行精神调养的有效方法,"天有五音,人有五脏,天有六律,人有六腑"。音乐之声,自然之声都可以与人的心灵相融合,听听适宜的音乐对乙型肝炎患者的恢复有很好的效果。

2. 起居养生　"肝为罢极之本",应该劳逸适度,避免过度劳累。肝藏血,人卧则血归于肝。因此,保证充足的睡眠对于乙型肝炎的防治十分重要。还有,依据"天人合一"的中医理论,要做到顺应四时之变化,合理安排生活作息,起居有常。

3. 饮食养生　肝藏血,肝血有赖于脾胃运化的水谷精微,脾胃运化正常,则气血生化有源;脾胃功能失常,则气血生化无源。又乙型肝炎患者往往肝失疏泄,肝气郁滞,进而肝郁乘脾,出现脾胃功能不足;脾胃功能受损,又反过来导致气血生成不足,肝脏失养。因而乙型肝炎患者的饮食应该选择健脾、养肝之品,且要营养丰富,清淡可口,柔软易消化,在营养成分方面应该保证充足的蛋白质和维生素以及适量的糖分,不可贪吃辛辣刺激,肥甘厚腻的食物,饮食宜遵循少食多餐的原则,从而使脾胃健旺,肝气调畅,肝血充足。

4. 药物养生　乙型肝炎的临床症状较多,根据其主要症状,舌象和脉象辨证选用一些简单有效的药物,如:①茯苓赤小豆薏米粥:茯苓 20g,赤小豆 50g,薏苡仁 100g。将上述中药洗净后入锅加水同煮,有清热祛湿之效。②茵陈绿茶:茵陈 30g,绿茶 3g。用沸水冲泡,加盖 5 分钟后即可饮用,有疏利肝胆之功。

5. 经络腧穴养生　在疏利肝胆,健脾祛湿,行气解郁和活血化瘀法指导下,可以选取足厥阴肝经和足少阳胆经上的相应腧穴进行针灸、埋线或者推拿点按,如阳陵泉、阴陵泉、太冲、肝俞、脾俞、胆俞、三阴交、足三里等。

6. 功法养生　乙型肝炎患者病后机体功能紊乱,往往易疲劳,故在急性期或者慢性活动期应当适当卧床休息,少做运动。待病情稳定后,可以适当进行功法锻炼,如太极拳、八段锦、易筋经等,达到通利气血,疏肝健脾的效果。

第五节　康复状态人群的养生应用方式

在临床工作中,康复的主要对象是病伤残者以及一些老年患者。康复的主要目标是恢复患者功能,帮助患者重返家庭和社会。康复的主要手段有运动康复、作业康复、心理康复、语言康复以及康复工程。康复医学的巨大进步是在第一次和第二次世界大战之后大量的社会康复需求所激发的。对于现时较为庞大的康复状态人群,中医养生方法技术的合理应用必将在其健康的恢复过程中发挥着积极作用。

一、康复状态的定义

康复二字首见于《旧唐书》,书中记载武则天患病后,通过诊疗,"上以所疾康复";《万病回春》载一老人病残三十年,经"复沉潜诊视,植方投剂,获效如响……又旬日而康复如初"。故康复一词,中医多用指病后身心的恢复。康复状态就是指一些重大或慢性疾病经过恰当的治疗干预后,身心功能得到一定程度的恢复,具备适应能力,重新

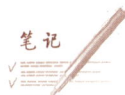

建立了一种平衡的状态。

疾病与健康是辩证统一的，久病的人反而不病，一些在幼年或青年阶段经历疾病的人在中老年期反倒很少生病。世界各地的百岁老人中，固然不乏身体一贯健康而始终无重大疾病者，但带病养生而获得高寿的同样不少。人的健康是动态变化的，在疾病后期或慢性病患病过程中，经过恰当的诊治，患者能够恢复到一定程度的健康，出现康复状态。这种状态下坚持恰当的养生，同样可以实现健康长寿。

二、中医养生在疾病康复过程中的积极作用

中医养生在众多疾病尤其是慢性病的康复中可以发挥积极作用，在慢性病的恢复过程中养生与康复通常难以截然分开。以脊柱退行性疾病为例，西医学采用手术方法进行治疗，但是疗效往往不佳，难以缓解患者主观症状(如疼痛)和杜绝复发。中医主要采用推拿、按摩、针灸、拔罐、牵引、整脊等方法进行康复，条件适合时指导患者进行传统养生功法练习，药食调理，精神调养等将非常有助于消除疼痛，防治疾病再发。

太极拳、五禽戏、八段锦、易筋经等养生功法动作轻柔，自然流畅，形体优美，不仅能锻炼肢体，而且能愉悦身心，达到整体功能的康复。如在心脑血管疾病的康复中，传统的养生运动可以改善心脑血管疾病患者的生活质量，帮助改善患者不良心境，研究证实太极拳运动对心脑血管疾病的预防有着重要的价值；长期习练养生功法可以使老年人心肌收缩力增强，心搏血量增多，血管的弹性得到改善，使老年人心肺功能得到改善。

三、手术后人群康复期的养生

一般情况下，手术即会出血，有些患者因手术而气血受损，甚至心神受伤，术后体力、智能和情绪控制能力下降。临床实践表明对各类手术后患者进行中医的健康教育，患者学习了相关养生和康复知识后，通过情绪调整、饮食调整、适当的宣泄压力和运动调适后，对患者术后的健康恢复带来显著影响。以冠心病介入手术为例，多数患者术后血瘀征象减轻，但气血亏虚症状加重，在术后进行适宜的精神养生、饮食养生、起居调摄、环境气候的适应及功法锻炼等方面进行调护，通常患者都能获得更好的生活质量。

四、非传染性疾病康复期的养生

进入 21 世纪，医学模式已经发生根本转变，心脑血管疾病、糖尿病、肿瘤、慢阻肺疾病患者等非传染性疾病成为新的康复救治对象。从广义的康复角度而言，非传染性疾病的疾病状态与康复状态并无严格的分界线，这些疾病的发生多数与患者的生活方式相关。中医养生注重建立健康的生活方式，全程养护，综合调养，在多数非传染性疾病的康复期中可以发挥积极作用。下面就脑卒中康复期的养生为例加以说明。

脑卒中又称中风、脑血管意外，是一种急性脑血管疾病，是由于脑部血管突然破裂或因血管阻塞导致血液不能流入相应脑组织而引起损伤的一组疾病，包括缺血性和出血性卒中。本病为临床上常见的疾病，随着人口老龄化的加剧，脑卒中患者不断增多，严重威胁老年人的生命和健康。

脑卒中属于中医学的"偏风""风痱"等范畴，常常表现为一侧上、下肢瘫痪和不能

随意运动,偏侧面部口眼歪斜,久则有患肢枯瘦、麻木不仁。中医认为本病多为本虚标实,本虚多为脾气虚、肝肾阴虚,标实多为瘀血、痰浊,临床辨证一般分为气虚络瘀型、肝肾亏虚型、脾虚痰湿型等。中医养生在脑卒中的康复过程中能起到很好的协同作用。

1. 精神养生 脑卒中发生后,患者往往智能下降,情绪不稳。一方面要对患者进行记忆、运算、空间辨识、逻辑推理等方面的智能训练;另一方面家庭成员和医护人员要给予患者更多的陪伴、支持和鼓励,防止脑卒中后发生抑郁或焦虑心境。

2. 起居养生 应注意适寒温,尤需预防"复中"(二次中风)。如冬令气候寒冷,寒气入侵可引起血液滞涩;春时气温回升,内应于肝,风阳暗动,亦可导致卒中复发。此外,还应注意身体清洁,预防褥疮发生。

3. 饮食养生 中风偏瘫患者早期饮食以粥类及蔬菜汁、果汁为主,忌食辛辣刺激、油腻之品,可以适量进食一些补益气血,滋养肝肾,较具营养的食物,如蛋类、瘦肉、鱼等,但要少吃动物内脏及蛋黄、贝类、鱼子等含胆固醇高的食物,并戒烟酒。又脾主四肢,瘫痪患者多长期卧床,活动减少,脾失运化,常有便秘现象,应进食营养丰富、易于消化的食物,如乳类、鱼类、豆类等;为了防止便秘,可多食粗粮、芹菜、土豆、蜂蜜等食品。此外,多吃含 B 族维生素的食品如香蕉、橘子等水果及豆类,有利于神经组织的修复和中风的恢复。

4. 药物养生 脑卒中的康复期中,患者通常表现为偏瘫,言语不利,情志不畅。因此在药物养生方面,选择相应方药调整机体阴阳平衡,通常以补气活血,行气解郁,化痰开窍为主要治法,可以选用黄芪、当归、桃仁、火麻仁、丹参、茯苓、陈皮、天麻、菊花、枸杞、小米等中药进行合理配方,制成药汤、茶饮等坚持服用。

5. 经络腧穴养生 在脑卒中康复的不同阶段,选择相应的经络腧穴。如在脑卒中的急性发作期,应该以醒脑开窍为主,可以选择头部的百会、四神聪、头维、率谷、风池、风府、津精、玉液等穴;肢体萎软和痉挛期可以选取手足阳明经穴位为主,如肩髃、曲池、合谷、外关、环跳、阳陵泉、足三里、解溪、昆仑等穴,采用针灸或推拿手法进行有效刺激,促进患者的功能恢复。

6. 功法养生 对患者的运动功能进行评定,根据不同的运动功能分级选择被动或主动运动康复,在肢体运动功能康复过程中,可以选择适当的传统养生功法调理,如根据不同患者的恢复情况,以易筋经、八段锦和太极拳等养生功法联合常规康复治疗手段,较常规康复治疗更有效,可以更好地促进患者康复。

五、传染性疾病康复期的养生

在人类历史上,传染性疾病曾多次带来浩劫。中医药在传染病防治中有着突出的特色和优势。中医药既能用于传染性疾病的预防,也能用于各类传染性疾病造成机体损伤的康复。下面就肺结核康复期的养生为例加以说明。

肺结核是结核分枝杆菌侵入人体、发生于肺部的一种慢性传染病,临床症状有潮热、盗汗、咳嗽、咯血、胸痛、疲倦、消瘦等,通过追踪病史、体检、X 线检查、痰培养等一般可确诊。目前,由于发展中国家人口暴涨和耐药菌株的增多,使全球结核病明显回升。中医学称本病为"肺痨""痨瘵"等,认为它的发生是由于正气不足、痨虫侵蚀肺叶,或者正气不能驱除痨虫所致,在康复期患者以阴虚肺热和气阴两虚多见。

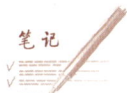

1. 精神养生　很多人对肺结核存在恐惧心理,患者往往既有内心的恐惧,又常常遭受到周围人群的疏离,因而心理上也会遭受巨大压力。此外,肺结核通常病程较长,相关治疗药物存在一定的副作用,因此患者往往容易悲观失望,情绪低落,不良的情绪会阻碍疾病的康复。肺结核在今天是可防可控、可以治愈的,肺结核患者应该保持健康乐观的心态,积极配合治疗,树立战胜疾病的信心,这将有利于疾病的恢复。

2. 起居养生　保持良好的生活作息习惯,保证充足睡眠,生活环境要干净整洁,阳光充足,空气要清新。避免接触过敏原或者传染性物质,不吸烟,不饮酒,以防加重病情的发展。

3. 饮食养生　肺结核是一种慢性消耗型的疾病,大多数患者都会有营养不良的现象存在。因而,肺结核患者在康复期饮食中则需要摄入大量的蛋白质、足量的碳水化合物,和充足的维生素与适量脂肪。宜食清淡、补肺润燥生津之物,还可以多选择药食两用之品,如百合、茯苓、莲子、人参、黄芪、川贝、黄精等制成药膳,宜少食或不食辛辣刺激动火、肥甘厚腻之品。

4. 药物养生　肺结核康复期患者首选能够滋阴益气,养阴润肺的方药调理,如百合固金丸、月华丸等。但由于病程较长,某些杀灭结核分枝杆菌的药物可能有肝毒性,因此在养生方面需要做到既病防变,可以适时选择某些调补肝肾的方药。另外,脾胃为后天之本,且土能生金,因此,必要时可以采用培土生金之法,从调补脾胃入手进行补益肺气,如用参苓白术散进行加减变化。

5. 经络腧穴养生　肺结核康复期患者病位在肺,兼涉五脏,尤其是肺、脾、肾三脏受累,因此养生宜刺激相应经络和腧穴以滋阴潜阳,补益气阴,调节脏腑功能,可选择太渊、肺俞、膏肓、足三里、三阴交、阴郄、太溪等穴位进行相应的针灸和力道适度的推拿。

6. 功法养生　注意休息,动静结合。咯血、潮热、盗汗等症状严重者,应卧床休息,适度打坐,冥想放松;病情好转后可适当进行活动,如散步、太极拳、八段锦等功法练习。

六、心身障碍康复期的养生

心身障碍亦即心身疾病,是一组与心理社会因素密切相关,但以躯体症状表现为主的疾病。心身障碍患者可能没有明确的病理性改变,而出现一系列躯体症状。Alexander 最早提出的七种心身疾病被称为"神圣七病",包括溃疡病、溃疡性结肠炎、甲状腺功能亢进症、局限性肠炎、类风湿关节炎、原发性高血压及支气管哮喘。随着社会的发展和人们工作环境、生活方式的逐渐改变,心身疾病在逐年增多,现在心身疾病的范畴在不断扩大。

中医在防治心身障碍方面特色明显,优势显著,这很大程度上源于中医形神合一的整体观。中医养生顺应自然,形神共养,在心身障碍的康复过程中可以发挥积极作用。下面就甲状腺功能亢进症康复期的养生为例加以说明。

甲状腺功能亢进症简称"甲亢",甲亢是指甲状腺腺体产生甲状腺激素过多而引起的机体代谢亢进和交感神经兴奋,从而所引发的一系列的甲状腺毒症。本病在病理上呈弥漫性、结节性或混合性甲状腺肿大和其他有关组织的病变。由于过量甲状腺激素的作用,临床表现为甲状腺肿大,基础代谢增加及自主神经系统的失常。该病属于器官特异性自身免疫病,发病原因与遗传、自身免疫、精神因素、碘摄入超量有关。其发病率为 1.1%~1.6%,近年来发病率呈现上升趋势。

甲状腺功能亢进属于中医学的"瘿病"范畴,其发病原因多数源于患者素体阴亏,肾阴不足,水不涵木,肝阴失敛,在此基础上,复遭情志失调,精神创伤等所致。中医辨证分型主要有肝郁脾虚痰结型、气阴两虚型、阴虚阳亢型等。

1. **精神养生**　焦虑不安、紧张担忧等不良精神刺激是危害甲亢康复的主要因素,所以在日常的生活中,患者应重视调畅情志,培养遇事不怒、平和宽厚的心境,可尝试种花、养鸟、养鱼或听优雅音乐等怡情养性的生活方式,以消除不良精神状态。在日常生活中,戒暴怒,除烦恼,避忧思,乐观豁达,情志舒畅,心神平和,是甲亢患者康复期调摄的第一要诀。

2. **起居养生**　甲亢患者应注意劳逸适度,在病情进展期,应选择安静且空气流通的环境中多卧床休息;在病情稳定期,可基本可恢复正常生活,但应尽量选择舒适安静的环境。还应顺应自然界季节及气候的变化而增减衣被,禁忌房事过度而暗耗阴精等。

3. **饮食养生**　由于机体的代谢率异常增高,能量消耗速度加快,所以甲亢患者在康复期应以高热量、高维生素以及充足蛋白质和糖类的饮食为主。另外,患者还应严格遵循饮食禁忌,如戒烟忌酒、忌食碘含量丰富的食物等。对于体质虚弱的患者可以适量吃些具有滋补作用的食物,如百合、莲子、白木耳等补气养阴。

4. **药物养生**　甲亢患者在康复过程中可以酌情辨证选用一些疏肝调神的方药,如逍遥散、越鞠丸、酸枣仁汤等。针对不同的并发症也可以选用相应方药促进康复,如甲亢影响到心脏,可以适当选择养心安神的方药;甲亢影响到眼睛,可以选择清肝明目的方药等。

5. **经络腧穴养生**　针灸、推拿在甲亢患者的康复治疗中有很好的疗效,相应的经络腧穴也可以用于日常的养生活动,可以选取相应的穴位如睛明、扶突、臑会、内关、足三里、百会、肾俞、三阴交、行间、夹脊穴等进行针刺或艾灸,也可以选取足部甲状腺反射区进行按压刺激。

6. **功法养生**　导气令和,引体令柔。传统功法注重调心、调息、调形,具有身心同调的功能。五禽戏、八段锦、易筋经、太极拳等各种传统功法只要能坚持练习,细心体会,无论是其中的某些招式还是整套功法,都会从中收益。功法养生不仅强健筋骨,还能舒畅情怀,提升身心功能,对于甲亢具有很好的康复效果。

学习小结

本章的学习内容主要包括:①中医养生的应用路径是通过望、闻、问、切的诊法采集受检者的临床信息,进行体质辨识和形体、心理、道德及社会适应性健康等方面的评估,并遵循顺应四时、因人施养等原则选用与之相应的养生方法技术。②健康状态人群养生以预防为主,进行终生养护,根据不同年龄、不同性别、不同职业进行相应调养。③亚健康的发生与遗传、生活方式、社会和环境等因素相关,其养生应重视并针对疾病前期状态,包括身体、心理和社会交往亚健康;分别介绍了对肢体疲劳、骨节疼痛、精神困顿、情志抑郁及睡眠不安等亚健康状态的调养。④疾病状态人群养生是在积极治疗疾病的基础上对机体进行调摄;分别介绍了对高血压、冠心病、糖尿病、恶性肿瘤、慢阻肺等慢性非传染性疾病,及流感、乙型肝炎等传染性疾病的调养。⑤康复状态人群养生是在疾病康复过程中进行干预;分别介绍了手术后人群康复期、非传染性疾病康复期(脑卒中)、传染性疾病康复期(肺结核)及心身障碍康复期(甲状腺功能亢进症)的调养。

(谢胜　谈博　章程鹏)

复习思考题

1. 试述中医健康状态的评估要点。
2. 中医养生在维持健康状态方面有何优势?
3. 试从"肺常不足""脾常不足""肾常虚"谈谈婴幼儿时期的养生要点。
4. 如何理解女性养生要从"四脉、三脏"着手?
5. 谈谈"饮食有常节,起居有常度"在亚健康状态人群养生中的指导意义。
6. 在慢病过程中是否需要养生?如何进行养生?

第八章

中医养生学（五年制）专业人才培养目标与基本要求

学习目的

通过本章节的学习,知晓中医养生学(五年制)专业人才总体与专业培养目标,以及人才培养的知识、能力和素质基本要求及相互联系,重点是使学生了解在校的学习要求和毕业后的工作、学习情况。

学习要点

掌握中医养生学(五年制)专业人才的专业培养目标;熟悉专业人才的总体培养目标和对知识结构的基本要求;了解专业人才培养的能力水平和综合素质基本要求。

中医养生学(五年制)专业人才培养目标与基本要求是高等中医院校为培养合格中医养生学(五年制)专业人才所作出的顶层设计,是学校合理组织和管理教育教学过程的主要依据,它关系到教育教学资源配置和协调,以及教育质量和效益,也关系到高等教育与社会发展的协调与适应程度。

第一节 人才培养目标

根据中医养生学(五年制)专业特点和人才培养思路,高等中医院校应对该专业分别制订总体培养目标和专业人才培养目标。

一、总体培养目标

全面贯彻党的教育方针,体现"教育要面向现代化、面向世界、面向未来"的时代精神和"以人为本""立德树人""全面发展"的教育理念。培养能为社会主义现代化建设服务,为人民服务,为中医药卫生事业振兴和发展而献身,适应大健康时代社会发展需求及"健康中国2030"等国家大健康发展战略,具有中医学、西医学及中医养生学专业基本理论、知识和技能,具备良好人文社会素养和自然科学素养,以及较强的计算机应用、英语阅读与交流、创新思维与意识、自主学习和终身学习能力,能够在医疗卫生、养生保健等多个领域,从事针对人类全生命周期的相关医疗与中医养生、治未病等工作的高素质人才。学生毕业后将被授予医学学士学位,并纳入执业医师考试范围。

笔记

二、专业培养目标

本专业旨在培养具备中医养生学专业理论知识和主要实践技能，与中医学、西医学基本理论、知识和技能，并具有良好的人文社会素养和自然科学素养，能够在各级各类医院治未病科（治未病中心）、健康管理中心、老年病科、慢性病科等科室，妇幼保健单位、社区卫生服务中心、中医类门诊部或诊所等医疗卫生机构，中医养生保健等社会健康服务或管理机构，学校及科学研究机构等，从事针对人类全生命周期的相关医疗与中医养生、治未病等工作的高素质专业人才。毕业后也可继续攻读包括中医养生学专业在内的研究生学位，成为中医养生学等研究领域的高级人才。

第二节　人才培养基本要求

中医养生学（五年制）专业旨在培养高素质应用型人才，学生毕业后将被授医学学士学位。因此，中医养生学（五年制）专业人才培养在遵从中医学人才培养模式的基础上，充分体现中医养生学的专业特点，培养既要有知识，又要有能力，更能把知识和能力相结合并充分发挥作用的应用型高级中医养生学人才。

一、知识结构

中医养生学（五年制）专业人才应具备必要的、足够的、充分的知识结构，它主要包括专业知识（专业基础知识、专业应用知识、专业科研知识等）和通识知识（自然科学知识、社会科学与人文学科知识等）两部分。

（一）专业知识

专业知识是中医养生学（五年制）专业人才知识结构的核心组成部分。熟练掌握了专业知识，就能够有效开展与医疗、中医养生、治未病等有关的多方面工作，并能够提升专业服务意识和水平。该专业知识主体结构就是中医学、西医学和中医养生学的理论知识，可分为专业基础知识、专业应用知识和专业科研知识等。

1. 专业基础知识　主要包括阴阳五行、脏腑、经络、气血津液、病证的发生和预防等中医基础理论知识，及四诊、八纲辨证、脏腑辨证等中医诊断学知识；常用中药的药性、药味、功效、主治等中药学知识，及常用方剂的配伍、组成、功效、主治等方剂学知识；中医经典著作的基本学术观点，中医学术流派及其主要学术思想等知识；人体正常结构和功能，各种因素对机体的影响和疾病的发生、发展、转归规律及预防等现代基础医学知识；中医养生治未病基本观念、基本原则、常用方法技术等专业理论知识等。

2. 专业应用知识　主要包括：一是从人类个体切入：以辨证论治为重点内容的运用中药方剂与针灸推拿等诊疗临床各种常见病、多发病的中医临床医学知识，与以辨病治疗为重点内容的运用西药与手术等诊治临床各科常见疾病，特别是老年病、慢性病的基本诊断、鉴别诊断和临床治疗原则等现代临床医学知识；二是从人类群体切入：以辨体施养和治未病为重点内容的中医养生方法技术及中医养生学应用知识，与以重视社会环境与预防为重点内容的现代预防医学方法技术及现代预防医学应用知识等。

3. 专业科研知识　主要包括与临床研究、中医养生治未病应用研究、实验室研究相关联的科研设计、方法、统计等领域的知识。

笔记

172

对于应用型专业人才的培养，一定要强调临床诊疗和中医养生方法技术训练等专业应用知识的掌握，这样也符合中医养生学实践性、预防性强的"上工"特点。同时，还要在这个专业知识掌握的基础上做到扩大知识领域，有所侧重地向其他方面拓展，不断扩充自己的知识面，以适应中医养生学创新发展的需要。

（二）通识知识

通识知识也是中医养生学（五年制）专业人才知识结构的重要组成部分，它主要包括自然科学知识、社会科学与人文学科知识。熟悉广博的通识知识，既能够为专业知识的掌握奠定坚实的基础，又能够打开创新发展的思路，满足医学社会化的需求。

1. 自然科学知识　主要包括数学、物理学、化学、地理学、天文学、历法学、生物学、体育学和计算机信息科学等学科知识，偏重于物质化的认知。由于现代科学技术的发展，医学与自然科学学科各个领域直接或间接的联系日益密切。自然科学的最新成就，一直被广泛应用于临床医学和基础医学。为了实现中医的现代化发展，现代思维方法在中医学中的应用也更为广泛，如中医四诊的数字化模拟、经络的实质、病证的实质、功法养生的实质、中医学书籍中大数据的挖掘整理等，将中医之前比较模糊的定性认识逐渐转化成比较精确的定量认识，这都体现了数学和数学方法在中医学中的应用等。

2. 社会科学与人文学科知识　主要包括哲学（如儒家、道家、法家、兵家等诸子百家学说）、政治学、历史学、法学、文艺学、伦理学、语言学、社会学、教育学、体育学等社会科学与人文学科知识，偏重于精神化的认知。社会科学与人文学科在本质上是关于人的研究。文化是多元的，社会是复杂的，知识是多维的。随着现代边缘科学的蓬勃兴起，医学发展模式的转变，社会科学与人文学科和中医学各学科相结合变得越来越普遍。另外，中医学其实也是中国传统文化的一部分，所以要加强对中国传统文化知识的学习，如古代汉语、诗词歌赋、中国文学、中国书法、中国戏曲、中国民俗等。

中医养生学的研究对象为人，而人既是具有结构与功能等自然属性的有形物体，又是具有思维与心理活动等社会属性的有机整体。这就要求中医养生学（五年制）专业人才既要精通高深的自然科学的知识，又要具备广博的社会科学与人文学科知识。中医养生学具有自然科学与社会科学、人文学科双重属性，因此，较好掌握社会科学与人文学科知识是培养高素质中医养生学（五年制）专业应用人才的关键要素，更是适应医学模式转变的时代发展需要。

值得注意的是，知识的积累虽是中医养生学（五年制）专业人才成长的基础和必要条件，但把一个人掌握知识的多少作为衡量知识水平高低的绝对标准的认识则是不全面的。单纯的知识数量并不足以表明一个人真正的知识水准。这是因为中医养生学（五年制）专业学生不仅要具有相当数量的知识，还必须要形成合理的知识结构。他们能够根据当前社会发展的需要，充分考虑自己的成才方向和发展目标，将自身的兴趣爱好和社会需求紧密相连，自觉地建立并完善合理的知识结构目标体系，充分发挥其创造功能。同时，他们还必须明白优化知识结构是一个动态调节的过程，个体知识结构的形成并不是通过学校教育一次完成，其中学校后教育也是一个重要的途径，包括进修学习、研究生学习等。事物总是变化发展的，知识结构也一样，中医养生学（五年制）专业学生应与时俱进，根据社会的进步、科学知识的发展和时代的要求，不断通过实践和再学习加以不断调整、充实、丰富和更新自己的知识，从而适应中医养生

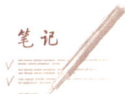

学创新发展的需要。同时，不能只关注知识积累，更应该关注知识能量的释放。只有这样，才能将已有知识进行科学重组，建构合理的知识结构，最大限度地发挥知识的整体效能。

还有，专业人才多数在一个相对固定的专业领域内工作，长期以往，如没有广博的知识面，就难免认知局限，有可能造成视野狭窄，眼光短浅，不能综观科学或学科的发展趋势，也很难把握本专业的发展方向。这就要求专业人才必须具备相关的多学科知识，并通过扩大信息量，促进开拓性人才知识结构的形成，从而带动本学科的创新性发展和突破。然而，对于中医养生学（五年制）专业的学生而言，其首要任务仍然是系统学习并掌握中医学、中医养生学专业知识，并逐步构建中医及中医养生思维方式。

二、能力水平

中医养生学（五年制）专业人才应拥有适合自己发展的能力水平，它主要包括认知能力（阅读能力、分析能力、自学能力、创新与创业能力、信息技术与外语能力）、操作能力和社交能力（交流与沟通能力、组织和管理能力）等。

（一）认知能力

认知能力是指人脑加工、存储和提取信息的能力，即通常所说的智力。人们认识客观世界，获得各种各样的知识，主要依赖于人的认知能力。

1. 阅读能力　中医学及中医养生学有其自身的特色，其丰富的理论知识蕴含在大量的经典医籍之中，这就需要学生具有较强的对中医古籍的阅读能力。然而，由于现代科学技术的思想观念对中医传统思想观念的冲击，很多学生甚至老师常常不太重视对中医古籍的研读，忽视中医古籍与中医及中医养生学学术发展的密切关系。阅读中医及中医养生学经典医籍是中医及中医养生学学术传承的根本方式，对中医养生学（五年制）专业人才培养具有重要的作用，它是中医养生学（五年制）专业人才培养不可或缺的内容。因此，高等中医院校要加强对中医及中医养生学经典古籍的教学力度，提升中医养生学（五年制）专业学生阅读中医古籍的能力，使其成为中医及中医养生学经典古籍教学中的积极参与者。

孙思邈云："凡欲为大医，必须谙《素问》《甲乙》《黄帝针经》、明堂流注、十二经脉、三部九候、五脏六腑、表里孔穴、本草药对，张仲景、王叔和、阮河南、范东阳、张苗、靳邵等诸部经方……"（《备急千金要方·大医精诚》）。以《黄帝内经》《伤寒杂病论》等为代表的中医经典著作，确立了中医学及中医养生学的概念、范畴体系，奠定了中医"辨证论治"和中医养生治未病的基本原则。这些经典医籍是中医及中医养生学之"源"，中医及中医养生学的基础理论及应用知识包容在其中。最能体现中医学及中医养生学理论特质的，应该说还是中医古籍。熟读中医古籍，是提高中医养生学（五年制）专业学生应用思维能力的一条无法回避的途径。纵观历代名医，凡成为中医及养生大家者，无一不熟读经典，并通过实践加以验证或创立新说，从而推动了学术的发展。

中医古籍凝聚了古代医家及养生家的毕生心血，是中医及中医养生理论和实践经验的渊薮，在中医及中医养生学学术中占有重要的指导地位。中医古籍实用性很强，可选用与中医养生学相关的中医经典古籍作为中医养生学教学或实践的直接用书。阅读经典医籍是提高当代中医及中医养生学学术水平的一个重要环节，是保持与发扬中医及中医养生学优势与特色的根基。

古人云"文以载道"，要想深入学习中医古籍，文字就是一把金钥匙，必须从文字学上下功夫。医古文、中医文献学等课程在中医教育中占有十分重要的地位，它对于提高学生阅读经典医籍的能力，熏陶学生的人文素养，培养创新的潜能是不可缺少的。"读书百遍，其义自见"，尤其适合对经典的学习。经典医籍是为中医养生者终身的必修课，读经典医籍更是其终身要做的事。阅读经典医籍需要由浅入深、循序渐进，同时需要撰写读书心得，只有这样才能够不断提高阅读经典医籍的能力。

2. 分析能力　掌握知识的目的是解决实际问题（包括常规问题和新问题），但解决问题首先要学会分析问题。分析问题的能力是融合多种专业知识经过转化形成的一种能力。学生的分析能力的培养必须要运用医学的思维方式、方法。

中国已受到西方文化和文明的影响长达上百年，人们对自然科学理论知识的认知方式基本上是与近现代西方思维方式相似，当代大学生更是在数学、物理、化学等西方自然科学知识教育下成长起来的，对于医学的认识大多来源于以西医为主的医院或医学院校，虽然他们在日常生活中也受到传统的中国文化思维的影响，但在理论认知和知识建构过程中，则大多较难理解传统的中国文化思维模式。

高等中医院校的中医养生学（五年制）专业学生要很好地掌握中医及中医养生学思维方式，就要很好地了解中医及中医养生思维方法，并学会用现代的逻辑思维和非逻辑思维去解析其本质，但要注意相关理论与思维方法的融合。例如"取类比象"的思维方法，其特点在于：在掌握大量感性材料的基础上，通过把两个或两种不同的事物或现象联系起来加以比较，找出它们之间相类似或共同的地方，然后把已经知道的某一事物或现象的有关知识和结论，推论到与之相类似或有共同点的现象和事物，也可能具有相同的知识和结论。这样一来万事万物都可归到阴阳五行学说的范畴之中，其本质依据是事物的普遍联系性。这种古典的思维方式，与近代逻辑学中的类比法和现代控制论中的同构理论颇为相似。其他，如"天人相应""五行生克""经络相通""子午流注"等无不是通过意象、联想和想象，甚至直觉心悟创造出来的。在实践运用中，强调"医者，意也"，以直觉心悟体察病证等异常状态。中医及中医养生学发展的经验积累性决定了非逻辑方法的重要作用，如脉诊的"如盘走珠""如循琴弦"，只可意会，不可言传。

因此，在高等中医院校中医及中医养生学专业核心课程的教学中，一定要把这些思维方法的优点和长处进行透彻的分析，启迪学生积极思辨，形象生动、深入浅出地阐述中医及中医养生学内容中各种思维的具体应用，这对学生中医思维能力的培养至关重要。

3. 自学能力　自学能力，即自主学习能力，就是指独立获取知识的能力。自学能力是其他能力的基础和重要条件。学生由于已经有相当的知识储备和经过较复杂的思维锻炼而具有一定的自学能力。自学能力可分解为：选择学习资料的能力，选择和贮存信息的能力，记忆和提取信息的能力，消化和使用信息的能力等。自学能力不仅是学习能力的一种升华，也是一种发展智能的学习，便于增强人的主动性和独立思考的能力。在当今社会，自学能力显得格外重要，自学能力也能为终身学习提供保障。

对于高等中医院校中医养生学（五年制）专业学生教育思想与教学方法的实施，除了要重视传授知识外，还应在课堂教学中多引导学生通过图书馆、网络等其他途径

笔记

加强自学,教学的重点应放在解答疑难、提供思路,交代最新研究信息、介绍学习方法等方面,着重培养学生自学能力和独立思考的能力,培养学生运用获得的知识去解决问题的能力,培养学生继续获得新知识,不断发展固有认知的能力。学生的自学是对课堂后教育、学校后教育、继续教育的有力补充,而在这个过程中,需要学校和老师的正确引导。

联合国教科文组织的教育报告《学会生存——教育世界的今天和明天》中指出:"新的教育精神使个人成为他自己文化进步的主人和创造者。自学,尤其是在帮助下的自学,在任何教育体系中,都具有无可替代的价值。"说明在教学实践中,学生的"学习-认识过程"处于核心地位,是教学活动的中心。曾有一位美国教育学家说过:"如果我们将学过的东西忘得一干二净时,最后剩下来的东西就是教育的本质了"。这里的"剩下来的东西",其实就是指自学的能力。在当前知识更新越来越快的社会里,要懂得学会如何学习有时会比知识本身更加重要。

4. 创新与创业能力

(1) 创新能力:创新二字主要有三层含义:一是更新;二是创造新的东西;三是改变。创新是以新思维、新发明和新描述为特征的一种概念化过程。创新能力是认识与实践能力的总和,是智能培养的最高目标,是人类在创新活动中表现出来的各种心理素质和能力的整合,其内涵主要包括获取创新的思维,创新的意识,团结合作的精神和观察事物的能力等。中医养生学(五年制)专业人才创新能力的培养需要具有扎实和广博的基础知识、深厚的专业知识、丰富的想象力和发散性思维。而创新精神、创新思维和创新能力,是在学生学习过程中逐渐养成的。因此,在学习过程中,学生不能只是被动地接受知识,也不能只是接受问题的答案,而是要独立思考,敢于提出新问题,并寻找解决问题的方法。

科学的生命在于创新,在于求知欲望。不论哪门科学,如果停止吸收新的知识,停止创新,就必然会停滞不前,就会逐渐老化,就会被淘汰。随着时代的发展,中医及中医养生学的理论结构将会不断改革,其知识范围将会不断更新。如果只死抱经典,只"继承""挖掘"而不提高,就会从"尚古"到"复古"进而"拘古",最终被时代潮流所淘汰。中医及中医养生学的创新发展,不仅要依靠科学自然的经验积累和进步,而且也要吸收其他科学的知识和先进的研究手段。

批判是创新的前提和基础,批判性思维能力的培养是创新教育的重要内容。目前关于批判性思维的概念尚未统一。概括地说,批判性思维是指对所学知识的真实性、精确性、性质与价值进行个人的判断,从而对做什么和相信什么做出合理决策。这就要求在高等教育过程中,学生要敢于对所学专业知识、观念和思维方法的真实性、精确性、性质与价值大胆地进行评判,并运用可靠的方法去检验自我判断的正确性,并在分析、综合、演绎和归纳的基础上,形成自己的独特见解。

随着高等中医院校的快速发展,学生创新能力的培养日益显现,而对于中医养生学(五年制)专业学生来说,能力水平的基础是培养创新思维。没有创新的思维,便想不出创新的方法,如果没有创新的方法,就不会有创新的成果。其中,积极地参加社会实践活动,将十分有利于有创新精神的创新思维的培养。开展学生实践与创新的训练计划,让学生从相对封闭的校园环境走到广阔的社会环境,在一系列的社会实践活动中,培养学生对实践的好奇心,以及探索和创新精神,充分发挥社会实践在提高学生科技创新能力方面的辅助作用,让学生体验到从事科学创新工作带来的乐趣和自我价值实现的荣誉感,进一步增强了学生的创新意识和提高了学生的创新能力,促进专业人才培养模式和教学方法的创新。

创新离不开科学研究,科研能力是中医养生学(五年制)专业创新能力培养方向之一。以创新性实验项目模式开展的学生自主科学研究,激发学生对科学研究的兴趣,已经成为高等中医院校创新人才培养的重要形式。高等中医院校要合理规划,搭建并拓展学生创新科研平台。课外创新平台是课堂教学的延伸,鼓励学生充分利用各种创新平台,在学习知识的基础上进行科研探索,将现代科学技术方法与传统中医相结合,培养学生对中医及中医养生学科学研究的兴趣,从而激发学生创新思维的形成。创新项目对学生而言是大型实践性过程,通过在项目实施过程中发现问题,解决问题,不断发挥大学生的主导地位。另外,要鼓励学生积极参与老师各类课题的申报、实施、答辩,老师所在科研实验平台、项目组实验室均应向中医养生学(五年制)专业学生开放,并建立学生创新实验室这一创新教育实验基地,根据学生的兴趣自主加入老师的科研团队,通过科研创新团队的形成,全力打造学生科技创新氛围。

(2)　创业能力:创业能力,是指以智力为主导的较高层面的综合能力和创新性能力。高等中医院校中医养生学(五年制)专业创业能力的培养主要从以下三个方面入手:一是传授创业理论知识,提高学生的创业理论素养,避免创业的盲目性;二是着重开发和训练学生和创业相关的各种能力,如动手操作能力、组织管理能力、社会交往能力等;三是锤炼学生的个性品质,让学生具有敬业、诚信等优良个性品质。

创业能力,是联合国教科文组织在"面向21世纪教育国际研讨会"上提出来的。创业能力培养模式的目标主要集中在两个方面,一是进一步强化学生"求职"的能力,二是开发学生"创造新的就业岗位"的能力。创业能力培养模式的研究和实践,可以增强高等中医院校中医养生学(五年制)专业学生的对日趋激烈的社会竞争的适应能力,较好地应对市场经济、现代化生产等各方面的挑战。如应对市场经济的挑战:市场经济的自主性特征,要求未来人才必须具备独立的自主择业能力,驾驭自己选择理想的职业,开创适合自身的发展之路;市场经济的开放性特征,既为择业者提供了广泛的就业机遇,又对择业者提出了知识和能力的挑战,要求未来人才必须具备广泛的就业适应能力和创业能力;市场经济的动态性特征,要求未来人才必须具备多方位的就业转换和自主创业能力。市场经济瞬息万变,新兴产业层出不穷,就业形势具有从业和创业的双重性。面对挑战,只有加强学生创业能力培养模式的研究,注重训练和提高学生的创业能力,才能够提高其自身在社会中的综合竞争力,适应社会多元化发展的要求。

还有,要加强对中医养生学(五年制)专业学生创新创业意识的培养。创新创业意识是指在创新创业实践行为活动中对大学生创新创业群体起着推动作用的个性意识倾向。有调查显示,愿意创业的学生多数基于三方面原因,即带来挑战性、工作的自由度、保障基本生活来源。创新创业兴趣则是创新创业意识中层次较高的一种表现形式,它以积极的方式引导大学生的创业心理和创业行为,使创业者在创业过程中始终保持行为的强度和持久性,以此帮助学生不断克服困难和挫折,向着既定目标前进。

5. 信息技术与外语能力　高等中医院校中医养生学(五年制)专业学生必须掌握现代信息技术,具有较强的信息管理和计算机基本应用能力,能够利用图书资料和计

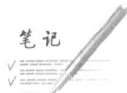

算机数据库、网络等现代信息技术研究医学问题及获取新知识与相关信息。如在医学领域，每年产生大量的医学文献和资料，据统计，世界上有 1/3 的数据是关于医疗信息的，也就是说，这些数据都要用计算机进行处理。学生要具有能够从数据库和数据源中检索、收集、组织和分析有关卫生医学信息；从临床医学数据库中检索特定患者的信息；运用信息和通信技术帮助诊断、治疗，并能够在解决医疗问题和决策中合理使用这些技术；保存医疗工作记录，以便进行分析和改进等和能力。

另外，随着国际交流与合作的不断深入，外语特别是英语这一语言工具的功能愈加显现。对于高等中医院校中医养生学（五年制）专业的学生而言，要具有运用一门外语查阅医学文献和进行交流的能力，不但要有大学英语综合应用能力，而且要有医学专业英语应用能力，其中尤其要重视中医学专业英语的学习。

（二）操作能力

操作能力，是指人们操作自己的肢体以完成各项活动的能力，是解决问题的能力。高等中医院校中医养生学（五年制）专业学生的操作能力主要包括临床诊疗操作能力、中医养生社会服务能力和科研（实验）操作能力，这是学生必须具备的基本能力。中医养生学来源于实践，实践性强是中医养生学的显著特征，这就要求中医养生学（五年制）专业学生必须具有较强的操作能力。虽然学生在文化素养、社会阅历、年龄层次以及智能发展上都有一定的基础，因而也具有一定的操作能力，但还远不能适应中医养生学实践的需要，这需要不断地学习和反复地训练。

古人云："熟读王叔和，不如临证多""纸上得来终觉浅，绝知此事要躬行"，《备急千金要方·大医精诚》云："世有愚者，读方三年，便谓天下无病可治，及治病三年，方知天下无方可用"，这都充分说明中医临床实践，亲身躬行的重要性。还有，中医及中医养生学理论比较抽象，说理比较朴素，故高等中医院校中医养生学专业教学如不重视加强理论联系实际，学生不仅在学习时会感到枯燥乏味，影响学习效果，而且也容易形成理论脱离实践，临床诊疗及中医养生方法技术应用能力差的弊端。因此，学生在学校学习期间一定要尽早接触临床实践，通过在医院、养生馆等单位的见习和实习，反复训练中医辨证论治、西医辨病治疗的实践能力和中医养生辨体施养、治未病的防病缓衰的服务能力，促进中西医学、中医养生学理论与实践的结合与升华。

高等中医院校中医养生学（五年制）专业学生科研实践能力的培养需要在实践教学中实施进行，需要得到相应指导教师或研究生的协助。科研思维的培养主要包括三个方面的内容：一是质疑精神；二是实证意识；三是逻辑思维。科研实践可以让学生学会科研设计，提高实验与操作技能。培养学生的科研实践能力是养成学生广泛能力的基础，也是形成学生广泛能力的重要组成部分。学生在实验中，不但验证了理论，更重要的是培养了分析问题、解决问题的创新能力，培养创造性思维，巩固课堂理论，强化再现性思维。学生的科研实践锻炼可以使其接触中医学及中医养生学学科前沿，并通过学习和掌握生命科学研究的高新技术，激发科研兴趣，培养团队合作意识和提高对科学的拼搏意识。广泛开展学生科研实践能力，被普遍认为是一条有效的创新人才培养途径。因此，重视对高等中医院校中医养生学（五年制）专业学生科研实践能力的培养，是引导学生个性发展，培养学生科研实践能力的重要环节。

高等中医院校中医养生学（五年制）专业学生，更需要灵巧而有耐力的操作能力，以及独有的中医养生治未病方法技术的应用能力。操作能力不仅能够检验中医养生学（五年制）专业学生的专业知识结构是否合理，为中医高等教育提供科学反馈信息，而且还能够为每位学生当时知识结构的调整和充实提供可靠依据。

此外，操作能力与认知能力不能截然分开，不通过认知能力积累一定的知识和经验，就不会有操作能力的形成和发展。反过来，操作能力不发展，人的认知能力也不可能得到很好的发挥。

（三）社交能力

社交能力是指人们在社会交往活动中所表现出来的能力。这种能力对组织团体，促进人际交往和信息沟通有着重要作用。

1. 交流与沟通能力 中医养生学（五年制）专业学生毕业后将获得医学学士学位，医生是其最基本职业。而医生是频繁与人打交道的职业，其中与患者及其家属或照顾者打交道尤为关键。只有具有与患者及其家属或照顾者进行有效交流与沟通的能力，了解患者的身心状态，医生才能做出正确的诊断和施治、调理措施，从而解除患者的疾苦。现实中，医生看问题和患者看问题的角度往往是不同的。同样的疾病在不同患者的身上就会有不同的表现，患者是按照自身的生活体验来看待自身的疾病，而医生则是按医学规律去审视病情、确定治疗方案，所以，这就需要医生与患者做好沟通。同时，从事中医养生治未病工作时，也需要与服务对象进行良好的交流沟通。

医患之间通常是由最初的误解上升为分歧，到产生矛盾，再引发纠纷，甚至是以激烈的冲突作为结局。一旦形成纠纷和冲突，就很难有好的结果，所以消除最初的误解是非常重要的。消除误解就要靠理解与尊重、疏导与关怀、体谅与宽容。医患之间交流与沟通的艺术是处理好医患关系的一个重要手段。良好的医患关系可防止或减少医患紧张或矛盾状态的发生，促进患者早日康复，有利于医院树立良好的社会形象。

而中医养生学作为一门专业术语较难理解的医学，更需要良好的交流与沟通。由于信息不对称，患者可能无法理解自身疾病，处于一种依赖、被动的地位，此时一定要理解患者、关心患者，因此，学生必须学会把艰涩的中医及中医养生学术语白话化、通俗化的能力，要和患者进行良好有效的交流与沟通，并建立直接性、稳定性和主动性的传统医患关系，在合作互信的基础上从各方面帮助患者恢复健康。良好的医患沟通能力是学生成为一名合格医生所必不可少的条件。所以，建立良好的医患关系，应从学生抓起，在高等中医院校中进行医患交流与沟通教育是非常重要的举措。

与此同时，学生还应具有与其他人员进行交流沟通、团结协作的能力，特别是同行人员。只有增强交流与沟通能力，才能更好地与同行间进行广泛的合作，开阔视野，拓展空间，了解最新的国际、国内医学学术动态，从而走在医学的前列。

2. 组织与管理能力 组织与管理能力又称为社会活动能力，是指为了有效地实现目标，灵活地运用各种方法，把各种力量合理地组织和有效地协调起来的能力，是人际关系活动能力。现代社会是一个庞大的、错综复杂的系统，绝大多数工作往往需要多个人的协作才能完成，所以，从某种角度讲，每一个人都是组织管理者，承担着一定的组织管理任务。

医疗卫生及养生治未病工作都是在人际关系中运行的。组织和管理能力是一个人的知识、素质等基础条件的外在综合表现，是学生的一种重要能力。有人说医生本身应当就是社会活动家，这不无道理。医生既要协调与工作有关人员的各种关系，如医医关系、医技关系、医护关系等，更要协调与患者和服务人群之间的关系。医生理应成为患者所服务对象的良师益友，要取得患者的信赖，获得患者的支持，影响患者的行为，不但帮助患者医治生理疾患，还要帮助患者解决心理问题。而今后从事预防保健和社区卫生工作的医生，还必须承担一定的组织管理任务。

能力是对知识的运用，是知识发挥作用的实践条件，是顺利完成各项工作的首要基础，但是获得了知识并不代表拥有了能力。大多数时候要顺利完成某种实践活动，只凭借一种能力往往是不够的，必须要靠多种能力的结合（即才能）方可。加强高等中医院校中医养生学（五年制）专业学生能力水平的培养，可以有效避免"高分低能"状况的发生。

三、综合素质

高等中医院校中医养生学（五年制）专业人才应具备良好的综合素质，它主要包括人文素质、业务素质和身心素质等。

（一）人文素质

高等中医院校在中医养生学（五年制）专业人才培养过程中，加强人文素质教育的最终目的就是要培养具有正确的思想政治信仰，强烈的爱国情怀和民族意识，坚定的热爱中医事业信念，高尚的道德情操，优良的医德医风，深厚的文化底蕴，健全的人格，积极进取、乐观向上的心态，实事求是的学习、工作态度，自我完善、追求卓越的意志品格，以及广博的人文知识，能够正确处理人与自然、人与社会和人与自我的关系，符合社会需要的全面发展的高人文素质应用型人才。医学和中医养生学均以人为研究对象，以追求人类健康长寿为其出发点与终极目标。中医养生学（五年制）专业人才要让自己不仅是一个生物学家，还要让自己成为一个心理学家、社会学家，即不仅要关注人的疾病，更要关心人的心理、社会、家庭等人文因素。

高等中医院校要关心中医养生学（五年制）专业学生的生活和思想。大学生正处于世界观、人生观和价值观形成和成熟时期，随着人类全球进程的发展与变化，加之学生自身所遇到的生活、学习、心理、思想、就业等压力，前些学生容易出现世界观、人生观和价值观标准不明的状况。此时，学校要将解决学生思想问题与解决实际问题紧密结合起来，帮助这些学生缓解思想压力，正确面对社会生活的挑战，坚定自己积极的人生追求，使自己不断地成熟起来。

"天覆地载，万物悉备，莫贵于人。""人命至贵，有贵千金。"又"医乃仁术"，可见"仁"和"术"在医生的行为准则中是最重要的，更是医学行业内的基本准则。以仁爱之心，日行大德，"修身为德，则阴阳气和"，故重视道德修养，长存仁爱之心，不仅能使自己身心安祥舒泰，而且能始终与他人保持着和谐的人际关系。医生的职业道德是医生与社会之间的关系行为规范的总和，具体包括忠于职守、廉洁自律、礼貌待患、公平公正、慎言守密等多个方面。学生一定要恪守崇高的职业道德！我国自古以来就有"医无德者，不堪为医"之说。对于高等中医院校在中医养生学（五年制）专业学生来说，学校一定要加强医德教育，正确引导学生在遵守基本行为准则的基础上，追求更高的思想道德目标。

（二）业务素质

业务素质是完成业务活动过程中所具备的综合能力体现。高等中医院校在中医养生学（五年制）专业学生要有济世救人之术，其业务素质主要包括：良好的业务心态；扎实的医学专业理论知识和广泛的自然科学知识；丰富的临床医学知识和应用药物、针灸、推拿、手术等方法解决医疗问题的能力；一定的科研创新能力等。中医养生学专业学生要牢固树立中医养生、治未病思想，合理运用中医及中医养生思维方式，强化健康服务理念与科研意识，熟练掌握中医养生理论知识和常用养生方法与技术，能够在临床上指导患者或在社会中指导不同人群。

（三）身心素质

身心素质包括身体素质和心理素质。在中医学中，身体即形之谓，心理即神之说。中医学认为，人体的形与神互为依存，协调统一，形是神的物质基础，神是形的生命表现。但中医学更强调神的主导地位，"神明则形安"，认为神为形之主，神可驭形。《灵枢·天年》曰："失神者死，得神者生"，神的重要性可见一斑。中医养生既重视养形，更强调养神。身心素质是其他各种素质的根本，其中身体素质堪称载体，心理素质堪称灵魂。作为高等中医院校在中医养生学（五年制）专业的学生，首先自己应该是一个身心健康的人。健康的身体和良好的心理素质，特别是良好的心理素质，是中医养生学（五年制）专业学生各项事业成功的前提和基本保证。

心理素质主要体现在学生对生活环境、人际交往的外部环境的适应和主体的自我调节的内部环境的适应。良好的心理素质应包括坚强的意志、稳定的情绪、良好的性格和心理品质、待人处事能力和人际关系，它对提高高级中医养生学（五年制）专业人才素质具有重要的作用。随着社会发展，就业、人际交往等各种竞争日益激烈，健康的心理状态将是学生今后立足社会的必备素质，这需要学生善于控制和调节自己的情绪活动，适度调整不佳的心理素质。还有，医生在与患者交往过程中，由于患者或患者家属对病痛的折磨，或是对疾病和治疗过程缺乏正确的认识，他们往往会情绪激动，产生过分的语言或行动，这就需要医生具有良好的心理素质，正确对待出现的问题并妥善加以解决。

素质作为人的内在特性，一旦形成，具有相对的稳定性，但它又会因环境、教育的影响而发生一定的变动。素质和能力都是在人的认识活动与实践活动过程中形成与发展的。素质是能力的基础，能力的大小是由素质的高低决定的。素质体现为一种能力运用的"德"，素质是能力运用的方向标。有了较高的素质，就会在认识世界和改造世界的活动中表现出较强的适应力和创造力。高等中医院校的教育，除加强对中医养生学（五年制）专业学生能力培养外，还需引导学生自觉加强对自身的改造，从而形成良好的综合素质。

总而言之，知识、能力与素质存在着递进的相互包含关系。知识是能力的基础，能力是知识的运用，两者又是素质存在和提升的逻辑前提，即知识与能力的内化是素质，而素质的外观便是能力。从高等中医院校中医养生学（五年制）专业人才培养的角度而言，传授知识、培养能力往往只解决如何做事，而提高素质则更多的是解决如何做人，只有将做事与做人有机地结合，才能达到合乎理想的目标。因此，科学划分高等中医院校中医养生学（五年制）专业人才培养的知识结构、能力水平、综合素质基本要求是实施应用型中医养生学（五年制）专业人才培养模式的必备条件。

学习小结

本章的学习内容主要有：①中医养生学（五年制）专业人才总体与专业培养目标。

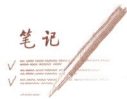

学生毕业后将被授予医学学士学位,需具有中医学、西医学及中医养生学专业基本理论、知识和技能,具备良好人文社会素养和自然科学素养,能够在医疗卫生、养生保健等多个领域,从事针对人类全生命周期的相关医疗与中医养生、治未病等工作。②中医养生学(五年制)专业人才培养基本要求包括:具备专业知识和通识知识等知识结构,认知能力、操作能力和社交能力等能力水平,人文素质、业务素质和身心素质等综合素质等。知识、能力、素质之间存在着递进的相互包含关系。只有将三者有机结合,才能实现中医养生学(五年制)专业人才培养目标。

（陈涤平　刘华东）

复习思考题

1. 简述中医养生学(五年制)专业人才总体培养目标与专业培养目标。

2. 中医养生学(五年制)专业人才培养基本要求主要包括哪些方面?

3. 简述中医养生学(五年制)专业人才培养应具备哪些知识结构。

第九章

中医养生学（五年制）专业人才培养模式

学习目的

通过本章的学习,知晓中医养生学(五年制)专业人才培养模式的分类及基本内容,从而让学生在了解本专业教育模式的基础上,能够比较顺利地完成在校期间的学习过程。

学习要点

掌握中医养生学(五年制)专业人才培养模式的概念与分类,熟悉院校教育、毕业后教育的分类及基本内容,了解继续教育、其他教育的分类及基本内容。

专业人才培养模式属于教育模式的一种类型。教育模式是指人们对教育进行有效实践而采取的一种教育策略的集合体系,具有指向性、操作性、完整性、稳定性和灵活性等特点,它是建立在一定的教学理论或教学思想基础上,为实现特定的教学目的,将教学的诸要素以特定的方式组合成具有相对稳定且简明的教学结构理论框架,并具有可操作性程序的教学模型,通常包含理论依据、教学目标、操作程序、实现条件、教学评价等五个有规律联系的要素。

在高等中医药院校中医养生学专业人才培养目标和基本要求指导下,中医养生学(五年制)专业人才的培养模式主要有院校教育、毕业后教育、继续教育、师承教育及其他教育。

第一节　院　校　教　育

高等中医药院校中医养生学(五年制)专业的专业教育是当前培养高素质、高质量中医养生学(五年制)专业人才的主要教育形式,具体教育模式一般分为校内课堂教学、校外实践基地教学和网络课程教学三种。

一、校内课堂教学

校内课堂教学是教育活动的基本形式之一,实施教学计划内的校内课堂课程教学,旨在使学生掌握中医养生学基础知识、基本理论、基本技能、养生方法及适宜技术、中医养生思维方法以及必要的基础医学、临床医学知识和基本技能。

（一）课堂理论教学

课堂理论教学的主要内容包括中医学、西医学与中医养生学专业课程模块等。通

笔记

过教学,使学生掌握中医学基础知识和技能,中医养生学专业理论知识和主要实践技能,强化中医养生思想,培养阅读中医古典医籍的能力,在提高中医辨证论治的水平和理法方药综合运用能力的基础上,重点培养学生建立中医养生理念,形成中医养生基本思维方式,同时掌握一定的西医学基本理论、知识和技能,为后续的中医临床各科和中医养生实践的学习奠定基础。

（二）课堂实践教学

课堂实践教学主要由医院见习、中医养生临床技能实训等实习、实训环节构成,也可以采用床边教学,帮助学生早期接触临床、掌握更多养生常用技能,为今后的进一步学习与提高奠定基础。中医养生课堂实践教学的目的,是使学生能够掌握中医养生方法技术及适宜技术的实际操作,具备运用中医药知识及中医养生手段处理常见养生、治未病实际问题的能力。主要实训项目包括药膳、膏滋、制作以及导引、传统健身术、针灸、拔罐、刮痧、砭术、按跷、调摄情志等基本养生方法技术的临床应用等。

（三）专题学术思想传承教学

专题学术思想传承的教学形式可以多种多样,比如学生可根据需要和兴趣选修部分课程,利用校内学生学术社团组织专项活动,还可以以师带徒的形式广泛接触养生专业领域的学术流派思想及养生专业最新发展动态等。这样的教学,不仅可以使学生在专业素质方面,更加牢固地掌握中医学基础知识、基本理论、基本技能、中医思维方法以及必要的中医养生方法技术和基本技能;还可以在职业素质方面,使学生更加热爱中医养生事业,具有实事求是的工作态度、良好的职业道德和团队协作能力,具备一定的创造创新思维能力。

二、校外实践基地教学

校外实践基地的主要场所是各高等中医药院校的附属医院、定点合作医院以及其他具备资质的指定教学实习基地,承担着高等中医药院校的部分学生临床见习、实习和毕业实习等任务。

（一）医院临床实践教学

临床实践教学是中医养生学（五年制）专业完成人才培养方案的关键环节,校外实习基地建设是这一环节的重要保证。

校外临床实践教学基地拥有能适应各种实习需要的医技科室,设施和设备先进齐全,有健全的中医临床及养生专科组织管理系统,有临床带教经历和带教经验,使学生能密切地、系统地接触患者,并有良好的教学思想,学术气氛浓厚,能进行中医临床及养生教学查房、批改学生作业、组织病案讨论、开展中医养生专题讲座等工作。

中医养生学（五年制）专业临床实践教学是中医养生专业教育过程中最重要的组成部分,是学生将所学的理论知识,在临床教师的指导下用于临床,理论联系实际,不断提高分析问题和解决问题能力,由学生向医师等角色转化的过程。同时也是培养学生良好的职业道德和敬业精神,培养其认知、行为、情感、协作与工作能力的关键环节。

（二）养生与治未病机构实践教学

高等中医药院校中医养生学（五年制）专业校外实践基地除各高等中医药院校的附属医院、定点合作医院外,还应选择经高等院校考核、审查合格者,确认达到具备学生实践教学水平及资质的养生、治未病等机构,承担学生的部分中医养生专业见习、实习任务。

这类养生、治未病机构面向市场,紧跟时代步伐,适应社会需求,与这类机构的合作,可以使学生能够更好更快地适应我国健康、养生、长寿的大健康产业的社会需求,迅速成长成为中医养生专业的实用性合格人才。

三、网络课程教学

网络课程(简称网课)是通过网络实现的教学内容及实施的教学活动的总和,是信息时代条件下课程新的表现形式。它包括按一定的教学目标、教学策略组织起来的教学内容和网络教学支撑环境,是课堂教学的延伸和补充。

网课具有交互性、共享性、开放性、协作性和自主性等基本特点。

(一)辅助学历课程的网课教育

1. 网课可以有针对性地构建基于中医养生专业能力素质模型,并构建与学生职业生涯发展相对应的课程体系,保证学生在整个职业生涯的每个阶段都能够接受相应的培训,达成继续教育及终身教育的目标。

2. 网课能够整合多种社交网络工具和多种形式的数字化资源,形成多元化的学习工具和丰富的课程资源。

3. 网课突破传统课程时间、空间的限制,依托互联网世界各地的学习者随时随地都能学到中医养生专业课程。

4. 网课为学校教育赋予了新的含义,改变了教师和学生在教学过程中的地位和作用,整个教学过程更加关注学生个性化的发展,加强了师生间的沟通与交流,促进了自主式学习与探究式学习的快速发展。

(二)与专业知识相关的拓展网课教育

拓展网课教育包括各类与中医养生学学科相关的通识教育及人文教育,主要由医学心理学、医学伦理学、卫生法规等课程组成,可以帮助学生适应西医学模式的转变,全面提升中医学生的人文素养。

第二节　毕业后教育

毕业后教育是高等中医药院校中医养生学(五年制)专业教育体系的重要组成部分,是学生从毕业到成长为合格临床医师的必由之路,也是培养中医养生学(五年制)专业优质临床医师、加强中医养生专业人才队伍建设、提高大健康产业医疗工作水平的根本保证。毕业后教育一般分为执业医师规范化培训、适岗性专项培训。

一、执业医师规范化培训

住院医师规范培训是医学生毕业后教育的重要组成部分,对于培训临床高层次医师、提高医疗质量极为重要。在医学终生教育过程中发挥着承前(高等中医药院校基本教育)启后(继续专业教育)的重要作用,是中医药临床专家形成过程的关键环节。

2013 年 12 月,国家卫生计生委等七部门联合出台了《关于建立住院医师规范化培训制度的指导意见》,要求到 2020 年,基本建立住院医师规范化培训制度,所有新进医疗岗位的本科及以上学历临床医师,全部接受住院医师规范化培训。

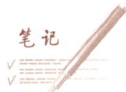

笔记

2014年2月,建立国家住院医师规范化培训制度工作会议在上海召开,这标志着我国住院医师规范化培训制度建设正式启动。

规范化培训时间一般为3年,在二级学科范围内,轮转参加各主要科室的临床医疗工作,进行全面系统的临床工作基本训练。

二、适岗性专项培训

适岗性专项培训是规范化培训的补充和延伸,在学生接受规范化培训期满考核合格后,进一步以三级学科为主进行专业训练,深入学习和掌握中医及中医养生专业的理论知识和方法技术,最后一年应安排一定时间担任总住院或相应的医院管理工作。

毕业后教育的根本目标是真正培养出适合我国社会主义卫生医疗工作需要的中医及中医养生实用性专业人才。

第三节　继 续 教 育

除网课教育和规范化培训等本科毕业后教育模式以外,执业医师的继续升学深造教育及在职专业技术提升教育,普遍存在于各高等中医药院校和各级医疗卫生单位和相关机构,已经成为继续教育和终身教育的主要模式。

一、继续升学深造教育

继续升学深造教育培养热爱祖国,热爱中医药事业,具有坚实的中西医基础理论及系统的中医养生专业知识,掌握一定的相关学科知识和科研思路及方法,熟悉本学科的国内外学术发展动态,具有较强的创新意识和良好的自然科学素养,具备基本的科学研究及相关论文撰写能力,为社会主义现代化建设和人民健康事业发展服务的研究型专门人才。

中医养生学(五年制)专业学生本科毕业,获得学士学位后,可以根据自己的意愿进入研究生教育层次,继续攻读硕士、博士学位。研究生修满一定数量的课程或取得相应数量的学分即可毕业,并获得硕士、博士学位。

二、在职专业技术提升教育

根据国家有关规定,中医养生学专业在职人员可以在就职单位的统一安排下参加各类专业技术的继续教育并取得继续教育学分。

专业技术提升教育以提高政治素质及专业素质为核心,以教学科研发展需要为前提,以提高中医养生专业技术人员的临床、教学、科研水平和管理水平为目标,重点培养中青年骨干力量。

第四节　师 承 教 育

"师承"是指一脉相承的师法(《辞海》),亦即效法某人或某个流派并继承其传统,或师徒相传的系统(《现代汉语词典》)。在专业技术的传承过程中,徒弟学到了师父的真传、精髓就叫做师承。跟师临证、口传身授、理论与实际密切配合、注重临床实践为其主要特点。

一、家传式教育

（一）家庭成员教育

这一形式主要集中体现在有家族传承的中医养生世家,其带徒形式,主要是个体间的传承。教学计划更多地是考虑到家族传承体系和家族传人的自身特点,量身定做,因师徒自身特点而异。徒弟通过老师的口传心授,基本能够继承到家庭独到的中医养生临床经验。

（二）学术门派教育

各种中医养生流派精湛的临床技艺、独特的学术理论,可以在各学术流派的师承教育中依靠学生传承与发扬。在跟师学习过程中,徒弟主要学习本流派的养生学术思想、老师的思维方式、临床经验和诊疗风格,可将老师的养生学术思想与诊疗风格不断传承发扬,形成独具特色的学术流派传承体系,使得各学术门派源远流长,从而使中医养生理论与方法技术得到持续发展和创新。

二、师带徒式教育

（一）指定式师带徒

部分高等中医药院校和医疗机构实行集体带徒的形式,这种形式的带教特点在于发挥集体优势,一般由学校或医院指定中医理论水平较高的中老年名家或学科带头人负责讲授理论课,其他医师按自己所长配合进行专科理论授课、辅导及临床带教。

部分高等中医药院校还试点各种师承班或传承班,其创新性在于,经过一定的遴选程序,在学生与导师之间确立师徒关系,让学生跟随导师从事中医临床学习,协助导师进行中医临床实践工作。同时,学校制定相应的专门教学计划,进行一系列的教学改革,突出中医理论联系实际的指导思想。

部分医疗机构还以组织中医学徒班的形式开班授课,或者先集中学习理论,然后分派到医院跟师实训。学习内容除中医相关专业必修课程外,老师教其所长,集体授课,学生分散从师,临床实践。

（二）双向选择式师带徒

2004 年,国家中医药管理局开始实施"中医临床优秀人才研修项目",该项目是当时最高层次的高级师承继续教育项目,对学员的资质要求非常高,学员都是各医疗单位的业务骨干,本科以上学历,也有部分博士和硕士毕业生,要求从事临床工作 15 年以上,年龄在 50 岁以下,具有主任医师职称。第一批研修已于 2007 年底完成,并取得了良好的效果。

三、专业组织社会团体式教育

（一）学术团体开展的教育

在国家中医药管理局的号召下,各省市中医药管理局或中医管理部门,也相继开展实施高级师带徒继续教育。为保持中医自身特色和优势,构建中医人才梯队,越来越多的中医医疗机构和学术团体开办了师承教育。

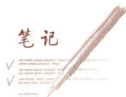

（二）民间协会开展的教育

各种社会团体性质的民间中医养生保健类协会充分发挥职能，开展各种形式的中医养生学术活动，组织学术课题和产品开发的研究及产学研合作活动，为实施中医养生继续教育，提高会员及广大中医养生从业者的学术水平，做了大量工作。

第五节　其他教育

当前多所高等中医药院校相继开办了中医养生学专业，开展了多种多样的拓展性教育实践活动，引领学生树立创新创业意识，培养创新创业能力，开展创新创业思维和方法训练，引导广大学生开拓学科视野，投身中医养生学学科研究和创业实践，鼓励学生参与各级各类中医养生创新创业训练和竞赛，不断提高学生综合运用中医养生专业知识分析、解决问题的能力，促进中医养生知识向能力和成果的转化，培养适应社会发展需要的高水平中医养生学（五年制）专业创业创新型人才。

学习小结

本章的学习内容主要包括：①中医养生学（五年制）专业人才的培养模式是其教育模式的一种类型，主要有院校教育、毕业后教育、继续教育、师承教育及其他教育。②院校教育包括校内课堂教学、校外实践基地教学和网络课程教学；毕业后教育包括执业医师规范化培训、适岗性专项培训；继续教育包括继续升学深造教育和在职专业技术提升教育；师承教育包括家传式教育、师带徒式教育和专业组织社会团体式教育；其他教育的形式多种多样，而且还在教育实践的过程中不断发展变化，如拓展性教育实践活动、创新创业思维和方法训练等。

（王　彭）

复习思考题

1. 中医养生学（五年制）专业人才的培养模式主要有哪几种？
2. 什么是网络课程教学？网络课程教学的基本内容和特点是什么？
3. 中医养生学（五年制）专业人才培养过程中实践教学的主要内容、特点及特色是什么？

附录：古代主要中医养生名著名篇简介

一、先秦时期

（一）《老子》（春秋）

老子，春秋末期人，姓李名耳，字聃。

《老子》亦称《道德经》，共八十一章，五千字。《黄帝内经》所论的养生之道，多是对老子学说的发挥，所以称为"黄老之学"。

老子主张"人法地，地法天，天法道，道法自然""见素抱朴，少私寡欲"，要求人们"去甚、去奢、去泰"，强调"专气致柔，能婴儿乎？"，指出"致虚极，守静笃"等养生观点。

（二）《庄子》（战国）

庄子，宋国蒙人，姓庄名周，字子休（亦说子沐）。

《庄子》亦称《南华经》，现存三十三篇，其中内篇七，外篇十五，杂篇十一。《庄子》在《老子》的基础上加以发挥，形成道家学派的养生理论体系。

庄子极力提倡"清静无为""无欲"，他将老子的"少私寡欲"发展为"无欲"，并指出"忘我"才能"无欲"，才能真正做到"清静无为"，获得养生之道，而尽其天年。

（三）《吕氏春秋》（战国·吕不韦）

《吕氏春秋》亦称《吕览》，全书二十六卷，"兼儒墨，合名法"，汇合了先秦各派学说。该书尽数、重己、贵生、情欲、达郁等篇专论有关养生学的内容，反映了杂家"取利去害"等养生思想，其主要观点有取利去害，毕数之务；郁则为病，动可延寿；食能以时，身必无灾等。

二、汉唐时期

（一）《神农本草经》（汉代）

《神农本草经》，简称《本草经》或《本经》，是我国最早、最重要的一部本草著作，载上、中、下三品共 365 种药物。上品药以扶正、补益为主，多属摄生、保健类药材。其中具有延年一类功效的药材总共有 53 种，分为六类。其中"延年"者 38 种，"增年"者 7 种，"长年"与"增寿"者各 3 种，"长季""益寿"者各 1 种；具有"不老"功效者 69 种，"不老"者 41 种，"耐老"者 28 种。

（二）《黄帝内经》（汉代）

《黄帝内经》约初编撰于战国时期，成书于汉代，是我国现存最早的医学理论典籍。它系统论述了中医学的基本理论，形成了独特体系，奠定了中医学的理论基础。中医养生学也是在此基础上发展起来的。有关中医养生学的篇章主要有"上古天真论""四气调神大论""生气通天论""阴阳应象大论""天年""本神"等，主要学术观点有：衰老必然，终其天年，强寿弱夭，肾气定论，治未病，养生有道等。

《黄帝内经》认识到衰老是人体生长发育的必然规律，是"气化"的结果，提出"七七""八八"之说。并进一步探讨了衰老的机制，认为人体的强弱、寿命的长短，主要取决于肾气的盛衰。此外，还反复论述了治未病的基本思想，如平衡阴阳，调和气血，以"八益"去"七损"等，都是抗老防衰和治未病的重要法则等。

此外，《黄帝内经》还确立了许多基本的养生原则和长寿方法，如《素问·上古天真论》提出"食饮有节，起居有常，不妄作劳"，《灵枢·本神》也提出"顺四时而适寒暑""和喜怒""安居处""节阴阳而调刚柔"，成为了后世医家一致推崇的养生法则。

（三）《周易参同契》（汉代魏伯阳）

《周易参同契》首次应用数学（八卦）说明气化学说，总结了汉以前的气功学成就，为人体科学、医学（包含气功学、养生学）做出了巨大的贡献，对科学技术的发展，如中医学防治、化学、制药、物理学等产生了深远的影响。

（四）《针灸甲乙经》（晋代皇甫谧）

《针灸甲乙经》，是我国现存最早的针灸学专书，它在理论上主要是将《黄帝内经》《难经》等散见在各篇章的论述，按经络理论、腧穴、腧穴主治等进行分类，使之较系统地联贯在一起。本书在阐述经络理论、统一古代针灸穴位位置、名称、取穴法，总结晋以前的针灸学成就、保存古文献等方面做出了重大贡献，其突出部分是腧穴和腧穴主治。书中蕴含着许多老年养生思想，如自序中说："若不精通于医道，虽有忠孝之心，仁慈之性，君父危困，赤子涂地，无以济之，此固圣贤所以精思极论尽其理也。"

（五）《抱朴子·内篇》（晋代葛洪）

葛洪（284—364年），字稚川，自号抱朴子，丹阳句容（今江苏）人，东晋道教理论家兼医学家，他有关养生学的论述主要集中在《抱朴子·内篇》中，其中以"释滞""极言""至理""仙药"等篇，论述最详。

《抱朴子》的养生观点有：养生以不伤为本。还具体地指出了伤身的十个方面，并针对性地制定了"不伤"身的三十多条措施。葛洪强调指出"务谨其细，不可以小益为不平而不修，不可以小损为无伤而不防"，"若能爱之于微"就必然会"成之于著"，达到养生延寿之目的。

另外，把作息作为一个制度提出来，乃首见于《抱朴子》。葛洪的养生方中，始终强调作息制度在养生中的重要意义，认为有"长生之理"。此外葛洪十分重视导引、吐纳、坚齿、明目等养生术，他所载的叩齿、明目诸法，经颜之推等著名养生学家实践，证明效果确实，为历代养生学家所推崇，流传至今。

在房事养生方面《抱朴子》主张"否绝欲主节欲"，认为"人复不可都绝阴阳""人不可以阴阳不交"；否则"多病而不寿"。但"纵情恣欲""任情肆意"也"损年命"。所以他极力主张"得其节宣之和，可以不损"。

（六）《养性延命录》（南北朝陶弘景）

陶弘景，字通明，自号华阳隐居。南朝齐梁间丹阳秣陵（今南京）人（456—536年），南朝齐梁时期的道教思想家，医学家，养生家。他斋戒自摄，修炼诚笃，寿至八十一岁。

《养性延命录》分上、下二卷,共六篇,是我国较早的一部养生文献。该书推崇道家养生思想,内容极其广泛,提倡调神、养性、服气、保精、导引、按摩等方法,并论述了养生的各种禁忌事项。

在调神养性方面,提出了"欲延年少病者,诫勿施精,命夭残,勿大温消骨髓,勿大寒伤肌肉,勿咳唾失肥液,勿卒呼惊魂魄,勿久泣神悲戚,勿恚怒神不乐,勿念内志恍惚,能行此道可以长生。"强调益气、保精、养神是摄生的大法。

在饮食养生方面,书中提出了"百病横夭多由饮食",故要节制饮食,"食不欲过饱","饮不欲过多","食欲少而数,不欲顿多难消"。因为"饱食即卧生百病",所以提倡食后要散步或作腹部轻柔按摩等,以帮助消化。此外还提出了许多饮食禁忌的方法。

在气功养生方面,书中介绍了"常存念心中有气,大如鸡子,内赤外黄,辟众邪,延年也",以及"常闭气纳息,从平旦至日中,乃跪坐拭目,摩搦身体,舐唇咽唾,服气数十,乃起行言笑"等气功养生的内容。同时,十分重视"气"和"精"的保养。

(七)《颜氏家训》(南北朝颜之推)

著者颜之推(531—590 年?),字介,琅琊临沂(今属山东)人。南北朝时最通博最有思想的学者。《颜氏家训》是他晚年之作,对养生作了专篇论述。本书乃颜之推教育子孙之作,共七卷,二十篇,以儒家传统思想为传家立身之道,内容涉及治家、修身、养性、处世、接物等各个方面。

(八)《诸病源候论》(隋代巢元方)

巢元方曾任太医博士,于 610 年组织集体编此书,是我国第一部病因病机学专著,内有不少新观点、新发现,其中对一些老年常见病如心痛、消渴、多忘等病因病机作了详尽的分析。对后世中医病因病机学的发展,有着深远的影响。

本书包括内、外、妇、儿、杂症、导引等从病因病机的角度,详加论述。在某些方面完全突破了前人的见解,并提出自己的新观点。巢元方在这方面的贡献具有划时代的意义。

(九)《备急千金要方》和《千金翼方》(唐代孙思邈)

孙思邈(581—682 年),隋唐时代著名医学家,京兆华原县(今陕西省耀县)孙家塬村人,十八岁有志于学医,二十岁已精通庄老百家之说,对医学能融会贯通,唐高宗永徽三年(652年),完成撰著《备急千金要方》三十卷,博采各家之长,不偏于一家之说,成为总结唐代以前医方学大成之著作,其中以《食治》《养性》两卷,对中医养生学意义较大;《千金翼方》成书于唐永淳元年(682 年),在本书中孙思邈将治病心得和对养生延寿的见解,写入《养性》《辟谷》《退居》《补益》诸卷中,使我国养生学体系具备雏形。

《千金方》上承《素问》"上古天真论"和"四气调神大论",对老年期的划分、衰老表现的特点,作了进一步阐发。《千金方》认为,"人年五十以上",就进入老年期。"若长寿者九十年","大限"一般不超过"百年",其论述比《黄帝内经》精确。在阐述衰老机制方面,《千金方》遵《黄帝内经》的观点,认为是肾精竭乏,真元耗散,阳气日衰,因此"损与日至"。

(十)《食疗本草》(唐代孟诜)

孟诜(621—713 年),唐代汝州梁(今河南临汝)人,他自幼好医药方术,曾举进士,累官至光禄大夫,著有《必效方》《补养方》等。《食疗本草》不仅是一部内容充实之古代营养学和食物疗法的专书，也是一部很有价值的临床各科经验方汇编，是我国现存的第一部食疗专著。

原著应为 138 条。今以谢、马等辑本为据，共 261 种，分成上、中、下三卷。其中，上卷 94 种，约相当于本草之玉石、草、木、果四部；中卷 86 种，约相当于兽、禽、虫鱼三部；下卷 81 种，约相当于米谷、菜两部。

《食疗本草》虽然以药为纲，不离"本草"旧体，但却以饮食为法，使药食两用，相得益彰，而且变良药苦口为良药可口，老少咸宜，有益健康。除一般"煮食"（如芥之叶等）以外，有制"粉"食者（如鸡头实），有制为"馄饨"者（如生姜），有制为"馎饨"（一种煮食的麵食）食者（如薯蓣），有"挼，醋淹之为菹"食者（如白蒿），形式多样，不一而足。

三、宋元时期

（一）《养老奉亲书》（宋代陈直）

陈直（一曰陈真），宋代元率中人，曾任承奉郎前守泰州兴化县（今江苏省兴化县）县令，生平不详。本书成书年代不晚于 1085 年。全书为一卷二本笈，上笈十六篇，言老人食治之方；下笈十三篇，言老人医药之法，摄养之道，书末附有"简妙老人备急方"二十三条，以备老人不时之需，是我国现存的早期养生学专著。

《养老奉亲书》对中医养生学的主要贡献有：系统阐发老年体质和心理有其特点，对长寿老人的特征论述，是前人未提出过的。其次，法重脾胃治重食疗，是《养老奉亲书》的另一大特点，认为调理脾胃为"养老人之大要"。全书列方 232 首，其中食疗方剂有 162 首，占 69.8%，足见本书是以食疗为主法。书中指出，人若能知食性而调之，则倍胜于药，食治未愈，然后命药。《养老奉亲书》所制订的食疗方剂，是将药物和食物混合，再加入调味料，做成既保持药效，又鲜美可口的食品、饮料或菜肴，供老人服用。

此外，重视老人生活起居，做到防重于治，是《养老奉亲书》的又一特色，本书对老人起居护理、食药调配、精神保健、四时摄养等，论述颇详，强调人若能执天道生杀之理，法四时运用而行，自然疾病不生，长年可保。

（二）《苏沈良方》（宋代苏轼、沈括）

本书亦称《苏沈内翰良方》，宋代苏轼、沈括著。本书约成书于宋末，系后人将其二人之著述合辑而为一册。全书十卷，第六卷阐述了中医养生学的内容，对老年养生具有一定参考价值。

书中卷六有"问养生""论修养寄子由""养生说""续养生说""书养生论后""养生偈""养生说"及"上张安道养生诀"等八篇。从其篇名来看，非一人所作。该书八篇介绍了有关养生的精神调理和具体方法，认为养生之道，首在"和""安"二字，"和则我之应物者顺""安则物之感我者轻"。强调首先要适应自然和社会变化的规律。书中又提倡"任性逍遥，随缘放旷，但尽凡心，别无胜解"，要求人们要达观处事，不必勉力而为。至于养生的具体方法，则提倡"已饥先食，未饱先止，散步逍遥，务令腹空，每腹空时，即便入定，不拘昼夜，坐卧自便，惟在摄身"。

此外还指出"养生之方，以胎息为本"，"枕高二寸半，正身僵卧，瞑目闭气于胸膈间，以鸿毛着鼻，止而不动，经三百息，耳无所闻，目无所见，心无所思，则寒暑不能侵，蜂虿不能毒，寿三百六十岁"。在"上张安道养生诀"一章中,还专门介绍了养生打坐的具体方法。

（三）《养生月览》（宋代周守忠）

周守忠,南宋时期人。本书初以养生宜忌之事按月编录,名《日月览》。后于嘉定壬午又广为《杂纂》。首为总叙三篇,次以事类分为十三部。后人以《月览》附刻于后,其为一书,总题曰《养生杂类》,非其本名也。本书分上、下二卷,计507条。作者收集了古代各家之说,按月令的顺序予以排列,逐月说明了各种生活宜忌。其中包括服食、饮酒、制粥、汤浴、房事、疗疾等内容,对于摄生延寿较有参考价值。

（四）《摄生消息论》（金代邱处机）

邱处机(1148—1227年),字通密,道号长春子,是道教主流全真道掌教教主以及执掌天下道教的宗教领袖登州栖霞(今山东省)人,中国金代著名全真道掌教真人、思想家、道教领袖、政治家、文学家、养生学家和医药学家。

《摄生消息论》,在广泛汲取前代道家、医家典籍中养生内容的基础上,结合脏腑理论与五行生克制化的原理,将人体脏腑的功能盛衰与四时、五行相结合,对四时情志调摄、起居饮食等进行了具体阐述,简明扼要、操作性强,流传甚广。本书分四季论其养生消息,尤着重于老人,理论与实践兼顾。多综合《黄帝内经》以下之养生大旨,而揉合以己意,颇有发挥之处。本书分为春季摄生消息、夏季摄生消息、秋季摄生消息、冬季摄生消息四部分,意在强调养生要随着自然界春、夏、秋、冬的变化而进行相应的养生调摄。

（五）《寿亲养老新书》（元代邹铉）

邹铉(一作邹鋐),号冰壑,又号敬直老人,元大德年间泰宁县(今福建省元樵县)人,曾任元朝中都总管。本书成书于1307年,全书分四卷。其中第一卷系宋代陈直所著《养老奉亲书》,唯各篇次序邹铉做了更动。第二、三、四卷为邹铉所续增,内容为古今嘉言善行七十二事,老人寝兴器服馐粥饮膳药石,并附以妇人、小儿食治药疗诸方。

《寿亲养老新书》同《养老奉亲书》一样,属于老年食养食疗学专著,汇集了前人防病和延寿的经验,撰写了《古今嘉言善行七十二事》。认为老年人如欲求长寿,既要善于观颐自养,也要注意发挥儿女尽孝赡养的积极作用。其次,非常重视老人的馐粥饮膳药石调理。他认为"安乐之道,惟善保养者得之"。而保养要从"养气全神"方面着眼,从饮食、药饵方面入手。

本书所列的煎、酒和食疗诸方,与《养老奉亲书》相比较,对味道和调养作用更加注意。药饵方面,邹铉同意陈直的看法,但认为老年人为"衰火",治方当与少壮之人有别。平时应注意收集方药,以备不时之需。所选药方,较陈直有所增进的,主要在延年益寿方剂方面,重视祛病延寿和补益延寿,所录的神仙训老丸,还少丹等,至今为医家所推崇。

邹铉对老人寝兴器服的设置,也颇有研究,他设计的"安车""游山具""欹床""醉床""观雪庵""蒲花褥""汤枪""香炭""御爱四和香"等,均有一定的参考价值。

（六）《饮膳正要》（元代忽思慧）

忽思慧,蒙古族人,元代营养学家。延祐年间(1314—1320年)任饮膳太医。天历三年(1330年),撰写成《饮膳正要》一书。本书是一部汇编性著作,将累朝亲侍进上御用奇珍异馔、汤膏煎造及诸家本草,名医方术,并日常所用的谷肉果菜,取其中无毒、无相反、可以久食的,并与饮食相宜、五味调和的补益药味,汇编成集,分成三卷。

书中集饮膳、食疗与药治为一体，成为一部对后世颇有影响的药膳专著。书中指出，"补养调护之术，饮食百味之宜"，多与安寿相关。饮膳咸得其宜，取药物之性，用食物之味，食借药力，药助食威，相辅相成，相得益彰，充分发挥其饮食的营养作用和药物的治疗强身作用，是却老延年的养生法则之一。

同时强调节慎饮食的养生法则。主张饮食要有规律，食物的种类和搭配要合理，忌过饥过饱，忌暴饮暴食，忌贪爽口而偏嗜五味。认为饮食失节，不仅会导致消化不良，而且还会使气血的流通失常，经脉郁滞，发生下利、痔疮等病证。长期偏嗜五味，可影响寿命。因此认为：食物"气味合和而食之，则补精益气"；"虽然五味调和，食饮口嗜皆不可多也，多者生痰，少者为益，百味珍馐日有慎节，是为上矣"。

本书还重点介绍了饭后漱口刷牙的方法和意义，如"食讫温水漱口，令人无齿疾口臭""清旦盐刷牙，平日无齿疾""清旦刷牙不如夜刷牙，齿疾不生"。

四、明清时期

（一）《修龄要旨》（明代冷谦）

冷谦，字启敬，道号龙阳子，明代洪武初人，以善音律为太常协律郎。又擅长书画。永乐中逝，寿在150岁以上，有气功养生著述《修龄要旨》传世，集"四时调摄""起居调摄""延年六字总诀""四季却病歌""长生一十六字诀""十六段锦法""八段锦法""导引歌诀""却病八则"等篇，主要阐述气功养生法祛邪健身，摄生延年的基本知识和具体方法，是冷谦自己应用气功益寿延年的经验总结。

其中"四时调摄"宗《素问·四气调神大论》，论述四季调养方法；"起居调摄法"述平素饮食卫生，起居调摄的知识，"延年六字总诀"介绍应用嘘、呬、呵、吹、呼、嘻法强身健体；"长生一十六字诀"说明一十六字诀的功效与应用；"十六段锦"和"八段锦""导引歌诀"论述导引的姿势等，内容丰富，是研究气功养生法的宝贵文献资料。

（二）《摄生众妙方》（明代张时彻）

张时彻，字惟静，号东沙，鄞县（今浙江宁波）人。嘉靖癸未年（1523年）举进士，历任南京兵部尚书等职。本书对于中医养生学的贡献，主要在卷二补养门。补养门所举的25方，采用丸剂的有20方，且多数为蜜丸。书中对肾至为重视。如在"延龄益寿丹"方内称："滋益肾水能补丹田，滑润皮肤，百战百胜"；又如在"还童丹"方内称："专治肾水不足，髭苍白，眼目昏花，腰腿酸痛"。

（三）《老老余编》（明代徐春甫《古今医统大全》）

徐春甫，字汝元。明代安徽祁门人。学医于名医汪宦，博览医书，精通内、妇、儿等科。《古今医统大全》共100卷，辑于1556年。本书辑录明以前之历代医书及经史百家有关医药资料，分类编写而成。

《老老余编》为《古今医统大全》中卷之八十六、八十七。主要着重于老年人保养及治疗问题，涉及内容广泛，包括尊老养老、情志性嗜、宴处起居、四时调摄、形证脉候、饮食用药等。全书分上、下篇。上篇为理论部分，悉心精研张机、朱震亨、刘完素、陈直、邹铉等各家有关养生学说，博观约取，兼收并蓄，并加以阐发。下篇为方药部分，立法处方，既宗古人之意，亦有变化创新。

（四）《本草纲目》（明代李时珍）

李时珍（1518—1593 年）字东璧，号濒湖，湖北蕲春人。嘉靖三十一年（1552 年）以《政和本草》为蓝本，并引用了 800 多部有关书籍，广泛收集民间药物，亲自采集鉴别，进行临床实践，经过 27 年的刻苦努力，三易书稿，于 1578 年完成了这部药学巨著的编写工作。全书共 52 卷，约 200 万字左右，所收药物 1 892 种，包括他新增加的有 374 种，附方 11 096 首，附药图 1 092 幅，自 1596 年刊行之后，很快即风靡全国，并于 17 世纪初期流传到国外，以后陆续被全部或部分地译成日、英、法、德、俄等国文字，在世界科学史上有一定的地位。书中载延缓衰老药物甚富，可谓集其大成。

本书载有"耐老""增年"的药物共 237 种，其中常用的约有 130 种，按其作用计有滋阴药 8 种，温肾药 5 种，补血药 6 种，阴阳两补药 10 种，益气健脾药 22 种，清热药 12 种，解毒药 7 种，理气药 3 种，理血药 6 种，收涩药 8 种，重镇药 4 种，安神药 5 种，祛风药 9 种，润燥药 3 种。其他分属于燥湿、软坚、温里、渗湿等类。本书不但广集前贤和民间的中药论述，而且还能上承《黄帝内经》《难经》医理，阐发岐黄养生之精微；下窥各家摄生延年之秘，博采众长而无门户之见。如书中记载"轻身""益寿""延年"的医理和医方 390 余条，长寿例案数十则，可见《本草纲目》不仅是一本研究中药的重要参考文献，而且也是研究中医养生学的重要著作。

（五）《遵生八笺》（明代高濂）

高濂，字深甫，号瑞南，钱塘（今浙江杭州）人，研究养生学术。本书刊于 1591 年，是一部养生学专书。全书二十卷，共分八部分，外一卷。全书内容广泛，从养生出发，涉及衣、食、住等各个方面，是一部养生学的主要文献，也是研究中医养生学的重要参考书。

其中《清修妙论笺》记述戒心律己格言，内容涉及伦理道德。《四时调摄笺》按春、夏、秋、冬四季介绍各季修养、导引、调摄等方法。《起居安乐笺》介绍起居、床椅、陈设、衣冠等物。《延年却病笺》有气功、按摩、导引、八段锦以及饮食宜忌等。《饮馔服食笺》介绍品茶、饮食、菜蔬及养生药物。《燕闲清赏笺》介绍鉴赏古董书画、文房用具以及各种花卉等。《灵秘丹药笺》介绍益寿延年各种补品以及常见疾病方药。《尘外遐举笺》简述历代"名士"如彭城老父、陶弘景逸事等。总之，本书是一部养生学的重要文献，也是一部研究中医养生学的重要参考书。

（六）《寿世保元》（明代龚廷贤）

龚廷贤（1522—1619 年），字子才，号云林，又号悟真子，明江西金溪人，著名医学家。本书约撰于 1615 年（明朝万历四十三年），凡十卷，是其晚年主要著作之一。书中有"老人"篇，专论老人摄养；有探讨衰老机制的"衰老论"；对老年病如卒中、消渴、虚损、皮风等证治，简明实用，先论理，后列方，并附有医案，有一定参考价值。

龚廷贤有着丰富的理论知识和实践经验，尤其对老年人的摄护治疗有独到之处，他的观点主要是对衰老首责肾脾，擅长虚损治疗，喜用温补；对于老年摄养重视节欲惜精，动静结合，力主戒酒，指出早婚和弱婚可能影响人的寿命。本书将养生与治疗结合起来，强调养护，不独崇药治，对中医养生学有一定贡献。

（七）《寿世青编》（清代尤乘）

本书二卷，附"病后调理服食法"一卷，分 53 目次，其中有疗心法言、食饮以宜、导引却病法、十二段动功四时摄生篇等。凡养生却病之道、练功导引之法，搜罗甚广。所附"病后调理服食法"中之"食治秘方"，尤为老年人摄养却病之指南。

尤乘认为：饮食，人赖以养者，贪嗜之，所以有"病从口入"之说。五谷得五行之正气，盖饮养阳气，食养阴气，五谷为养，五果为助，血气调和，长有天命。今人忽而不讲，惟知药可治病，不知饮食起居之间，能自省察，得以却疾延年，古之食治之方，良有深意，卫生者鉴之。

（八）《医部全录》（清代陈梦雷）

陈梦雷，字则霞，清代福建闽侯人。曾主持并参与编修《古今图书集成·医部全录》等书。《颐养补益门》系《古今图书集成·医部全录》卷330~332共三卷。本门首卷摘录了《素问》《灵枢》有关养生理论十二篇，以及众多历代著名医家的养生大论，原文照录，未加评论。只是将历代各家养生学说汇集在一起，以便后世学习研究。

本书选录了历代抗衰老、延年益寿的复方，从"彭祖补阳固蒂长生延寿丹"起，至"斑龙二至百补丸"止，共80首。大多属于丹、丸、膏剂，便于长期服用。并且多是补肾、补元气的植物药组成的复方。

本门末卷收载延年益寿单方92首，并收载了用针灸、导引抗老延龄的案例以及具体方法。这些都为研究中医养生学提供了宝贵的文献资料。

（九）《老老恒言》（清代曹庭栋）

曹庭栋（1699—？年），字偕人，号六圃，又号慈山居士，浙江嘉善人，为清代初期的养生学家。全书共五卷，前二卷详晨昏动定之宜，次二卷列居处备用之要，卷末附粥谱一卷，共一百方，借为调养治疾之用。极力推崇食粥，认为"粥能益人，老人尤宜"，"每日空腹食淡粥一瓯，能推陈致新，生津快胃，所益非细"。内容浅近易行而寓意颇深，为老年养生之专著。

曹庭栋主张养生之法应顺应自然习惯，即所谓适"常"。书中明确提出养生之法"即《素问》所谓之适嗜欲于世俗之常，绝非谈神仙讲丹药之异术也"。这种顺应自然，以"常"为要的养生思想贯穿《老老恒言》全书。此外曹庭栋极其重视调摄脾胃，如卷一《饮食》一节云"《内经》曰胃阳弱而百病生，脾阴足而万邪息，脾胃乃后天之本，老年更以调脾胃为切要"。

全书并未强调中药的养生作用，书中曾引古谚"不服药为中医"，认为于老年尤宜。因此，全书除粥谱外，极少介绍药物。

（十）《随园食单》（清代袁枚）

本书系食谱，共四卷，首先阐述了烹调的原理，而后分别对海味、肉类、禽蛋、蔬菜、点心、饭粥、茶酒的制作，提出了具体的方法。强调在烹调时要"浓淡相宜，荤素有别"，调味者，"宁淡毋咸，宁嫩毋老"，"味要浓厚不可油腻，浓厚者取精多而糟粕去之谓也。味要清鲜而不可淡薄，清鲜者真味出而俗尘无之谓也"。饮食与人的健康和寿命有非常重要的关系，既要甘美，营养又要丰富。因此，本书对饮食养生有一定的参考价值。

（十一）《随息居饮食谱》（清代王士雄）

咸丰十一年（1861年），王士雄曾迁居濮院镇乡下，自号息居隐士，广搜民间食疗方药，于1861年撰成本书。全书列食物331种，将药用饮食物分为：水饮、谷食、调和、蔬食、果食、毛羽、鳞介等七门，对"食疗"甚为重视，认为药极简易，性最平和，味不恶劣，易办易服，包含了大量"食疗"临床应用的理论和经验。

　　本书专长应用谷畜果菜调治疾病和饮食调养，认为以食代药，处处皆有，人人可服，物异功优，久任无弊。此外他还反对偏嗜，提倡"食忌"。认为，"素嗜肥甘，不能搏节"，必致酿病，"薄滋味，远酒色，尤为辟疫之主要"，尤其强调对发物的忌口，补前人之不足。

（王　彭）

主要参考书目

1. 陈涤平. 中医养生学专业导论[M]. 北京: 中国中医药出版社, 2017.

2. 陈涤平. 中医养生大成. 北京: 中国中医药出版社, 2014.

3. 陈涤平. 中医治未病学概论[M]. 北京: 中国中医药出版社, 2017.

4. 马烈光, 蒋力生. 中医养生学[M]. 北京: 中国中医药出版社, 2016.

5. 王玉川. 中医养生学[M]. 上海: 上海科学技术出版社, 1992.

6. 刘占文. 中医养生学[M]. 北京: 中国中医药出版社, 2012.

7. 吕明. 中医养生学[M]. 北京: 中国医药科技出版社, 2015.

8. 张学梓, 钱秋海, 郑翠娥. 中医养生学[M]. 北京: 中国医药科技出版社, 2002.

9. 蒋力生, 马烈光. 中医养生保健研究[M]. 2版. 北京: 人民卫生出版社, 2017.

10. 孟景春. 中医养生康复学概论[M]. 上海: 上海科学技术出版社, 1992.

11. 王旭东. 中医养生康复学[M]. 北京: 中国中医药出版社, 2004.

12. 何裕民. 中医学导论[M]. 北京: 中国协和医科大学出版社, 2004.

13. 刘焕兰. 养生名著导读[M]. 北京: 人民卫生出版社, 2017.

14. 印会河. 中医基础理论[M]. 上海: 上海科学技术出版社, 1984.

15. 郭霞珍. 中医基础理论[M]. 上海: 上海科学技术出版社, 2006.

16. 吕志平, 董尚朴. 中医基础理论[M]. 2版. 北京, 科学出版社, 2017.

17. 郭霞珍. 中医基础理论专论[M]. 北京: 人民卫生出版社, 2009.

18. 郑洪新. 中医基础理论专题研究[M]. 北京: 人民卫生出版社, 2009.

19. 李德新. 中医基础理论讲稿[M]. 北京: 人民卫生出版社, 2008.

20. 邓铁涛, 吴弥漫. 中医基本理论[M]. 北京: 科学出版社, 2012.

21. 郑洪新. 中医学基础[M]. 北京: 科学出版社, 2009.

22. 苏颖. 中医运气学[M]. 2版. 北京: 中国中医药出版社, 2017.

23. 高思华, 王键. 中医基础理论[M]. 2版. 北京: 人民卫生出版社, 2012.

24. 王琦. 中医体质学[M]. 北京: 人民卫生出版社, 2015.

25. 严世芸. 中医医家学说及学术思想史[M]. 北京: 中国中医药出版社, 2005.

26. 李秀莲. 医学心理学[M]. 北京: 人民卫生出版社, 2002.

27. 李晓淳. 健康管理[M]. 北京: 人民卫生出版社, 2012.

28. 王米渠. 中医心理学[M]. 天津: 天津科学技术出版社, 1985.

29. 董湘玉, 庄田畋. 中医心理学[M]. 2版. 北京: 人民卫生出版社, 2013.

30. 彭聃龄. 普通心理学[M]. 4版. 北京: 北京师范大学出版社, 2012.

31. 卢家楣, 魏庆安. 心理学[M]. 上海: 上海人民出版社, 2004.

32. 张孝娟, 黄小玲. 中医临床心理学[M]. 北京: 中国医药科技出版社, 2015.

33. 伯恩哈德·帕尔森. 系统生物学: 重构网络的性质[M]. 重庆: 重庆出版集团, 2018.

34. 方药中, 许家松. 黄帝内经素问运气七篇讲解[M]. 北京: 人民卫生出版社, 2018.

35. 张登本,孙理军.黄帝内经话养生[M].北京:新世界出版社,2008.

36. 王庆其.《黄帝内经》文化专题研究[M].上海:复旦大学出版社,2014.

37. 王洪图.黄帝内经研究大成[M].北京:北京出版社,1999.

38. 倪泰一编译.中华养生宝典[M].南京:江苏人民出版社,2011.

39. 施杞.实用中国养生全书[M].上海:学林出版社,1990.

40. 肖臻,周时高.龙华中医谈养生:中医养生的原理和方法[M].北京:中国中医药出版社,2018.

41. 梁繁荣,赵吉平.针灸学[M].北京:人民卫生出版社,2015.

42. 陈宗懋,俞永明.品茶图鉴[M].合肥:黄山书社,2009.

43. 刘凤桐.中国菜谱大全[M].天津:天津科学技术出版社,2014.

44. 中华中医药学会.亚健康中医临床指南[M].北京:中国中医药出版社,2006.

45. 魏镜,于欣,赵冬,等.名家会诊亚健康[M].北京:现代出版社,2003.

模拟试卷及参考答案

教学大纲

全国中医药高等教育教学辅导用书推荐书目

一、中医经典白话解系列

黄帝内经素问白话解（第2版）	王洪图 贺娟
黄帝内经灵枢白话解（第2版）	王洪图 贺娟
汤头歌诀白话解（第6版）	李庆业 高琳等
药性歌括四百味白话解（第7版）	高学敏等
药性赋白话解（第4版）	高学敏等
长沙方歌括白话解（第3版）	聂惠民 傅延龄等
医学三字经白话解（第4版）	高学敏等
濒湖脉学白话解（第5版）	刘文龙等
金匮方歌括白话解（第3版）	尉中民等
针灸经络腧穴歌诀白话解（第3版）	谷世喆等
温病条辨白话解	浙江中医药大学
医宗金鉴·外科心法要诀白话解	陈培丰
医宗金鉴·杂病心法要诀白话解	史亦谦
医宗金鉴·妇科心法要诀白话解	钱俊华
医宗金鉴·四诊心法要诀白话解	何任等
医宗金鉴·幼科心法要诀白话解	刘弼臣
医宗金鉴·伤寒心法要诀白话解	郝万山

二、中医基础临床学科图表解丛书

中医基础理论图表解（第3版）	周学胜
中医诊断学图表解（第2版）	陈家旭
中药学图表解（第2版）	钟赣生
方剂学图表解（第2版）	李庆业等
针灸学图表解（第2版）	赵吉平
伤寒论图表解（第2版）	李心机
温病学图表解（第2版）	杨进
内经选读图表解（第2版）	孙桐等
中医儿科学图表解	郁晓微
中医伤科学图表解	周临东
中医妇科学图表解	谈勇
中医内科学图表解	汪悦

三、中医名家名师讲稿系列

张伯讷中医学基础讲稿	李其忠
印会河中医学基础讲稿	印会河
李德新中医基础理论讲稿	李德新
程士德中医基础学讲稿	郭霞珍
刘燕池中医基础理论讲稿	刘燕池
任应秋《内经》研习拓导讲稿	任廷革
王洪图内经讲稿	王洪图
凌耀星内经讲稿	凌耀星
孟景春内经讲稿	吴颢昕
王庆其内经讲稿	王庆其
刘渡舟伤寒论讲稿	王庆国
陈亦人伤寒论讲稿	王兴华等
李培生伤寒论讲稿	李家庚
郝万山伤寒论讲稿	郝万山
张家礼金匮要略讲稿	张家礼
连建伟金匮要略方论讲稿	连建伟

李今庸金匮要略讲稿	李今庸
金寿山温病学讲稿	李其忠
孟澍江温病学讲稿	杨进
张之文温病学讲稿	张之文
王灿晖温病学讲稿	王灿晖
刘景源温病学讲稿	刘景源
颜正华中药学讲稿	颜正华 张济中
张廷模临床中药学讲稿	张廷模
常章富临床中药学讲稿	常章富
邓中甲方剂学讲稿	邓中甲
费兆馥中医诊断学讲稿	费兆馥
杨长森针灸学讲稿	杨长森
罗元恺妇科学讲稿	罗颂平
任应秋中医各家学说讲稿	任廷革

四、中医药学高级丛书

中医药学高级丛书——中药学（上下）（第2版）	高学敏 钟赣生
中医药学高级丛书——中医急诊学	姜良铎
中医药学高级丛书——金匮要略（第2版）	陈纪藩
中医药学高级丛书——医古文（第2版）	段逸山
中医药学高级丛书——针灸治疗学（第2版）	石学敏
中医药学高级丛书——温病学（第2版）	彭胜权等
中医药学高级丛书——中医妇产科学（上下）（第2版）	刘敏如等
中医药学高级丛书——伤寒论（第2版）	熊曼琪
中医药学高级丛书——针灸学（第2版）	孙国杰
中医药学高级丛书——中医外科学（第2版）	谭新华
中医药学高级丛书——内经（第2版）	王洪图
中医药学高级丛书——方剂学（上下）（第2版）	李飞
中医药学高级丛书——中医基础理论（第2版）	李德新 刘燕池
中医药学高级丛书——中医眼科学（第2版）	李传课
中医药学高级丛书——中医诊断学（第2版）	朱文锋等
中医药学高级丛书——中医儿科学（第2版）	汪受传
中医药学高级丛书——中药炮制学（第2版）	叶定江等
中医药学高级丛书——中药药理学（第2版）	沈映君
中医药学高级丛书——中医耳鼻咽喉口腔科学（第2版）	王永钦
中医药学高级丛书——中医内科学（第2版）	王永炎等